U0388452

突面畸形的正畸策略及技术

主　编　刘月华

副主编　潘　杰　刘　燕　卢　芸

编　者（按姓氏音序排序）

陈　静（复旦大学口腔医学院）　　　　卢　芸（复旦大学口腔医学院）

桂志鹏（复旦大学口腔医学院）　　　　潘　杰（复旦大学口腔医学院）

刘　燕（北京大学口腔医学院）　　　　孙良龚（复旦大学口腔医学院）

刘安琪（上海交通大学医学院　　　　　王愉惠（复旦大学口腔医学院）

　　　　　附属第九人民医院）　　　　张　帆（复旦大学口腔医学院）

刘月华（复旦大学口腔医学院）

编写秘书　王愉惠

人民卫生出版社

·北　京·

版权所有，侵权必究！

图书在版编目（CIP）数据

突面畸形的正畸策略及技术 / 刘月华主编 . -- 北京 ：
人民卫生出版社，2024. 8. -- ISBN 978-7-117-36764-6

Ⅰ. R783.5

中国国家版本馆 CIP 数据核字第 20241QV204 号

人卫智网	www.ipmph.com	医学教育、学术、考试、健康， 购书智慧智能综合服务平台
人卫官网	www.pmph.com	人卫官方资讯发布平台

突面畸形的正畸策略及技术

Tumian Jixing de Zhengji Celüe ji Jishu

主　　编：刘月华
出版发行：人民卫生出版社（中继线 010-59780011）
地　　址：北京市朝阳区潘家园南里 19 号
邮　　编：100021
E - mail：pmph @ pmph.com
购书热线：010-59787592　010-59787584　010-65264830
印　　刷：北京盛通印刷股份有限公司
经　　销：新华书店
开　　本：889×1194　1/16　　印张：20
字　　数：504 千字
版　　次：2024 年 8 月第 1 版
印　　次：2024 年 10 月第 1 次印刷
标准书号：ISBN 978-7-117-36764-6
定　　价：260.00 元

打击盗版举报电话：010-59787491　E-mail：WQ @ pmph.com
质量问题联系电话：010-59787234　E-mail：zhiliang @ pmph.com
数字融合服务电话：4001118166　　E-mail：zengzhi @ pmph.com

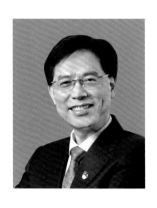

刘月华

　　一级主任医师,教授、博士生导师。国务院政府特殊津贴专家,上海医务工匠,上海市健康科普杰出人物,口腔正畸国家重点专科及上海市重中之重研究中心负责人。上海市口腔医院(上海市口腔健康中心)院长,上海市颅颌面发育与疾病重点实验室主任,复旦大学口腔医学院·复旦大学附属口腔医院首任院长,复旦大学口腔融合创新研究中心主任。

　　中华口腔医学会第六届理事会常务理事,中华口腔医学会第六届至第八届口腔正畸专业委员会副主任委员,中华口腔医学会社区口腔医疗分会副主任委员;中国卫生信息与健康大数据学会口腔健康大数据专科联盟主任委员,中国牙病防治基金会副理事长,中国研究型医院学会转化医学分会副主任委员;英国爱丁堡皇家外科学院口腔正畸专科医师考官,国际牙医师学院院士。上海市口腔医学会口腔正畸专业委员会第二届主任委员,上海市口腔医学会第四届理事会副理事长,上海市医师协会口腔科医师分会第二届委员会副会长。

　　《上海口腔医学》杂志副主编。主编专著6部,担任全国高等学校本科口腔医学专业规划教材《口腔医学美学》副主编、《口腔正畸学》编委。科技部重点研发计划首席科学家,主持8项国家自然科学基金面上项目,以及多项上海市重大临床研究攻关项目。近5年SCI收录高水平论文IF>10分20篇,专利转化3项,"适配中国人牙颌面特征的H20正畸自锁托槽系统"获临床医生高度评价。获教育部科技进步二等奖、中华医学科技进步二等奖、上海市育才奖、上海市预防医学会科学技术奖二等奖及上海科普教育创新奖科普贡献二等奖。

序

由于突面畸形在我国发病率较高,表现形式与形态学机制复杂多样,因此对突面畸形的形态学机制及诊断需要从多维度、全要素进行分析和判断,以正确制订治疗方案。传统正畸治疗注重减小前牙及唇突度、改善鼻唇关系,而忽视了颏部形态、颏唇关系及颏部突显度对侧貌美的影响,且改善颏部突显度的正畸手段有限,仅局限于导下颌向前、拔牙内收上下颌前牙等。

颏部形态和颏部突显度是侧貌美学的关键,本书除介绍传统的导下颌向前及内收前牙等手段外,还着重展示并解析如何通过上下颌垂直向控制实现下颌逆时针旋转,从而有效改善颏部突显度,提升患者侧貌美。全书各章节聚焦临床诊疗实际中的难点,诊疗理念循证逻辑性强,临床操作路径创新性强,指导临床一线的实用价值高。编者将垂直向控制分为维持型和下颌骨逆时针旋转型,以便口腔正畸医师制订"一人一策"的牙弓压入量和下颌旋转程度,为每位患者获取最佳矫治效果。

本书主编刘月华教授,于 1996 年博士毕业于北京大学口腔医学院,是我的博士研究生,他是国内最早一批进行直丝弓矫治技术推广应用,以及最早一批研究阻塞性睡眠呼吸暂停患者颅颌面及上气道形态学机制的口腔正畸专业研究生,多次参编、翻译口腔正畸学专著。眼前这本《突面畸形的正畸策略及技术》是他多年的临床实践和学术研究成果的积累。这本专著思维独到、内涵深刻、实用性强、完成病例精良,让我由衷欣喜。

该书图文并茂,翔实地介绍了突面畸形的正畸诊断与矫治策略。充分的理论依据、清晰的临床路径及流畅的文字解析,使这本书无论对正畸专业初学者,还是有一定经验的正畸专科医师来说,都值得阅读、借鉴和反思,也可以作为参考书目启发读者对诸多临床常见又悬而未决的问题进行更深入的思考。口腔正畸专科医师、正畸专业研究生及部分从事口腔正畸的全科口腔医师通过阅读该书,可以开阔专业眼界、理清诊疗思路并提高规避各种正畸"陷阱"的意识。

总之,这是一本原创性强、科学实用的正畸专著。我相信,这本书会让更多的口腔正畸医师熟悉并掌握疑难突面畸形的矫治策略及技术,造福更多的正畸患者。

北京大学口腔医学院

2024 年 9 月

前　言

随着社会经济的发展,越来越多的民众接受正畸治疗。一方面,与饮食结构相关的儿童龋病和错𬌗畸形患病率高居不下,错𬌗畸形的复杂程度也越来越高;另一方面,随着人们生活水平和对正畸治疗接受度的不断提高,大众对口腔正畸的了解越来越多,对治疗结果的预期也越来越高。突面畸形俗称"龅牙",是影响我国人群面部美观的主要病因之一。突面畸形的表现形式繁多,狭义的突面畸形是指矢状向(前后向)不调,广义则包含矢状向、垂直向和水平向不调引起的复杂突面畸形。由于突面畸形的病因复杂、表现形式多样,全面、正确的诊断和治疗策略对提升正畸治疗的成功率和患者满意度至关重要。

本书的一大特色是提炼笔者30多年对突面畸形矫治的思考,与读者分享正畸诊断与治疗策略制订所涉及多维度和全要素的考量。多维度,是在传统三维形态概念的基础上增加了一个时间维度,即矢状向、垂直向、水平向,以及生长发育。全要素,包含牙及牙弓、颌骨、面部轮廓、牙周组织、上气道、颞下颌关节,以及肌肉功能七个方面。合理的正畸方案需要对以上要素在多维度进行形态、功能及相关性的分析后方能确定,不同于以往仅偏重牙、颌、面形态的正畸诊疗理念。

本书的另一特色是针对高角型突面畸形垂直向控制技术的精准实施和深度剖析,将垂直向控制技术分为维持型和下颌骨逆时针旋转型。作者团队在大量正畸临床实践和临床研究基础上,提出在患者生长发育期通过改变𬌗平面倾斜度,借力髁突生长潜力,改良颌骨生长,达到调整骨面生长型的目的。例如,使𬌗平面逆时针旋转可引导骨面型由Ⅱ类向Ⅰ类发育,促进下颌向前向上生长,增加颏部突显度,改善侧貌美。对于成人高角型突面畸形患者,因髁突等生长潜力消退,在正畸策略上则应该顺势而为,顺应升颌肌群,通过减少上下颌牙弓的垂直向高度,实现下颌骨向前向上的逆时针旋转。本书与读者详尽分享下颌骨逆时针旋转型垂直向控制的适应证、前后牙压入移动策略、垂直向控制的风险控制,以及如何提高下颌骨逆时针旋转型垂直向控制的长期稳定性,并结合各种类型垂直向控制病例进行矫治分步展示与生物力学分析,以方便读者理解并掌握突面畸形垂直向控制技术。

特别感谢包括本书的副主编潘杰、刘燕和卢芸医师在内的10位具有丰富口腔正畸临床和教学经验的编者,感谢他们在繁杂的工作之余为本书出版作出的艰苦努力和智慧奉献。

衷心感谢我的恩师、德高望重的曾祥龙教授,一直热情关心和支持我国口腔正畸事业的发展,并为本书特别作序。经师易遇,人师难遭,谢谢曾老师。

　　特别感谢我的家人,感谢你们在我 30 多年的口腔正畸生涯中给予的无条件支持和默默奉献。

　　最后诚挚地期待广大读者对书中的肤浅和不足之处提出批评指正。

2024 年 9 月

目　录

第一章　颜面部审美

第一节　口腔正畸学角度的审美

一、颜面部审美的认知演变

颜面部美学是人类不断追求的主题之一。美是人们对某种事物的一种感觉，是主观的。但是，美学标准不以人的意志为转移，所以美也是客观的。人们对美的认知和评判标准，受到民族、地域、文化、时代变化等的影响。不同国家和民族对美学标准的偏好不同，不同历史时期的审美观念亦不同，因此美学标准一直在变化。西方审美文化偏重研究客观规律和设立客观标准。古希腊人对美的最初概念是对称、和谐。到文艺复兴时期，人体测量和黄金比例用于美学评估。到 20 世纪，逐步建立了现代人体面部测量比例的相关准则。

相较于西方审美，中国古代的审美观更多的是随着时间和经验累积形成的一种对美的独特认知。我国传统审美标准中的"三停五眼"，描述的是面部整体美学比例。除此之外，审美还强调一些传统美学范畴，如"形神""精气""意象"等（图 1-1-1）。

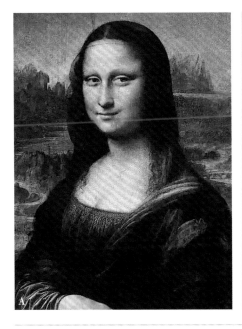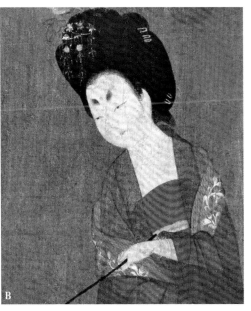

图 1-1-1　审美差异
A.《蒙娜丽莎》中涉及黄金矩形及黄金螺旋概念；B.《唐宫仕女图》中体现的"形神"

中西方人群面部结构存在明显不同。以女性面部特征为例,西方女性面部偏长,鼻梁高挺,颧骨较高,下颌骨线条清晰,面部立体感强;中国女性面部整体轮廓柔和,鼻梁相对偏低,面部更显柔美(图 1-1-2)。由于文化差异、骨骼框架等不同,用西方审美标准来衡量东方面孔显然不太合适。然而,由于受到西方审美的影响,目前口腔正畸医师仍沿用 X 线头影测量的标准值作为审美标准之一。强调正面轮廓的整体性审美和运用中国美学的面部审美,应是未来面部审美需要考虑增加的内容。

审美标准的变化同时反映了时代变革。以面型审美为例,唐朝人以胖为美,喜欢圆润的面型;而现代人普遍以瘦为美,追求"瓜子脸",喜欢瘦小的面型。而近些年,面型审美不再一味地追求瘦小,而是更加强调个性化,审美更加多样化,国人对面部比例及审美标准的认知正在重新构建。由此可以看出,面部审美标准并不是一成不变的,面部审美需要同时结合个性化的需求。

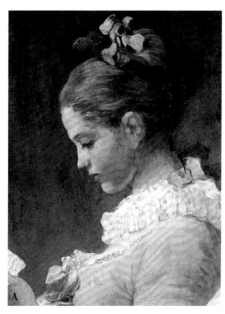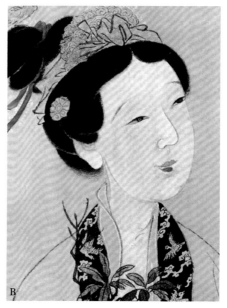

图 1-1-2　女性面部特征差异

A. 西方女性鼻梁高挺,下颌骨线条清晰,面部立体感强;B. 中国女性面部整体轮廓柔和

由于民族、人种面貌特征、文化背景等的差异,个体的审美观存在很大不同。口腔医师和患者(或专业人士与普通人群)之间的审美标准存在差异,或者说关注的审美内容不同。比如在微笑美方面,口腔医师与患者(或普通人群)的关注点有所不同。口腔医师更多关注的是在治疗中可量化的局部唇齿关系等因素,而患者(或普通人群)则更加注重面部微笑审美,较难接受露龈微笑,并且非常关注面部轮廓的整体性和年轻化。

临床上,口腔医师在面部审美方面要有全局意识,不能只关注局部唇齿关系,而忽略其与整体面部的关系。因此,术前与患者及家属充分沟通、进行美学指导尤为重要,这是提高医疗质量、获得患者认可的关键因素。

二、口腔正畸治疗的美学目标

正畸治疗的总体目标需要兼顾美观、功能和稳定。近年来,越来越多的患者希望通过正畸治疗来追求颜面部的美观。需要强调的是,正畸治疗在追求美观的同时,还需要考虑颅颌面系统功能。以往的正畸治疗多关注牙的排列和侧貌突度,而忽略了颅颌面部其他软硬组织对正畸疗效的影响。比如,前牙区牙龈退缩导致临床牙冠变长、"黑三角"等问题,直接影响患者的微笑美学。上气道狭窄导致张口呼吸,进而影响颌面部发育,可表现为下颌平面变陡、面下 1/3 拉长、上唇松弛外翻等问题。髁突吸收易引起下颌后缩。

由此可见,在设定正畸治疗美学目标时,需要兼顾牙排列及咬合关系、上下颌骨位置关系、面部轮廓、上气道与口周肌肉功能、颞下颌关节和牙周组织这六大要素(图 1-1-3)。总之,制订正畸治疗的美学目标时,需要考虑功能与美观的和谐统一。

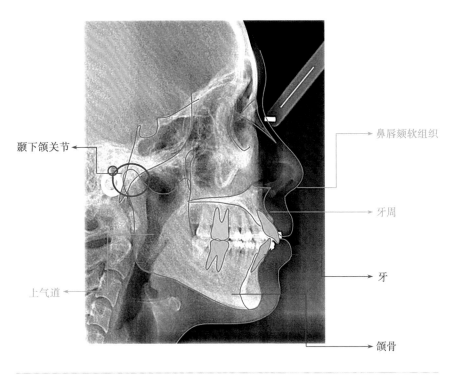

图 1-1-3　正畸治疗的美学目标
正畸治疗的美学目标设定需要同时兼顾软组织(如牙龈、面部软组织轮廓、上气道宽度等)、硬组织(如牙、颌骨、颞下颌关节)

除上述整体目标以外,正畸治疗的美学目标还应该具有个性特点的美,而不是千人一面的美。个性化的审美,需要牙排列、牙弓形态与自身面型相匹配。不同患者的面型宽窄不一,对上唇突度要求会有所不同。低角且宽面型患者,上下唇应具有足够突度,以维持面部的立体感;高角且长面型患者,通过前牙内收适当减小上下唇突度,增加颏部突显度,可获得良好的侧貌轮廓(图 1-1-4)。

另外,正畸治疗的美学目标需要同时考虑静态美学和动态美学。静态美学主要包括牙排列、鼻唇颏侧貌形态协调性、面部垂直比例等。动态美学包括患者说话或微笑时的唇齿关系、唇形态及颊廊等。临床上,当无法兼顾患者的静态美和动态美时,应根据具体情况有所取舍,并与患者充分沟通。比如露龈微笑患者,如果静态时切牙暴露量基本正常,则不可过度压低前牙,否则会影响静态美学。

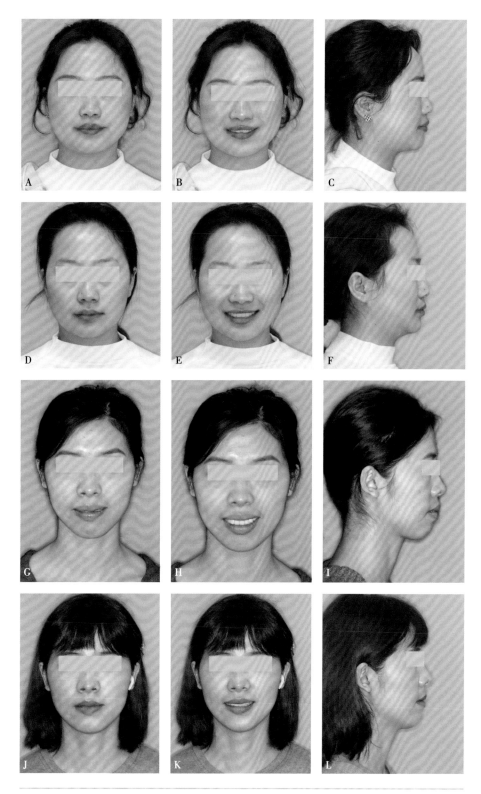

图 1-1-4　不同面型患者正畸治疗前后对比

A~F. 低角且宽面型患者正畸治疗前（A~C）和治疗后（D~F）面像；G~L. 高角且长面型患者正畸治疗前（G~I）和治疗后（J~L）面像

年龄因素也是正畸治疗的美学目标需要考虑的重要内容。不同年龄段个体的骨骼和软组织成熟度不同。处于生长发育期的患者,颌骨存在一定的生长量,且下颌骨的生长量大于上颌骨,因此可以利用患者自身的下颌骨生长改善侧貌突度(图1-1-5)。对于下颌骨发育不足的生长发育期患者,借助自身生长潜力,通过功能矫形促进下颌骨发育,改善面部长度及侧貌突度,可以达到事半功倍的效果。

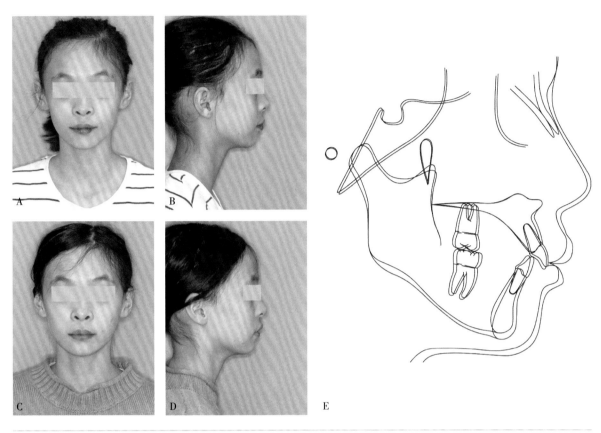

图1-1-5　处于生长发育期的患者,随访1年后的面型变化
A.初诊时正面像;B.初诊时侧面像;C.治疗鼻炎、未做正畸治疗,随访1年后的正面像;D.治疗鼻炎、未做正畸治疗,随访1年后的侧面像;E.随访1年前、后的X线头影测量重叠图(黑线示初诊时,红线示随访1年后)

随着年龄的增长,面部软组织发生增龄性改变,包括唇丰满度下降,上唇长度增加导致上颌前牙暴露量减少,鼻唇沟加深,颏部和颊部出现凹陷等。例如,患者因"嘴突"要求矫治,通过拔牙矫治、内收上下颌前牙获得了较好的面型;而在随访4年后,患者上唇丰满度下降,侧貌欠饱满(图1-1-6)。因此,医师在制订正畸治疗目标和治疗计划时,需要考虑到软硬组织增龄性变化对面部美观的影响。

综上所述,正畸治疗的美学目标应该建立在健康的基础上,同时结合个体需求与特征因素,最终达到健康、美观和功能的目标。成功的正畸治疗应在满足患者自身需求的基础上,充分根据个人特征,如年龄、性别、软硬组织等特点,将美学与正畸治疗相结合,得到适宜个体的相对完美的矫治效果。

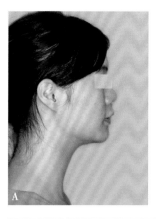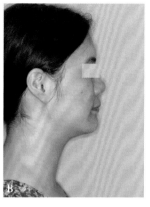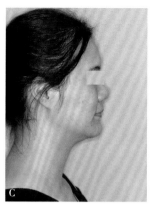

图 1-1-6　正畸治疗后,患者上唇丰满度下降,侧貌欠饱满

A. 初诊时侧面像;B. 正畸治疗结束时侧面像(拔牙矫治,拔除 4 个前磨牙);C. 正畸治疗结束 4 年后侧面像

第二节　口腔正畸学的审美要素

一、牙及牙列的审美

正畸美学关注的重点是面下 1/3 的美观与协调,牙排列和唇齿关系对面下 1/3 的美学起到非常重要的作用。临床上,患者多以"牙不齐""牙突""嘴突"为主诉要求矫治,可见牙列的审美是正畸治疗美学目标的重要内容之一。正畸治疗通过排齐上下颌牙列,调整牙齿轴倾度及转矩,建立正常的前牙及后牙覆𬌗、覆盖关系,支撑口角轮廓和唇颊部丰满度,建立动静相宜的唇齿关系,并且改善侧貌形态。下面将从三个方面逐一介绍牙列审美的要点。

（一）牙齿大小、形状

1. 前牙牙冠大小影响前牙的对称性　一般情况下,左右两侧前牙牙冠大小基本一致。如果切牙大小存在异常（中切牙过大或侧切牙过小）,则会影响前牙的整体美观。过小的侧切牙显得中切牙过大,导致切牙到尖牙的过渡不自然（图 1-2-1A ）。

2. 颈部缩窄或切 1/3 宽的中切牙显得突兀　部分成年患者存在前牙切缘磨耗的情况,在正畸治疗中可考虑轻度的调磨改形,从而使牙齿切缘形成一条圆滑的弧线（图 1-2-1B ）。

（二）牙排列

牙排列是牙列审美的重点,从水平向、垂直向及矢状向观察需要符合一定的审美要求。

1. 正面（水平向）观　上下颌前牙中线一致,微笑时与面中线一致。

（1）上颌前牙牙冠有一定的近中轴倾度,即上颌中切牙较正或稍向近中倾斜,上颌尖牙略向近中倾斜,上颌侧切牙在上颌前牙中近中倾斜度最大。下颌中切牙长轴较直,侧切牙、尖牙倾斜度依次增大,牙根向远中方向倾斜。

（2）上颌𬌗平面是从上颌中切牙的近中邻接点到双侧第一磨牙的近中颊尖所构成的假想平面。张口或微笑时,𬌗平面左右高度需要保持一致。𬌗平面左右高度不一致时,张口或微笑时会显得牙排列不对称、向一侧偏斜。导致𬌗平面偏斜的因素,包括后牙转矩异常、左右侧牙槽骨及颌骨垂直向发育异常等。图 1-2-2 中患者右侧上下颌尖牙到磨牙的冠唇向转矩较大,牙冠较直立,左侧后牙转矩相对正常。正面观

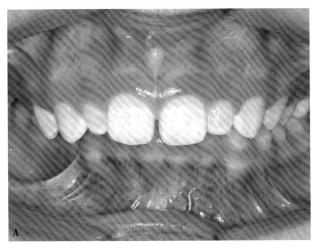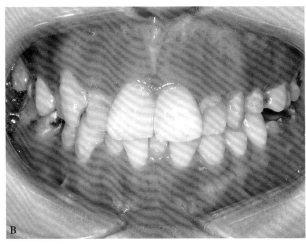

图 1-2-1　切牙大小异常（中切牙过大或侧切牙过小）影响前牙整体美观
A. 过小的侧切牙导致中切牙到尖牙的过渡不自然；B. 颈部缩窄或切 1/3 宽的中切牙显得突兀

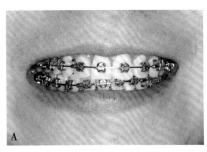

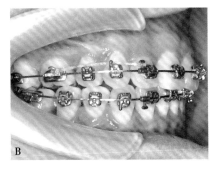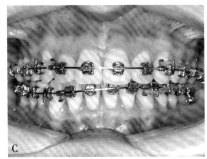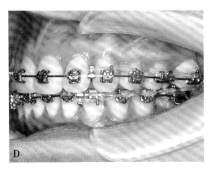

图 1-2-2　𬌗平面偏斜患者口内像
A. 上颌𬌗平面右低左高；B. 右侧面观；C. 正面观；D. 左侧面观

示𬌗平面表现为右低左高，影响牙排列的对称和协调。

　　2. 垂直向观　中切牙与侧切牙之间切缘的垂直距离在 0.5~1.0mm，可得到较为自然的前牙切缘连线
（图 1-2-3A）；超过 1mm，则形成过大台阶，影响前牙切缘连线的连续性，容易使中切牙显得突兀（图 1-2-3B）。

　　3. 矢状向观　上下颌切牙均向唇侧倾斜，与颌骨前端牙槽突的倾斜方向一致，下颌切牙的倾斜度较
上颌切牙小；转矩角度从上颌中切牙到尖牙依次递减；前牙覆𬌗、覆盖在 1mm 范围内。刘月华教授团队
根据 90 例汉族年轻成人正常𬌗的牙排列，测量得到上下颌切牙的角度：U1-SN 为 103.4°±5.5°，L1-MP
为 96.3°±5.4°（图 1-2-4A~C）。上颌切牙过度唇倾，多表现为上唇突、鼻唇角小（图 1-2-4D~F）；上颌切
牙过度舌倾的患者，可表现为鼻唇角正常或偏大，多伴有下颌后缩（图 1-2-4G~I）。

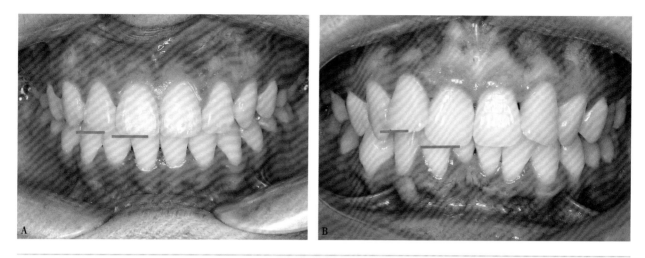

图1-2-3　中切牙与侧切牙之间切缘垂直向距离影响前牙整体美观

A. 中切牙与侧切牙切缘垂直向距离在0.5~1mm左右,前牙切缘过渡自然;B. 中切牙与侧切牙之间切缘垂直向距离超过1mm,形成过大台阶,影响前牙美观

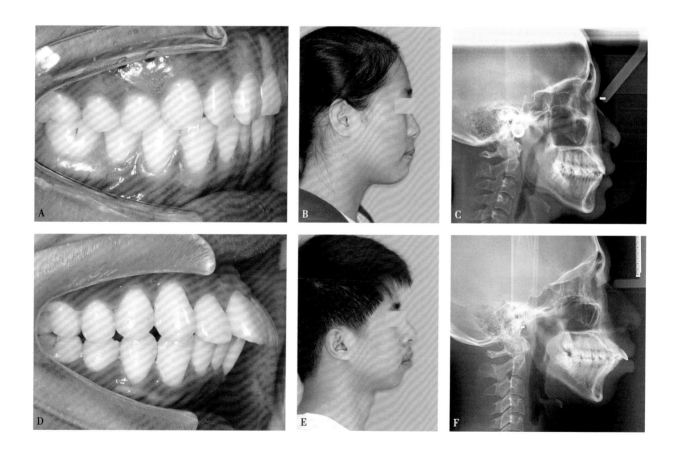

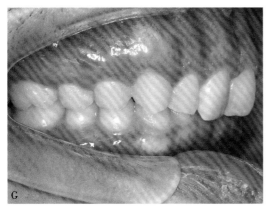
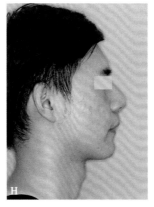
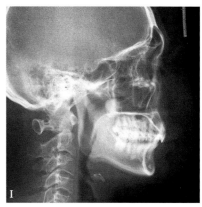

图 1-2-4　不同切牙唇倾度对应不同类型的面型对比
A~C.上下颌切牙角度基本正常,鼻唇角及颏唇沟基本正常;D~F.上下颌切牙唇倾,上唇突、鼻唇角小;G~I.上颌切牙舌倾,下颌后缩

(三)唇齿关系

1. 静止状态时的唇齿关系　上下唇自然闭合覆盖牙面或上唇微张被视为正常。闭唇时,下颌切牙切缘与口裂应位于同一水平面。前牙唇倾、人中短、唇肌松弛等导致唇闭合不全或开唇露齿,可严重影响面型美观(图 1-2-5)。

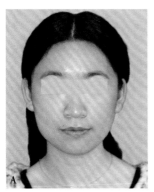
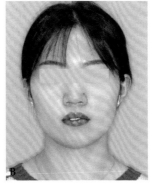
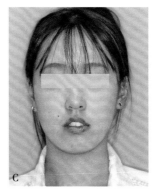

图 1-2-5　静止状态时的唇齿关系
A.上下唇自然闭合、覆盖牙面;B.前牙唇倾,表现为唇闭合不全;C.人中短、唇肌松弛,表现为开唇露齿

2. 动态过程中的唇齿关系　随着社交生活的增多,患者越来越关注动态过程中(说话或微笑时)的唇齿关系。理想的微笑状态是暴露上颌前牙牙冠全长或少量牙龈,上颌切牙切缘与下唇全部或部分接触,上下中线一致,显露上颌第一或第二前磨牙;上颌前牙切缘与后牙牙尖形成逐渐上升曲线,该曲线与下唇缘弧度一致(图 1-2-6)。微笑时,上颌前牙牙龈暴露量在 2mm 以内是可以接受的,而牙龈暴露量在 3mm 以上者称为露龈微笑,影响微笑美观。随着牙龈暴露量的增加,微笑美观程度递减。这种微笑常合并唇形态欠佳及唇肌松弛(图 1-2-7)。微笑时,上颌前牙暴露过少会显得面中份不够饱满、面型苍老。

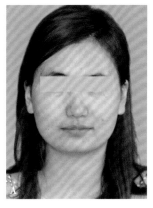
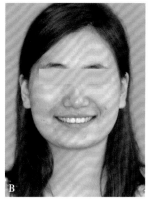
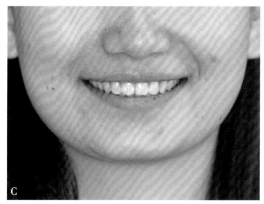

图 1-2-6 理想的微笑状态
A. 闭唇时唇齿关系；B、C. 微笑时唇齿关系

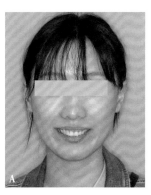
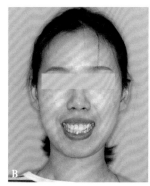
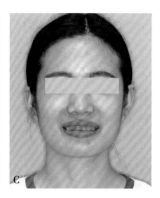

图 1-2-7 不同程度的露龈微笑
A. 微笑时，局部牙龈暴露量为 3mm；B. 微笑时，牙龈暴露量为 4mm；C. 微笑时，牙龈暴露量为 7mm，表现为严重的露龈微笑

（1）微笑线：指从上颌前牙切缘到后牙牙尖形成的一条逐渐上升的曲线。该曲线与下唇缘弧度一致，是衡量微笑迷人与否的重要指标之一。理想的微笑线是一条凸向下的弧线，形态受到前牙排列、上颌𬌗平面、牙弓形态等因素影响。正面观时，从中切牙近中到侧切牙远中呈 10°~15° 上扬，上前牙切缘连线与下唇缘弧度一致，会得到较美观的微笑线（图 1-2-8A~C）。如果上颌前牙切缘连线是一条凹向上的弧线，与下唇缘弧度方向相反，则会显得微笑不够自然协调（图 1-2-8D~F）。尖牙及后牙的冠舌向转矩正常，牙尖连线与下唇缘弧度一致，微笑时会显得更加柔和。如果后牙冠舌向转矩过大、颊尖下垂，微笑线后段与下唇缘弧度不一致，显得颊间隙过大，影响微笑美观（图 1-2-8G~I）。

（2）牙弓形态：牙弓形态影响微笑时的唇齿美学，尤其是前牙段牙弓形态。正常的牙弓形态为两侧对称且平滑连续的弧形。牙弓形态可分为三种基本类型，即尖圆形、卵圆形和方圆形。牙弓形态存在个体差异，通常与个体的牙型和面型相一致。一般认为，牙弓形态呈卵圆形时，正面观时牙排列相对自然协调（图 1-2-9A~C）。𬌗面观示如果侧切牙向远中扭转幅度较大，前牙段牙弓形态过于尖圆，正面观时容易让人感觉前牙突出（图 1-2-9D~F）。𬌗面观示如果侧切牙向远中扭转幅度较小或与中切牙接近平行，则前牙段牙弓形态过于方正，正面观时前牙曲线平直，显得呆板不协调（图 1-2-9G~I）。

（3）颊廊间隙：颊廊间隙也称为负性间隙，是指微笑时双侧上颌后牙颊面与颊部内侧之间的间隙。颊廊间隙是微笑审美的评估标准之一，其大小与后牙转矩、后牙段牙弓宽度、唇肌肌肉力量相关。若后牙冠舌向转矩过大或后牙段牙弓宽度小，则颊廊间隙较大；若后牙冠唇向转矩过大或后牙段牙弓宽度大，则颊廊间隙较小。适当的颊廊间隙使微笑更协调（图1-2-10A~D）。现代的审美观更青睐于微笑时较小的颊廊间隙及较饱满的微笑，这样显得更年轻和自信。颊廊间隙过大，微笑时显得不够饱满（图1-2-10E~H）；颊廊间隙过小或缺失，微笑时显得不自然、不含蓄，容易给人"满口牙"的感觉（图1-2-10I~L）。

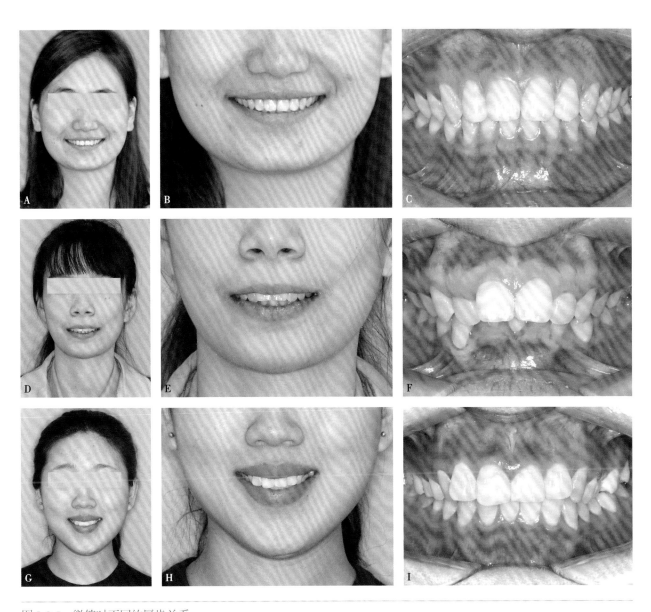

图 1-2-8　微笑时不同的唇齿关系
A~C. 理想的微笑线；D~F. 前牙切缘连线凹向上，为反向的微笑线；G~I. 后牙颊尖下垂，微笑线后段与下唇缘弧度不一致

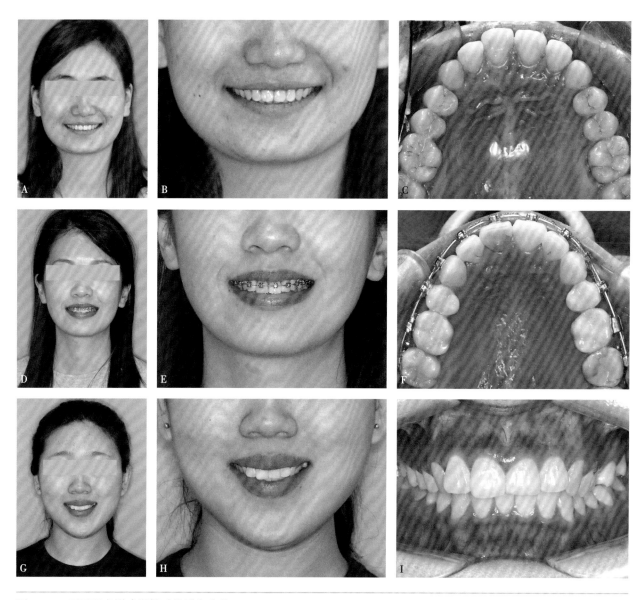

图 1-2-9 牙弓形态影响微笑时的唇齿美学

A~C. 牙弓形态正常,为两侧对称且平滑连续的弧形,呈现迷人的微笑;D~F. 侧切牙向远中扭转幅度大,前牙段牙弓形态过于尖圆,正面观时容易让人感觉前牙突出;G~I. 侧切牙与中切牙接近平行,前牙段牙弓形态过于方正,正面观时前牙曲线平直,显得呆板不协调

二、正面轮廓的审美

(一)面下 1/3 比例

美貌人群往往符合面上、面中、面下三等分(即"三停"),或者面下 1/3 略长。"三停五眼"是指理想的面型,其长宽符合一定的标准比例。"三停"是指面的长度比例,将面的长度三等分,从前额发际线到眉间,从眉间到鼻底,从鼻底到颏下缘,各占脸长的 1/3。"五眼"是指脸的宽度比例,以眼形长度为单位,从右侧发际到左侧发际,将面的宽度五等分。面上 1/3 通过发际线的修饰会有所不同,在正畸美学中仅作为参考。

正畸美学目标的设定需要关注面中 1/3 和面下 1/3 的比例关系。临床上,较为常见的是面中 1/3 高度基本正常,面下 1/3 高度存在异常。面中 1/3 高度正常,面下 1/3 偏长者,面型显得消瘦;面下 1/3 偏短者,面型显得宽大(图 1-2-11)。部分病例面中 1/3 和面下 1/3 都偏长,但比例接近 1:1,面型虽呈长面型,但相对协调。对于这一类患者,降低其面下 1/3 高度反而会使面中份和面下份比例失调,对面型美观产生不良影响。

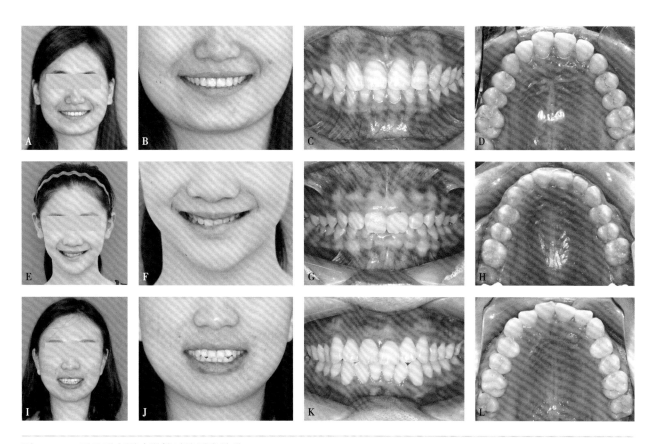

图 1-2-10 牙弓形态影响微笑时的唇齿美学

A~D. 颊廓间隙大小适度,微笑协调;E~H. 颊廓间隙过大,微笑时显得不够饱满;I~L. 颊廓间隙小,微笑时显得不含蓄

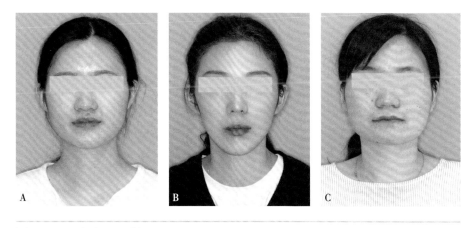

图 1-2-11 面下 1/3 比例

A. 面高比例均等;B. 面下 1/3 偏长,面型消瘦;C. 面下 1/3 偏短,面型宽大

面下 1/3 可再细分为三等分,即鼻底到唇珠、唇珠到颏唇沟和颏唇沟到颏顶点。这三者基本满足 1∶1∶1 比例时,面型相对协调。部分患者颏唇沟到颏顶点的距离过长,面下 1/3 过长,面部比例不协调（图 1-2-12）。

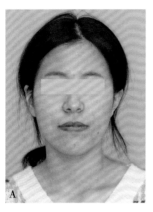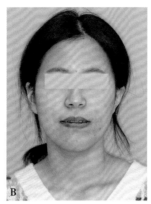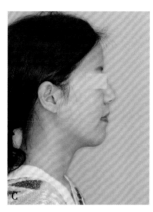

图 1-2-12　颏唇沟到颏顶点距离过长
A. 正面像;B. 正面微笑像;C. 侧面像

（二）面中 1/3 饱满度

　　面中份饱满度,即上颌骨发育程度和鼻旁软组织丰满度,是正畸治疗方案制订的重要参照。

　　1. 上颌骨发育不足或鼻旁软组织不丰满的患者,鼻旁区域显得平直或者凹陷,面中 1/3 不饱满（图 1-2-13）。对于这一类患者,应考虑增加面中 1/3 的饱满度或尽量维持现有饱满度,防止因正畸治疗而加重面中 1/3 的不足。在制订正畸治疗目标时需要综合考虑上颌前牙突度、上唇突度与面中份软组织饱满度的关系。

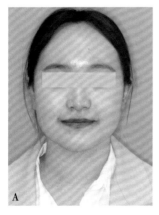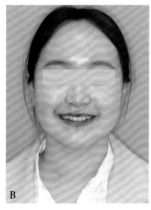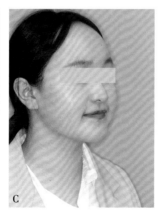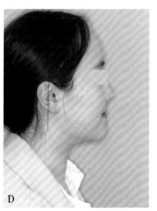

图 1-2-13　鼻旁组织较平直
A. 正面像;B. 正面微笑像;C. 45° 侧面像;D. 侧面像

2. 对于鼻旁组织平直或凹陷的患者,过度唇倾上颌前牙造成的上唇突出,可能因鼻旁区域的衬托而显得更加明显。牙列中重度拥挤伴面中 1/3 平直的患者,在解决牙列拥挤的同时如何维持面型饱满度是治疗的重点和难点。对于面中 1/3 平直的正畸拔牙患者,余留拔牙间隙可考虑通过磨牙近中移动来关闭,从而尽量维持原有面型的突度和饱满度(图 1-2-14)。

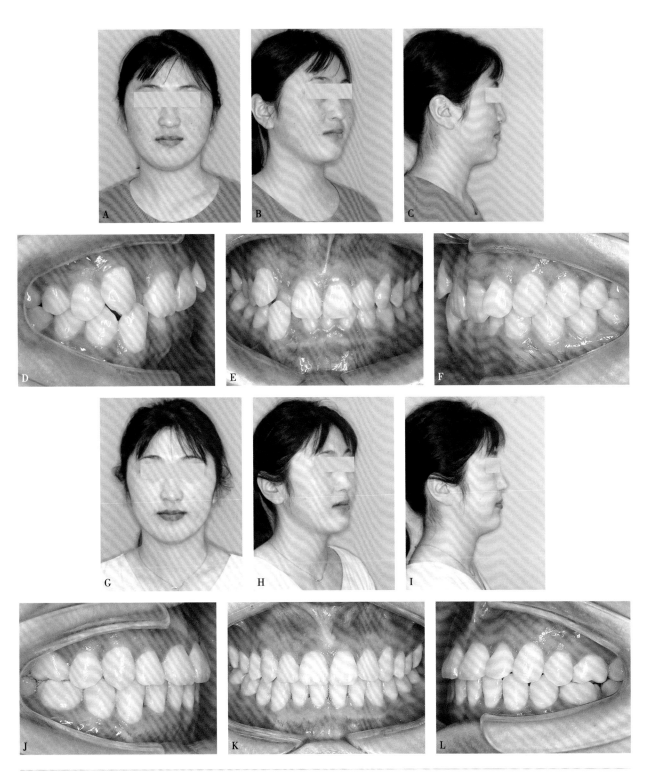

图 1-2-14　牙列中度拥挤、上下中线右偏伴面中 1/3 平直
A~C. 治疗前面像;D~F. 治疗前口内像;G~I. 治疗后面像示基本维持原有面型突度;J~L. 治疗后口内像

（三）唇

放松状态下,上下唇的比例约为1∶2,口角位于两眼平视前方时瞳孔中点向下延伸的垂线上。不同个体的上下唇形、唇厚度和唇肌张力有所不同。唇形左右对称、上下唇厚度适中的唇形较为美观（图1-2-15A）。上下唇厚的患者,常表现为"嘴突"（图1-2-15B）;上唇薄、下唇厚的患者,则表现为下唇外翻（图1-2-15C）。唇肌松弛的患者,常表现为唇闭合不全或开唇露齿（图1-2-16）。

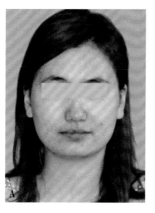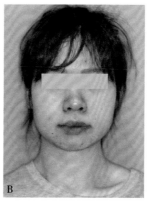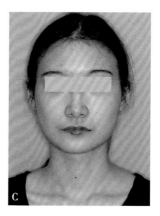

图1-2-15　不同唇形及唇厚度
A.唇形左右对称、上下唇厚度适度;B.上下唇厚,唇肌松弛,显得嘴突;C.下唇外翻

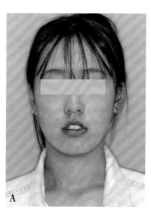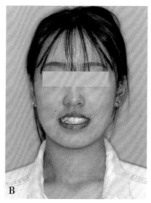

图1-2-16　上下唇唇肌松弛、唇闭合不全
A.正面像;B.正面微笑像

1. 唇曲度　唇曲度是指微笑时上唇下缘所形成的弧线。微笑时口角向外向上扬起,上唇微微上抬,形成一条凸向下的弧线。这样的微笑迷人且富有魅力（图1-2-17A、B）。如果微笑时口角下垂,形成凸向上的反向弧线,则明显影响微笑时的面部美观（图1-2-17C、D）。

2. 唇运动对称性　微笑时,唇运动不对称,导致左右侧牙齿暴露量不一致,嘴角向一侧歪斜,影响面部的协调和美观（图1-2-18）。初诊时,需要仔细观察患者说话和微笑时的唇动度,并将观察结果告知患者,避免患者误解正畸治疗导致口角歪斜。

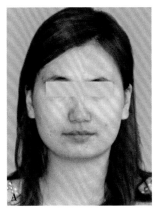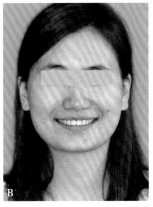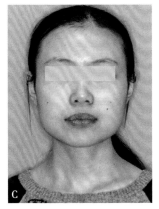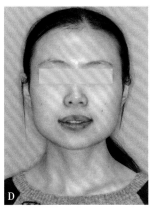

图 1-2-17　微笑时的不同上唇曲度

A、B. 唇曲度适宜,微笑迷人;C、D. 口角下垂,唇曲度凸向上,微笑不协调

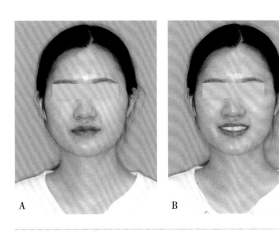

图 1-2-18　微笑时,唇运动不对称

A. 正面像;B. 正面微笑像示左右侧唇运动不对称,上唇向左侧牵拉更多

（四）颏

　　正面观时,颏部中点应与面中线相一致。但是,大多数患者颏部中点与面中线并非完全一致,1~2mm内的偏斜对面型美观的影响较小。3mm 及以上的颏部偏斜相对明显,容易被发现,影响面部对称性和美观（图 1-2-19）。在判断颏部偏斜时,需要区分功能性和骨性因素,可以结合口内是否存在咬合干扰点、颏点在下颌姿势位和牙尖交错位时是否一致、左右侧下颌支高度是否一致等信息加以判断。

　　除了错𬌗因素导致的颏部偏斜,还有一类颏部偏斜需要引起重视,即左右侧肩颈部肌肉不对称牵拉引起的颏部偏斜。这一类患者在临床上较为多见,尤其是儿童及青少年。在下颌姿势位时,由于左右侧肩颈部肌肉力量不对称导致患者左右肩高度不一致,头部习惯性被牵拉向一侧,表现为高低肩、颏部偏斜（图 1-2-20）。这种情况下,需要判断颏部偏斜是单纯由于肌肉力量不对称引起的,还是多因素共同作用的结果。

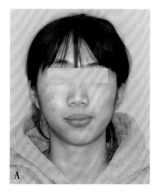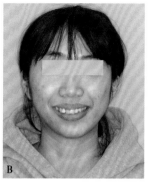

图 1-2-19　颏部左偏、左右侧面部不对称的患者面像
A.正面像；B.正面微笑像

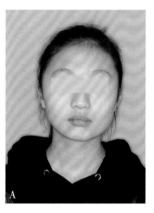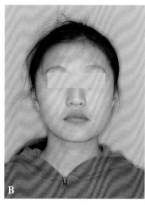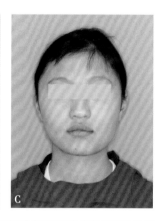

图 1-2-20　颈部肌肉力量不对称引起的颏部偏斜
A.下颌姿势位时，患者高低肩，头部习惯性被牵拉向右侧，表现为颏部右偏；B.两肩被迫放平时，肌肉紧张，颏部右偏；C.经过 1 年的肩颈部肌肉训练后，两肩自然放平，颏部偏斜有所缓解

（五）面部轮廓

除上述美学目标以外，正畸治疗还需要考虑面部的整体轮廓。面部轮廓包括从颞部、颧弓、颊部、下颌角到颏部构成的连线。其中，颞部、颧弓下方及颊部软组织的丰满度将影响正畸治疗的美学效果。颞部与颊部软组织丰满的患者，面部轮廓饱满，面容显年轻。颞部与颊部软组织凹陷的患者，颞颊部区域轮廓塌陷，颧弓更显突出（图 1-2-21）。

1. 面部轮廓饱满度　正畸过程中需要足够重视面部轮廓的饱满度，应在仔细评估面部整体轮廓后制订方案和实施治疗。对于在治疗前已存在颞颊部凹陷或颧弓突出的患者，需要谨慎制订矫治方案。颧弓突出的患者，如果正畸治疗大幅度内收上颌前牙，随着上唇的内收，颧弓会显得更加突出，严重影响面部的整体美观。对于上述情况，在治疗前应与患者充分沟通，告知矫治可能带来的风险，尽量避免选择拔牙矫治内收前牙的治疗方案。

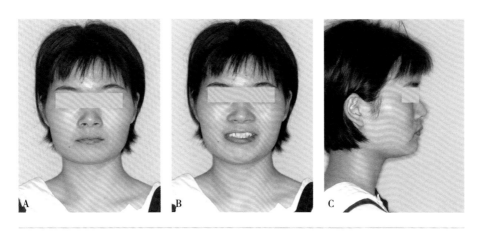

图 1-2-21　颞颊部软组织凹陷、颧骨高
A. 正面像；B. 正面微笑像；C. 侧面像

2. 面部软组织的增龄性变化　随着年龄的增长，颞部和颊部可能出现凹陷，在制订矫治方案时应考虑到面部软组织的增龄性变化。此外，矫治过程中由于咀嚼习惯的改变，部分患者可能出现咀嚼肌萎缩、颊部软组织凹陷的现象。等到拆除矫治器恢复以往咀嚼习惯后，颊部软组织饱满度会有一定程度的恢复（图 1-2-22）。

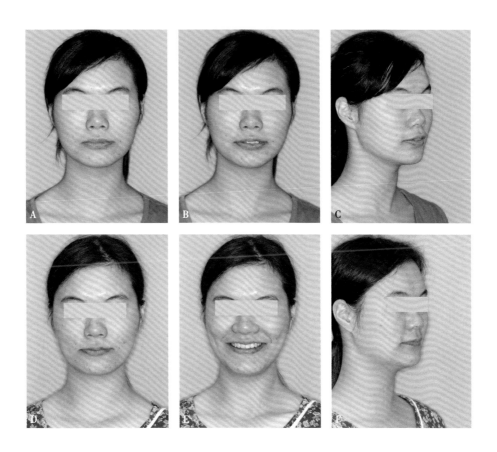

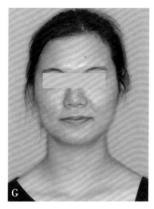
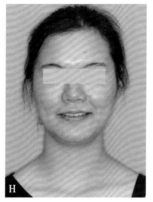
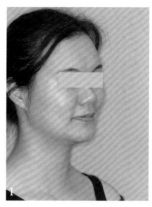

图 1-2-22　正畸治疗过程中,咀嚼肌锻炼减少引起颊部软组织变化

A~C.初诊时面像;D~F.正畸治疗结束后面像示患者双侧颊部软组织不饱满;G~I.正畸治疗结束 4 年后面像示患者双侧颊部软组织饱满度有一定程度恢复

三、侧貌轮廓的审美

(一)鼻及鼻旁组织

在分析侧貌时,鼻唇角常用于判断上唇与鼻底的位置关系。鼻唇角的定义是鼻下点与鼻小柱点连线和鼻下点与上唇突点连线的前交角。通常认为鼻唇角在 90° 左右,鼻唇关系相对协调美观。鼻唇角过小,多表现为上唇突出;鼻唇角过大,与鼻尖上扬或者上唇较平直有关(图 1-2-23)。

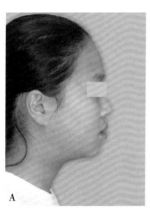
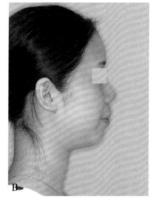
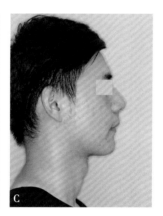

图 1-2-23　不同形态的鼻唇角

A.鼻唇角小、上唇突出;B.鼻唇角大、鼻尖上扬;C.鼻唇角大、鼻尖轻度上扬合并上唇平直

鼻唇角大小与上颌前牙突度密切相关。上颌前牙唇倾的患者,鼻唇角较小;上颌切牙舌倾的患者,鼻唇角正常或偏大。上颌骨轻度发育不足的患者,由于鼻唇角顶点后移显得鼻唇角较小、上唇突出,多因"牙突""嘴突"要求矫治。制订这一类患者的矫治方案时,需要充分考虑前牙内收程度,避免因前牙内收量过大,暴露上颌骨发育不足的问题,显得面中份较平甚至凹陷(图 1-2-24)。

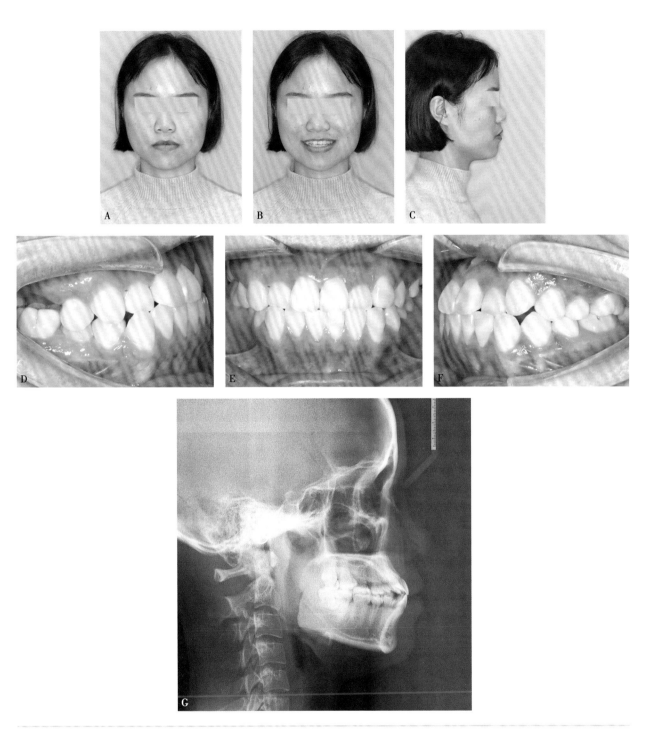

图 1-2-24　上颌骨轻度发育不足

A. 正面像；B. 正面微笑像；C. 侧面像；D~F. 口内像；G. X 线头影测量侧位片

（二）唇

　　唇的厚度、唇位、鼻唇关系和颏唇关系影响侧貌美观。E 线是鼻顶点和软组织颏前点的连线，能较好地反映上下唇的相对突度。刘月华教授团队根据 90 例具有正常猞特征的汉族年轻成人侧貌，测量得到上下唇到 E 线的距离：UL-E 为（−1.6±1.5）mm，LL-E 为（0.2±1.9）mm。通常情况下，上下唇位于 E 线上或 E 线后，鼻唇颏软组织位置协调，能得到相对理想的侧貌。侧面观示突面型患者通常表现为上唇厚或下唇外翻，唇肌松弛，而凹面型或偏Ⅲ类面型的患者往往上唇薄或下唇位于上唇前方（图 1-2-25）。

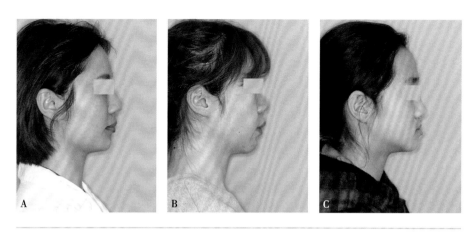

图 1-2-25　上下唇的不同形态及位置

A.上下唇位于 E 线上,侧貌协调美观;B.上下唇位于 E 线前,侧貌突;C.下唇位于上唇前方,侧貌凹

(三)颏

颏部位于下颌骨前端,是鼻唇颏关系的基础,对面下 1/3 美学具有重要意义。颏形态过于前突或后缩,均会影响侧貌美观(图 1-2-26)。

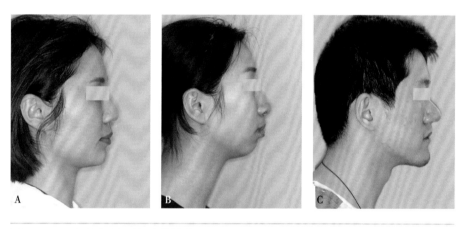

图 1-2-26　不同颏形态对侧貌的影响

A.颏形态基本正常,侧貌可;B.颏部后缩,侧貌突;C.颏部过于前突,侧貌凹

我国突面畸形患者常表现为Ⅱ类骨面型、上下唇突出等。颏形态决定了上下唇的相对位置,对中国人侧貌美学有着更关键的作用。通过比较鼻、唇突度类似的患者发现,如果颏形态良好,上下唇位置相对靠后,则不显得过于突出,颏形态对面型突度起到了很好的掩饰作用;如果颏形态欠佳或不明显,则上下唇位置相对突出,突面型更明显(图 1-2-27)。如图 1-2-27 所示,两位患者鼻唇关系相似,但后者的侧貌突出更明显(图 1-2-27C、D),很大程度上与颏形态不明显、颏点位于下唇突点后方有关。

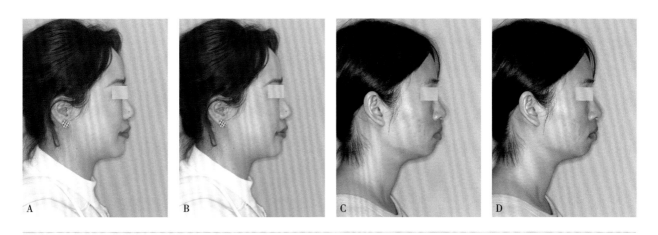

图 1-2-27 颏形态对侧貌突度的掩饰作用

A、B. 颏形态良好，掩饰了部分上下唇突出；C、D. 颏形态不明显，上下唇突出明显

（陈　静）

第二章　突面畸形的形态学

突面畸形通常是指上下唇在面部侧貌中相对前突位时的牙颌面畸形,在我国发病率较高,表现与形态学机制复杂多样。单纯突面畸形表现为上下颌切牙的唇倾,伴或不伴有颌骨的前突,磨牙关系多为中性。复杂突面畸形中,面下 1/3 突度只是错𬌗畸形的临床表现之一,其机制在于上下颌骨矢状向位置的不调,伴或不伴有垂直向发育过度,磨牙关系可为远中或近中,部分患者可有口颌功能的异常。在各种矢状向及垂直向不调的突面畸形中,软组织厚度也可影响硬组织形态,唇、牙、颌骨之间相互补偿,呈现完全不同的软组织侧貌。若在制订正畸方案的过程中未全方位考虑牙、骨、软组织综合协调性,以及错𬌗畸形的发生机制,往往会导致医师对矫治目标、难易程度及疗效的错误预判。因此,对突面畸形的概念及形态学机制需要有多维度的分析、判断,以制订正确的治疗方案。

第一节　突面畸形的形态学机制

一、突面畸形的概念

鼻、唇、颏等各软硬组织的形态及相对位置关系,决定了面下 1/3 侧貌突度。在评价侧貌突度时,综合使用 E 线(Ricketts 美容线)与零子午线(Gonzalez-Ulloa 线, 0 线)作为主要参考线(图 2-1-1),鼻下点(subnasale, Sn.)、上唇突点(UL.)、下唇突点(LL.)、软组织颏前点(pogonion of soft tissue, Pos.)作为关键标志点。软组织侧貌标志点与审美连线间的相互关系,可作为判断突面畸形的标准。

E 线是评价面下 1/3 相对突度的主要参考线,即从鼻顶点至颏前点做一连线,根据上下唇突点距该线的距离,评估上下唇相对突度与鼻部、颏部的相对位置关系(图 2-1-1A)。中国正常𬌗成年人群中,上下唇突点距 E 线的距离应在美貌范围内, UL-E 为(-1.6 ± 1.5)mm, LL-E 为(0.2 ± 1.9)mm。当上下唇突点到 E 线的距离超出范围时,提示上下唇前突。E 线的敏感度受鼻尖高度、颏部位置的影响。对于鼻尖高度较高、颏部位置靠后的患者,审美平面的敏感度降低,即使上下唇突点到 E 线的距离在美貌范围内,从整体软组织侧貌评价,也偏离了大众的审美要求,表现为突面畸形。所以,单独使用 E 线参考不能完整描述侧貌形态。

因此,颏部位置对整体侧貌美学评价至关重要,使用 E 线作为审美评价应同时考虑到颏部的相对位置关系。对软组织颏前点位置的评价,我们主要使用零子午线作为参考线,即过软组织鼻根点做眶耳平面(Frankfort 平面)的垂线(图 2-1-1B)。理想的软组织颏前点位置应与零子午线重叠,鼻下点至零子午线的距离应为 4.5~9.5mm。当软组织颏前点较参考线更为靠后时,提示下颌相对后缩;当鼻下点与参考线的

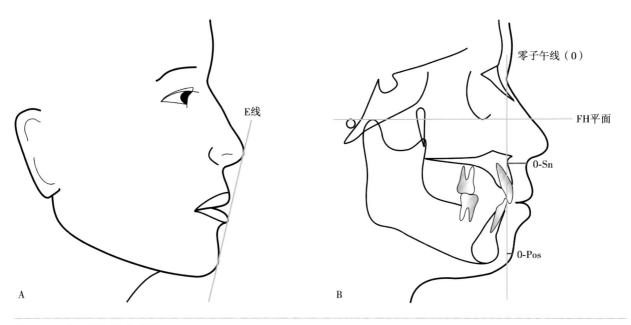

图 2-1-1 软组织侧貌参考线

A. E 线（Ricketts 美容线）；B. 零子午线（Gonzalez-Ulloa 线）

距离超过正常值时，提示上颌前突，临床上均表现为突面畸形。

综上所述，突面畸形通常是指上下唇在面部侧貌中相对前突位时的牙颌面畸形。临床上可通过鼻下点、上唇突点、下唇突点、软组织颏前点、零子午线及 E 线进行相对位置的评估，也可将其作为突面畸形的参考指标（图 2-1-2）。

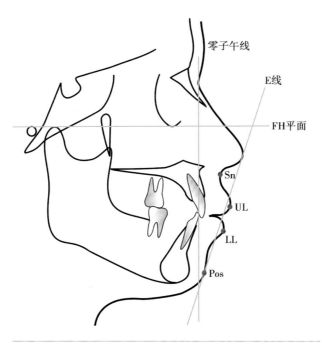

图 2-1-2 软组织侧貌参考线与标志点

Sn. 鼻下点；UL. 上唇突点；LL. 下唇突点；Pos. 软组织颏前点

二、突面畸形的形态学机制

由于突面畸形致病因素多、发病机制复杂，所以颅颌面形态特征多样。流行病学调查显示，我国人群突面畸形的形态学机制主要为上颌骨矢状向发育正常，下颌骨发育不足。根据骨骼矢状向和垂直向影响因素，突面畸形可分为多种颅面类型，现归纳如下。

1. 上下颌骨矢状向发育正常，上下颌切牙唇倾，前牙覆𬌗、覆盖正常，磨牙关系为中性。鼻唇角偏小，上下唇前突（图2-1-3）。

2. 上下颌骨相较颅底前突，上下颌切牙唇倾度可正常，前牙覆𬌗、覆盖正常，磨牙中性关系。鼻唇角偏小，上下唇前突或外翻，唇不能自然闭合（图2-1-4）。

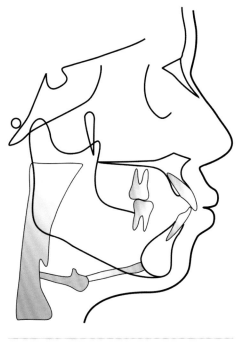

图2-1-3　上下颌骨矢状向发育正常，上下颌切牙唇倾

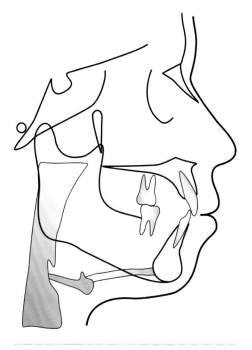

图2-1-4　上下颌骨相较颅底前突

3. 上颌骨相较颅底突度正常，下颌骨后缩。中国人群突面畸形的形态学机制主要为此类型。根据其生长发育类型，又可分为三种类型（图2-1-5）。

（1）水平生长型：下颌平面角为低角，上颌前牙代偿性直立或舌倾。此类患者通常面下1/3高度不足，颏部发育较好，颏唇沟较深。虽然面型前突，但唇形态良好（图2-1-5A）。

（2）平均生长型：下颌平面角为均角，上颌前牙正常或唇倾，下颌前牙唇倾度偏大。鼻唇角正常或偏小，颏部后缩（图2-1-5B）。

（3）垂直生长型：下颌平面角为高角，下颌骨顺时针旋转，下颌平面陡，上颌前牙正常或唇倾，下颌前牙唇倾度较大。严重者可能出现开𬌗倾向。由于颏部位置向"后下"移位，侧貌软组织颏部突显度较差（图2-1-5C）。

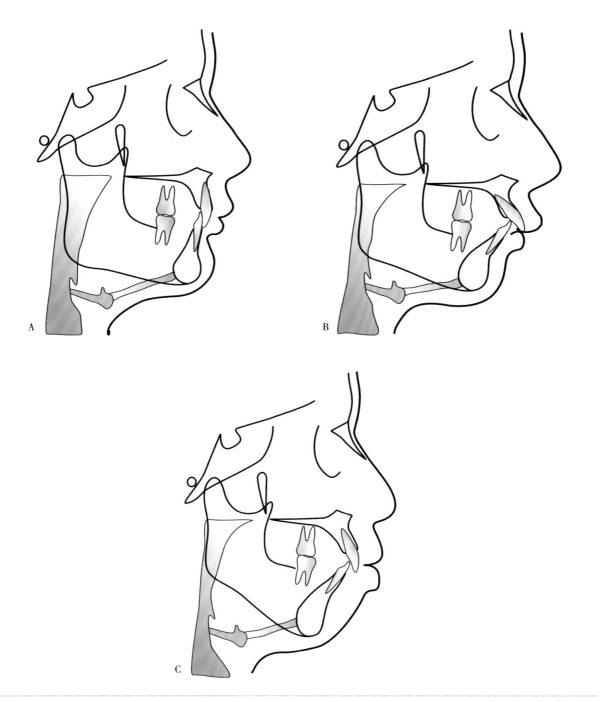

图 2-1-5　上颌骨相较颅底突度正常,下颌骨相对后缩
A. 水平生长型;B. 平均生长型;C. 垂直生长型

4. 上颌骨相较颅底前突,下颌骨后缩。上颌前牙代偿性直立或内倾,下颌前牙唇倾度增大。上颌前突,颏部后缩(图 2-1-6)。

5. 上颌骨相较颅底突度不足,下颌骨更为后缩,上下颌前牙唇倾,磨牙为远中关系。鼻唇角正常或偏小,颏部后缩(图 2-1-7)。

6. 上颌骨相较颅底前突,下颌骨发育正常。上颌前牙直立,下颌前牙唇倾度正常。上颌骨前突,颏部位置正常(图 2-1-8)。

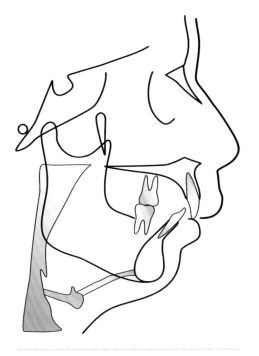

图 2-1-6　上颌骨相较颅底前突,下颌骨后缩

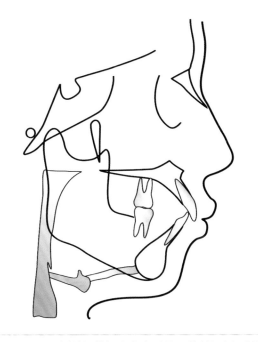

图 2-1-7　上颌骨相较颅底突度不足,下颌骨更为后缩

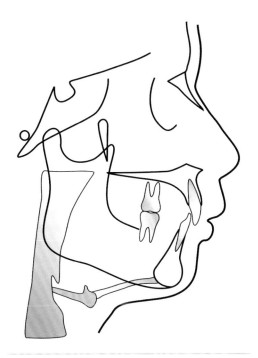

图 2-1-8　上颌骨相较颅底前突,下颌骨发育正常

　　随着对突面畸形的概念与形态学机制的进一步理解,无论是临床诊断,还是制订矫治计划,口腔正畸医师都必须多维度考虑软硬组织之间的相互关系。改善面下 1/3 侧貌美学只是整个计划和治疗目标的一部分,还必须与健康美学、整体平衡及长期稳定等其他目标相协调。由于突面畸形致病因素多、临床表现复杂,各因素相互影响、相互作用,口腔正畸医师应综合考量,明确诊断及主要形态学机制,针对性阻断及干预。在此要特别强调关注牙-牙槽-软组织复合体、颏部形态,以及气道对突面畸形的影响。通过全方位、多维度评价,正确分析突面畸形的发病机制,有利于口腔正畸医师制订正确的治疗方案,提高正畸疗效。

第二节　突面畸形的口腔正畸美学考量

突面畸形在正畸临床中较常见,多表现为前牙唇倾或上下颌牙的牙槽骨突出,可能合并上颌前突或下颌后缩。按照上下颌骨矢状向位置划分,突面畸形包含以下四种情况:①上下颌发育基本正常,仅表现为前牙唇倾或上下颌牙槽前突;②上颌发育基本正常,下颌后缩;③上颌前突合并下颌后缩;④上颌前突,下颌发育基本正常。临床中常见的突面畸形是前三种(图 2-2-1)。

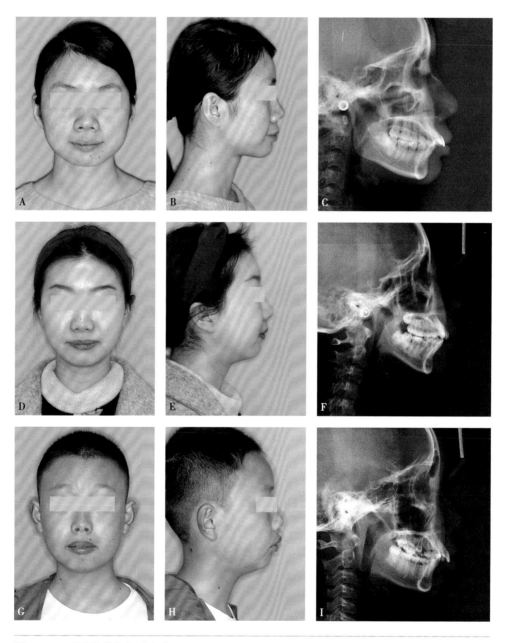

图 2-2-1　不同类型的突面畸形
A~C.上下颌发育基本正常,仅表现为前牙唇倾;D~F.上颌发育基本正常,下颌后缩;G~I.上颌前突合并下颌后缩

突面畸形在垂直向上可表现为下颌骨发育基本正常、下颌平面角正常或偏小、面下 1/3 正常或偏短、或者下颌骨向后下生长、下颌平面角大、面下 1/3 偏长等情况（图 2-2-2）。

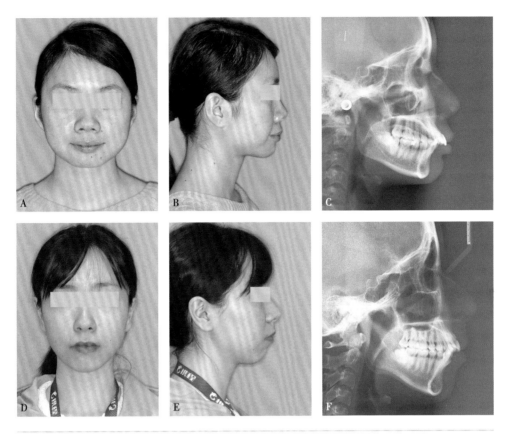

图 2-2-2　不同突面畸形患者的颌骨在垂直向上发育不同
A~C. 下颌骨向前下生长，下颌平面角偏小，面下 1/3 偏短；D~F. 下颌骨向后下生长，下颌平面角大，面下 1/3 偏长

突面型患者的正畸美学需要关注鼻-唇-颏关系，包括矢状向、垂直向、水平向和时间四个维度。同时，还需要考虑面部轮廓、肌肉、上气道和颞下颌关节等多种因素对面型美观的影响。

一、鼻唇关系

部分突面畸形患者表现为鼻唇角小、上唇突出等特点，这与上颌前牙唇倾及上颌骨发育过度有关（图 2-2-3）。本团队根据正常𬌗数据测量得到上颌切牙 U1-SN 的理想角度为 103.4° ± 5.5°，临床可将其作为上颌切牙目标位置设定的参考指标。

在上颌前牙内收的过程中，上唇突度相应减小，鼻唇角随之增大。对于上唇突且鼻尖略向下的患者，前牙适度内收，鼻唇角增大，有利于改善侧貌突度。但对于上唇突且鼻尖上扬（俗称"朝天鼻"）的患者，如果前牙内收时发生过多的牙冠方向倾斜移动，会加大鼻唇角，正面观鼻孔突显，导致面型恶化（图 2-2-4）。

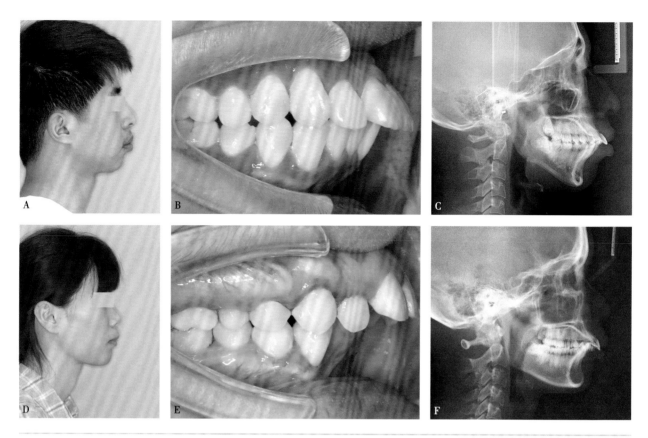

图 2-2-3　上颌前牙唇倾或上颌骨发育过度导致的鼻唇角小、上唇突出
A~C. 上颌前牙唇倾,上唇突;D~F. 上颌骨生长发育过度,上唇突

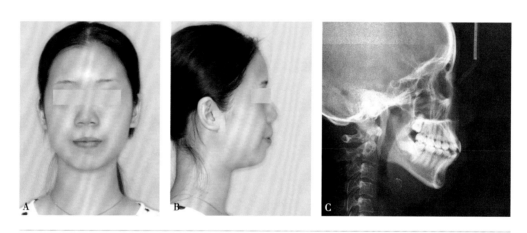

图 2-2-4　鼻尖上扬、侧貌突
A. 正面像;B. 侧面像;C. X 线头影测量侧位片

　　面部组织各部分结构(鼻、唇、颏)的凹和凸是相对的。鼻旁软组织不丰满的患者,由于鼻旁组织的衬托显得上唇更加突出,常以"牙突""嘴突"为主诉要求矫治。如果通过内收上颌前牙纠正前牙唇倾,随着上唇内收,鼻旁及上唇软组织相对显得平坦或凹陷,整个面中份饱满度降低,会破坏面型的立体轮廓(图 2-2-5)。对于此类患者,维持上唇一定的突度,有利于维持面型的立体感。此时,不能为了改善唇突度而一味地内收上颌前牙,而是需要通过充分评估患者的面、骨、牙三者关系及生长发育趋势来制订治疗方案,避免前牙大幅度内收导致的面型恶化。

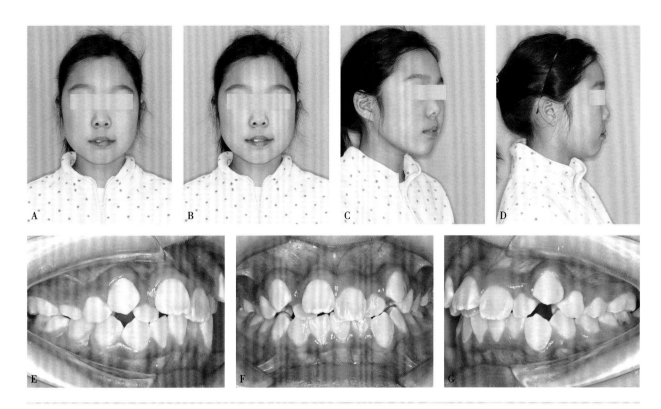

图 2-2-5　上颌前牙唇倾、上唇突伴鼻旁软组织欠饱满（患儿初诊时 11 岁）

A~D.患儿面像，尤其是 45°侧面像和侧面像示鼻旁软组织欠饱满，一般检查中病史示患儿的母亲面中份凹陷；E~G.口内像示上颌前牙唇倾、上颌牙列中度拥挤，缺失 1 颗下颌前牙

二、颏唇关系

（一）下颌切牙与颏唇

理想的下颌切牙切缘应在上牙槽坐点（subspinale，A）与颏前点（pogonion，Po）的连线上，中国人下颌切牙切缘大约在 AP 线前 2mm。根据我国年轻成人正常𬌗数据，本团队测得下颌切牙的理想角度（L1-MP）为 96.3°±5.4°。下颌切牙唇倾的患者，一般表现为下唇突出或外翻。通过正畸治疗，下颌切牙回到正常角度以后，下唇突出及外翻有所改善（图 2-2-6）。

一般而言，颏形态明显的患者，下颌切牙角度稍大于正常值有利于维持良好的颏唇关系；而颏部后缩、形态不明显的患者，直立的下颌切牙（角度稍小于正常值）能够增加颏部的突显度，从而协调颏唇关系（图 2-2-7）。

（二）上颌切牙与颏唇

由于上颌切牙垂直向伸长、前部牙槽骨垂直向过度发育或前牙覆盖过大，上颌切牙过多接触或覆盖下唇，常导致下唇外翻（图 2-2-8）。

（三）颏形态与颏唇

协调的颏唇关系除了与上下颌切牙的角度和位置有关，还取决于颏形态的美观。良好的颏部外形是侧貌美观的点睛之笔。颏形态不明显，通常会加重颏唇关系的不协调。部分突面畸形患者的下颌骨位置靠后或向后下生长，导致颏点后移，颏形态不明显，显得上下唇突出、颏唇沟浅、侧貌突（图 2-2-9）。

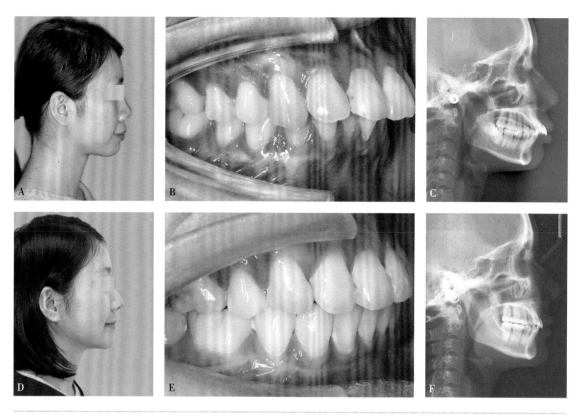

图 2-2-6　下颌前牙角度对颏唇关系的影响

A~C. 正畸治疗前下颌前牙唇倾,下唇突、外翻;D~F. 正畸治疗后下颌前牙内收,L1-MP 减小,颏唇关系改善

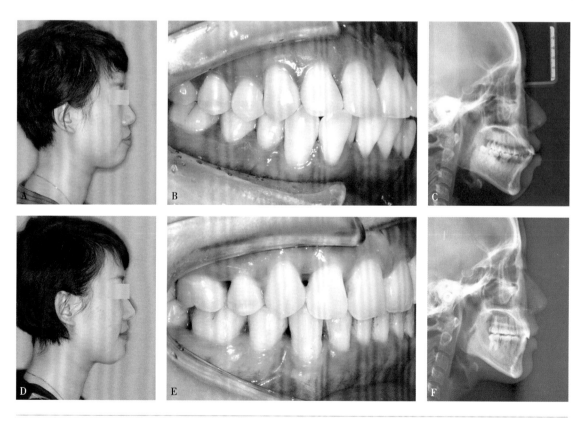

图 2-2-7　下颌切牙直立对颏部形态的影响

A~C. 正畸治疗前,下颌前牙唇倾,颏部形态不明显;D~F. 正畸治疗后,随着下颌切牙内收,下颌切牙直立后,颏部形态明显

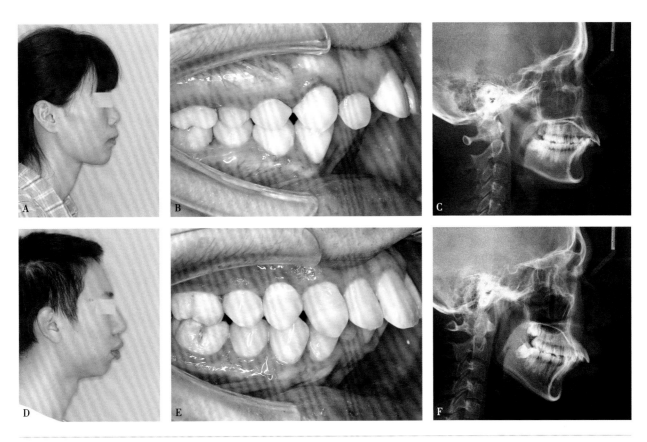

图 2-2-8 上颌前牙对颏唇关系的影响

A~C. 前牙覆盖大,上颌前牙覆盖下唇,下唇外翻;D~F. 上颌前牙垂直向伸长、前牙覆盖大,合并唇肌松弛,上颌前牙接触并覆盖下唇,导致下唇外翻

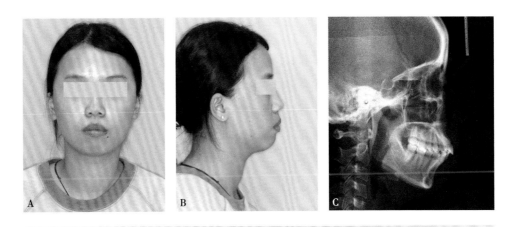

图 2-2-9 下颌骨向后下生长,颏点后移,颏形态不明显,上下唇突出

A. 正面像;B. 侧面像;C. X 线头影测量侧位片

三、鼻唇颏之间的动态关联

正畸治疗通过牙齿移动来影响唇突度及颏部形态表现,从而改善鼻-唇-颏关系,获得美观的侧貌。对于突面畸形患者,正畸治疗通过唇内收("凹")和颏形态的适度表达("凸"),在"一凹一凸"的相对变化中建立面下 1/3 的协调与美观(图 2-2-10)。在鼻唇颏之间的联动变化中,需要同时考虑矢状向、垂直向及水平向的相互变化,在此主要叙述前两个方向上的审美要点。

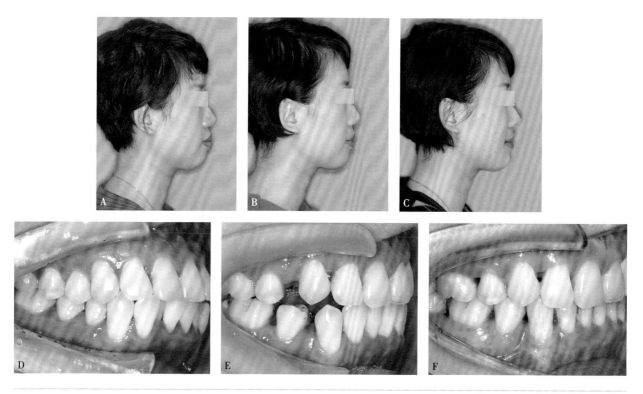

图 2-2-10 唇内收和颏形态的适度表达对侧貌美观的影响

A. 治疗前面像；B. 拔牙矫治（配戴舌侧矫治器）治疗中面像；C. 治疗后面像；D. 治疗前口内像；E. 拔牙矫治（配戴舌侧矫治器）治疗中口内像；F. 治疗后口内像

（一）矢状向

突面畸形中下颌骨后缩或发育不足的患者，由于颏部偏后方，上下唇位置相对靠前，侧貌轮廓突出。而下颌后缩、颏形态发育好的患者，尽管颏部位置靠后，但是良好的颏形态在一定程度上掩盖了下颌骨发育的不足；此类患者多为均角或低角、面下 1/3 基本正常或偏短、颏唇沟深（图 2-2-11）。

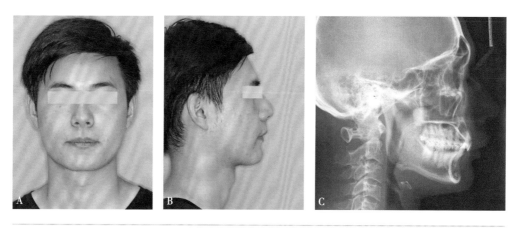

图 2-2-11 下颌后缩、颏形态发育好的患者

A. 正面像；B. 侧面像；C. X 线头影测量侧位片

下颌后缩、颏形态发育好且具有生长发育潜力的患者,通过前导下颌、改变下颌骨的位置,使面下 1/3 高度适度增加,鼻-唇-颏关系更趋于协调(图 2-2-12)。

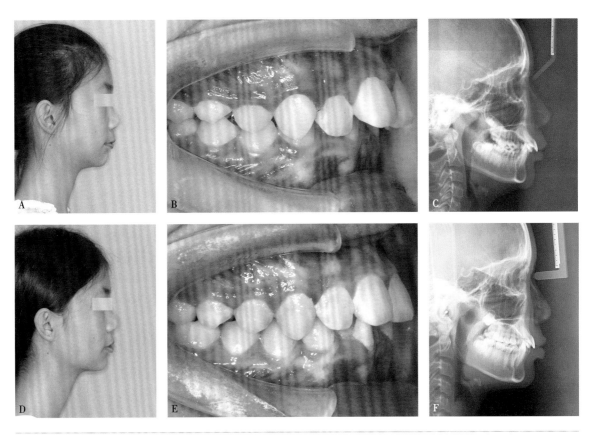

图 2-2-12　均角、颏形态良好的患者,下颌前导后颏唇关系的变化
A~C.治疗前患者下颌骨后缩、颏形态好、颏唇沟深;D~F.双𬌗垫矫治器前导下颌后,颏点前移,鼻-唇-颏关系有所改善

对于下颌后缩、颏形态发育欠佳且具有生长发育潜力的患者,前导下颌后,低角或均角患者随着下颌前移,面突度有所减小。但由于颏部形态的缺失,仍表现为双颌前突(图 2-2-13),结合正畸治疗内收上下唇之后,侧貌突度才能明显改善。由此可以看出,鼻唇颏多维度协同作用对突面畸形正畸美学具有重要意义。

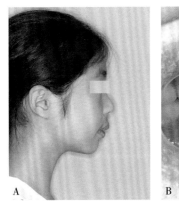
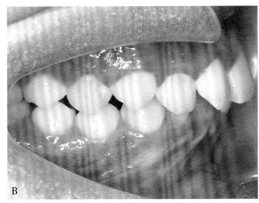
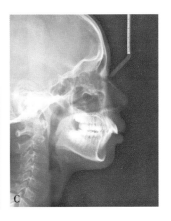

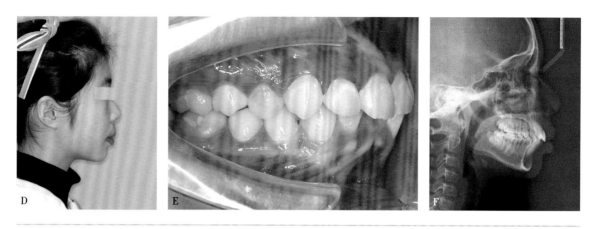

图 2-2-13　均角、颏形态欠佳的患者，下颌前导后颏唇关系的变化

A~C.治疗前患者下颌骨后缩、颏形态欠佳；D~F.双𬌗垫矫治器前导下颌后，颏点前移，但由于颏部形态的缺失，仍表现为双颌前突

　　但是，高角型患者在前导下颌后可能出现下颌骨顺时针旋转、面下 1/3 变长、颏部仍位于下唇突点后下方等问题，突面型并未得到很好的改善（图 2-2-14）。对于这一类型患者，在制订治疗计划时需要提前考虑到垂直向控制。

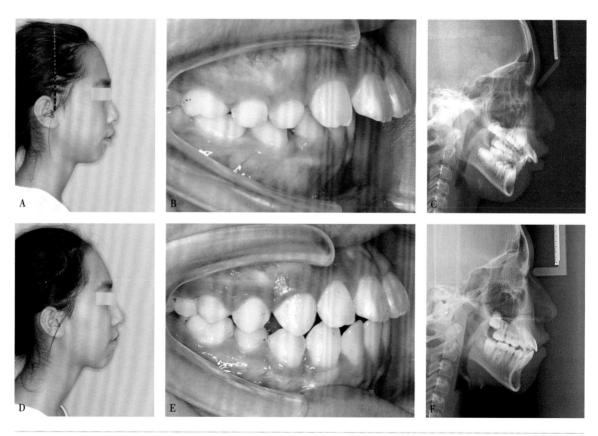

图 2-2-14　高角、颏形态欠佳的患者，下颌前导后颏唇关系的变化

A~C.治疗前患者下颌骨后缩、颏形态差、垂直生长型、突面型，其父有类似畸形；D~F.口外弓＋肌激动器前导下颌后，颏点前移，但下颌骨顺时针旋转、面下 1/3 变长

侧貌突度的衡量通常以软组织颏形态为参照。根据临床经验,软组织颏形态与硬组织颏形态、下颌位置和生长型等因素相关。如果患者软组织颏形态较好,经过拔牙矫治后前牙内收,唇突度减小,颏形态变得明显(图 2-2-15)。垂直生长型患者,软组织颏形态常常不明显,通过正畸治疗,部分患者可以实现下颌骨逆时针旋转、颏点前移,从而获得良好的侧貌。

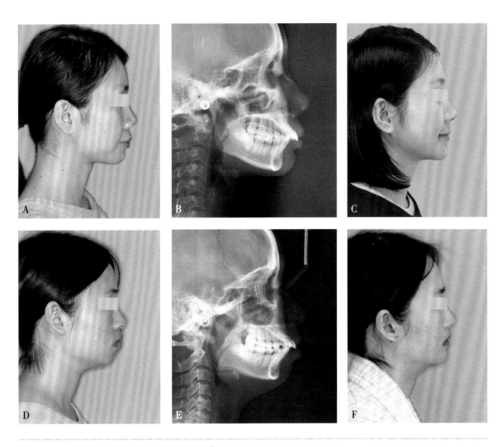

图 2-2-15 硬组织颏形态对侧貌的影响
A~C.治疗前侧面像(A)、治疗前 X 线头影测量侧位片(B)、治疗后侧面像(C)示患者软组织颏形态好,经过拔牙矫治后前牙内收,唇内收,颏形态变得明显;D~F.治疗前侧面像(D)、治疗前 X 线头影测量侧位片(E)、治疗后侧面像(F)示患者软组织颏形态不明显,经过拔牙矫治后前牙内收,唇内收,面突度改善,但颏形态欠佳

由此可见,在鼻-唇-颏软组织审美中,可以将软组织颏形态作为方案制订和预后判断的参考指标。但需要注意的是,软组织颏形态的影响因素较多,在预测软组织颏形态变化时,需要具体病例具体分析。

（二）垂直向

高角型患者下颌骨向后下生长、颏形态差、突面型明显。通过对比这一类患者治疗前后的面像和 X 线头影测量侧位片重叠图发现,治疗后面型的明显改善取决于上下唇大幅度内收及颏点前移(图 2-2-16)。其中,上下唇的内收占主要作用,下颌骨逆时针旋转产生的颏形态表达是点睛之笔。需要明确的是,影响突面畸形的因素较多,并不是所有的患者在治疗后均能实现下颌骨逆时针旋转。这部分内容将在后续章节中详细叙述。

少部分患者面中 1/3 和面下 1/3 均偏长,如果不存在唇肌紧张等情况,其面部比例相对协调。对于这

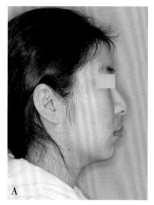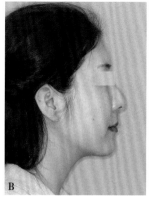

图 2-2-16　高角型突面畸形患者经过拔牙矫治后前牙内收,唇内收,颏形态变得较明显
A.治疗前侧面像;B.治疗后侧面像

一类患者,需要维持面下 1/3 高度,任何导致面下 1/3 变长或变短的正畸治疗,均会影响面部轮廓的整体美观与协调(图 2-2-17)。

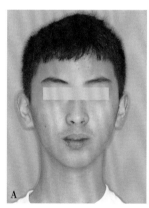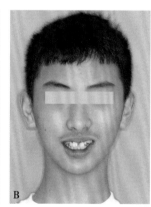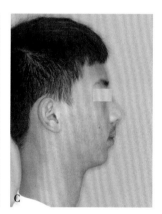

图 2-2-17　面中 1/3 及面下 1/3 偏长的患者面像
A.正面像;B.正面微笑像;C.侧面像

四、突面畸形审美的其他要点

(一)突面畸形与口周肌肉功能

突面畸形患者常表现为唇肌松弛、开唇露齿、闭唇时颏肌紧张等肌肉特点,与前牙唇倾、下颌后缩、肌力不足等因素有关。正畸治疗后,前牙位于正常的位置和角度,良好的唇齿关系有利于唇肌放松,改善开唇露齿(图 2-2-18)。颏肌紧张表现为闭唇时颏唇沟消失、颏部软组织皱缩(图 2-2-18A~C)。治疗后颏前点前移,颏肌和唇肌得到放松,颏唇沟形态发生明显变化,大幅度提高美学效果(图 2-2-18D~F)。

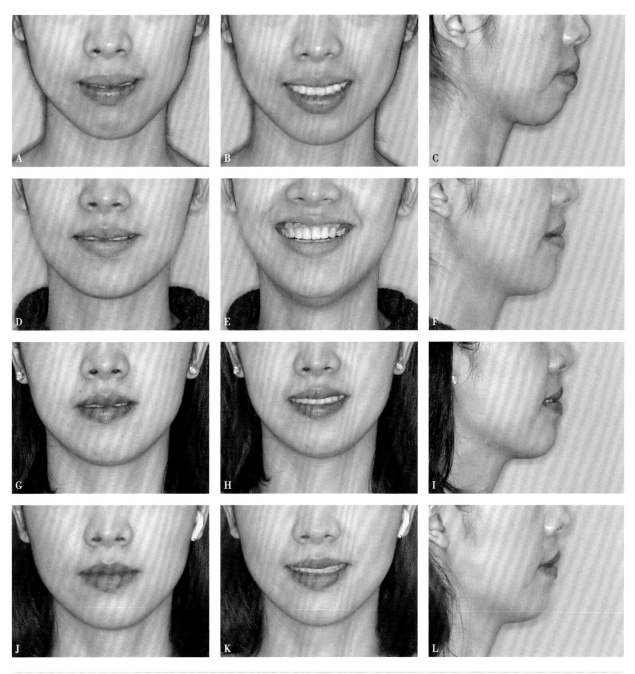

图 2-2-18 双颌前突、颏部发育不足、唇闭合不全

A~C. 治疗前为双颌前突伴颏部发育不足、唇闭合不全；D~F. 通过拔牙矫治内收前牙、上下唇突度减小，获得良好的鼻-唇-颏关系；结束时，患者上下唇尚不能完全自然闭合；G~I. 结束 1 年后随访，患者上下唇尚不能完全自然闭合；J~L. 结束 5 年后随访，患者上下唇自然闭合，鼻-唇-颏软组织更趋于协调

（二）突面畸形与上气道

以往突面畸形的审美要点停留在面部轮廓外形，忽视了上气道对侧貌美观的重要性。由于上气道阻塞，如鼻甲肥大、鼻中隔偏曲、扁桃体及腺样体肥大等，患者尤其是青少年容易形成口呼吸习惯。长期的口呼吸习惯导致腺样体面容，即上颌牙弓狭窄、开唇露齿、上下唇突出、下颌骨顺时针旋转等（图 2-2-19）。初诊患者呈现出上唇短、开唇露齿、下颌后缩等情况时，口腔正畸医师需要注意评估上气道的状况。

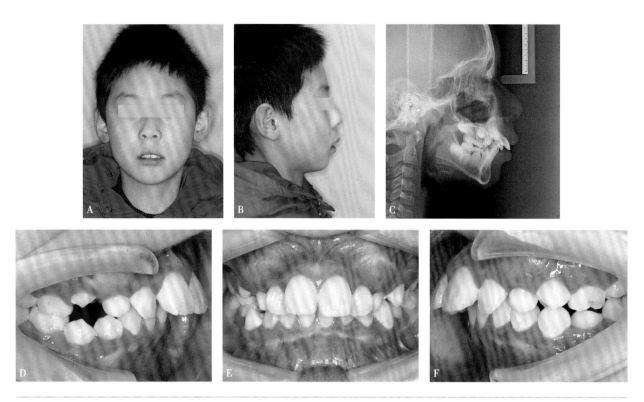

图 2-2-19　口呼吸患儿（10 岁），上颌前牙唇倾，上下唇突出，下颌后缩，开唇露齿

A. 正面像；B. 侧面像；C. X 线头影测量侧位片；D~F. 口内像

面部轮廓均表现为突面畸形的患者，上气道的大小及功能不完全相同，最终治疗方案会有所不同（图 2-2-20）。对于突面畸形合并上气道窄、睡眠呼吸障碍的患者，单纯的正畸治疗可以改善面突度，但可能加重气道狭窄，无法达到美观与功能并重的矫治目标。对于此类患者，可以考虑正畸-正颌联合治疗。上气道阻塞引起的口呼吸习惯如果延续到治疗结束，可能造成唇齿关系不稳定，从而破坏治疗结果的长期稳定性。

（三）突面畸形与颞下颌关节

颞下颌关节的功能状况是错𬌗畸形口腔检查的重要部分。颞下颌关节盘突关系紊乱或髁突吸收的患者常表现出突面型、下颌后缩、下颌骨顺时针旋转、前牙锁𬌗或开𬌗、非功能尖磨耗等特征（图 2-2-21）。在诊治具有以上牙颌面特征的患者时，口腔正畸医师应关注颞下颌关节状况。

综上所述，鼻-唇-颏三者关系是突面畸形正畸美学的审美重点。正畸治疗通过改变牙齿位置，在一定程度上协调了鼻-唇-颏三者的相对位置。侧貌美取决于面部各组成部分（鼻、唇、牙、颏）之间的协调性及动态关联。但需要强调的是，突面畸形的审美不能只关注面下 1/3 的局部美观，还要关注面部整体轮廓、上气道及口周肌肉、颞下颌关节、牙周等因素。

突面畸形的正畸治疗，强调基于每位患者自身牙颌面特点灵活设计治疗方案，在目标引导下进行个性化治疗。面部审美是主观行为，医师需要与患者充分沟通，了解患者的需求，结合专业知识给予恰当的帮助；避免一味地参照教科书上的美学标准，而忽略了患者自身对面貌美观的理解。

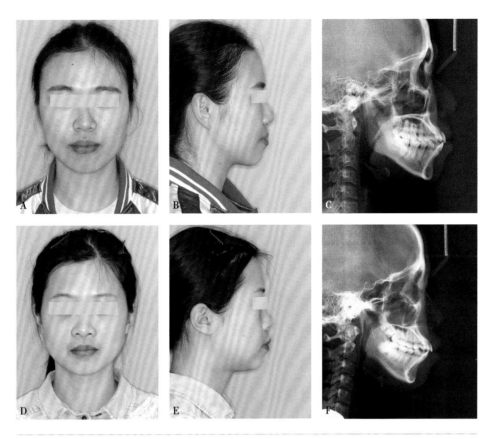

图 2-2-20　突面型患者的上气道大小不同
A~C.患者上气道直径大小正常；D~F.患者上气道较窄

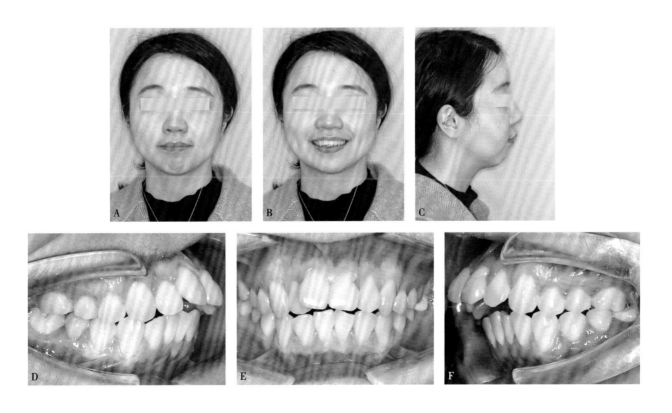

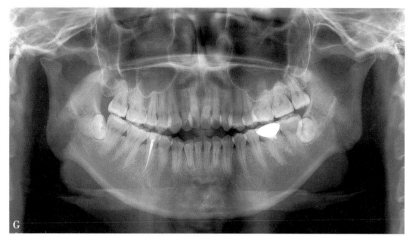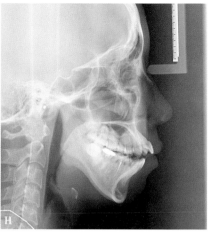

图 2-2-21 髁突吸收

A~C. 面像；D~F. 口内像；G. 全口牙位曲面体层片；H. X 线头影测量侧位片

（刘 燕　陈 静　王愉惠）

第三章　突面畸形的口腔正畸策略

　　随着社会经济的快速发展,对现代口腔正畸学的临床诊疗工作提出了更高的要求。一方面,饮食结构变化导致儿童的患龋率增高,加重错𬌗畸形的发病率及复杂程度;另一方面,随着人们生活水平和对正畸治疗接受度的提高,民众对正畸知识的了解越来越多,对治疗结果的预期也越来越高。

　　突面畸形的表现形式繁多,狭义的概念指矢状向不调,而广义的突面畸形还包含矢状向合并垂直向不调引起的复杂突面畸形。由于突面畸形的病因复杂、表现形式多样,所以突面畸形的诊断策略对提升正畸治疗的成功率至关重要。总体来说,正畸策略的制订涉及多维度和全要素的考量。多维度是在传统三维概念的基础上增加了一个时间维度,即矢状向、垂直向、水平向,以及生长发育。全要素包含牙、颌骨、面部、牙周、上气道、颞下颌关节,以及肌肉七个方面。合理的正畸方案需要对以上要素进行多维度的形态、功能及相关性的分析后才能确定,这不同于传统正畸仅注重于牙、颌、面的诊疗理念。

第一节　突面畸形病因的多维度分析

　　现代社会中,容貌对个体生活的各个方面均有一定的影响,因此,人们对改善容貌有着越来越大的需求。口腔正畸医师和整形医师均可以改善容貌,整形医师可通过手术直接改变目标区域的形态来改善容貌美观。相较整形治疗,口腔正畸医师通过控制牙齿的排列及三维位置等来影响面部软组织轮廓,方式更“含蓄”,过程更舒缓,结果更自然。因此,正畸治疗更容易被社会大众所接受。现在主动寻求正畸治疗的患者数量呈逐年上升趋势,人们寻求正畸诊疗的目的发生了变化,容貌美观正在成为越来越多患者的第一需求。这促使口腔正畸医师应对错𬌗畸形的诊断和治疗目标有更多的考量,排齐牙列、建立理想的咬合关系、最大程度获得容貌美观已成为正畸同仁们的共识。

一、个性化口腔正畸美学需求与挑战

　　鼻唇颏关系是影响侧貌轮廓美观的关键因素,也是突面畸形诊断和疗效评价的依据。正畸治疗通过牙齿移动来影响唇突度,改善鼻唇颏关系,进而改善侧貌。在鼻、唇、颏三个关键要素中,唇与牙齿的位置关系最为紧密,唇突度的改变较容易,颏部轮廓的改善较困难,鼻尖突度无法通过正畸治疗改变,并且三个要素互相影响。我国人群的颅颌面结构具有鼻突度小、颌骨突度大、上下唇突出及颏部较小等特征,受限于鼻和颏突度的影响,突面畸形患者需要更多的唇内收才能获得良好的鼻唇颏关系,这对口腔正畸医师来说是一个不小的挑战。

（一）突面畸形的概念

突面畸形是一个偏重软组织形态学的概念，以眉间点、鼻下点及颏前点三点连线来判断上下颌骨的矢状向关系，突面畸形患者呈Ⅱ类面型，即三点连线形成向后的夹角（图3-1-1A）。临床检查中也常用Ricketts美容线（即鼻尖点与颏前点连线）来评价唇突度（图3-1-1B）。但是，软组织"表象"与硬组织的内在结构关系并不是完全一致的。突面畸形的骨性特征为上颌前突和/或下颌后缩，X线头影测量中使用SNA、SNB、ANB、NP-FH（面角）、NA-PA（颌凸角）等参数来判断突面畸形中上下颌骨矢状向位置关系。

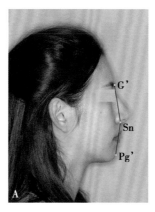
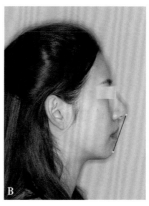

图3-1-1　侧貌评价

A. 侧貌角；B. Ricketts美容线

（二）突面畸形治疗的复杂性

对于突面畸形，传统的治疗理念是基于上颌前突和/或下颌后缩的病因分析，通过选择不同强度的支抗内收上下颌前牙，减小上下唇突度，改善鼻唇颏关系。这样的治疗模式对大部分突面畸形是有效的，但并不适用于所有人。尤其是颏部形态较差的突面畸形患者，在治疗后会出现诸多问题，由于颏部形态差，唇突度虽然减小，但侧貌依然是突面型；或者为了追求颏部形态而大幅度内收上下唇，形成类似"双颌后缩"的面型（图3-1-2）。究其原因，是我们在复杂突面畸形的治疗过程中仅关注矢状向这个单维度，而忽视错𬌗畸形多维度发生机制和表现的复杂性。

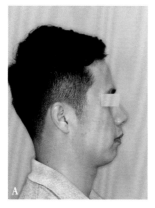
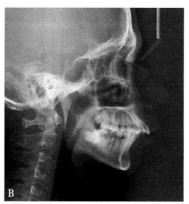

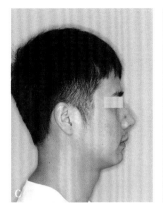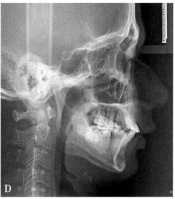

图 3-1-2　下颌后缩患者过度内收上下颌前牙

A.治疗前侧面像;B.治疗前 X 线头影测量侧位片;C.治疗后侧面像;
D.治疗后 X 线头影测量侧位片

二、多维度病因分析策略

多维度分析是指在正畸诊断及治疗方案的决策过程中,对病例进行包含矢状向、垂直向、水平向(横向)的全方位分析,并结合生长发育阶段预判治疗结果的分析方法。多维度包含矢状向、垂直向、水平向和生长发育四个要素(图 3-1-3),各个要素之间彼此关联,错综复杂。正畸诊疗充满风险和"陷阱",如果不能及时准确识别这些因素,则会陷入治疗困境,导致医源性损伤,甚至给患者造成不可挽回的损失。

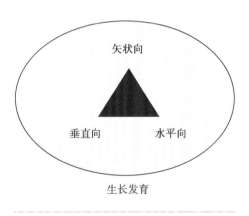

图 3-1-3　多维度分析

(一)垂直向与矢状向的相互关联

垂直向与矢状向的相互关联在临床上最为常见。垂直骨面型依据下颌平面角(SN-MP 和 FH-MP)分为高角、均角和低角。忽视垂直向与矢状向的关联,容易在高角型与低角型突面畸形的矫治过程中落入治疗"陷阱"。

1. 高角型突面畸形　高角型患者面部垂直向发育过度,生长发育过程中下颌发生了后下旋转、前面高增加、下颌切牙唇倾及下颌平面角增大,严重者出现开𬌗倾向。下颌平面越陡,垂直生长量越大,对下颌骨矢状向位置的影响越大,治疗难度也越大。临床上,相当比例的高角型突面畸形上颌矢状向发育基本正常,上颌前牙牙轴正常或直立,鼻唇角也基本正常,但下颌骨的顺时针旋转导致颏部后退,迫使下唇相对于颏部表现得更加突出。此类患者如果仅采取矢状向内收切牙的策略,为了迁就因发生顺时针旋转而显得后缩的颏部过度内收切牙,会造成"双颌后缩"面型(图 3-1-4),可能加重上气道狭窄、牙根吸收及牙周损伤。

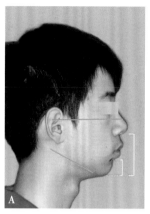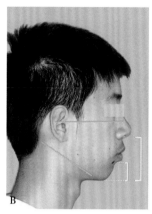

图 3-1-4　垂直向失控导致颏部形态恶化
A. 治疗前侧面像;B. 治疗后侧面像示下颌平面角增加,颏部形态恶化

2. 低角型突面畸形　低角型患者的颏部形态大多良好,上下颌骨矢状向无严重不调的情况下,低角型突面畸形多表现为上颌前牙正常或唇倾,鼻唇角偏小,颏唇沟深,上下唇突出。此类患者只需要拔牙或不拔牙内收切牙减小唇突度,就能获得良好的侧貌。由于低角型患者磨牙不易近中移动,应慎重选择拔牙方案,并合理使用种植体支抗,避免支抗太强导致过度内收切牙,形成凹面型(图 3-1-5)。

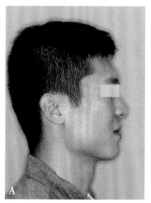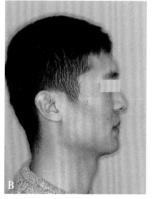

图 3-1-5　低角型患者应控制切牙内收量
A. 治疗前侧面像;B. 治疗后侧面像

(二)水平向与矢状向、垂直向的相互关联

口腔正畸医师习惯于聚焦侧貌及矢状向牙、骨、唇关系,容易忽略水平向与矢状向、垂直向的关联。

1. 牙弓宽度影响颌骨矢状向发育　下颌骨的发育晚于上颌骨,正常的上颌牙弓宽度是引导下颌骨矢状向发育的关键。在儿童及青少年时期,狭窄的上颌牙弓会限制下颌骨向前生长,使下颌维持后缩状态以匹配上颌牙弓宽度,造成不同程度的骨性Ⅱ类错𬌗畸形(图3-1-6)。

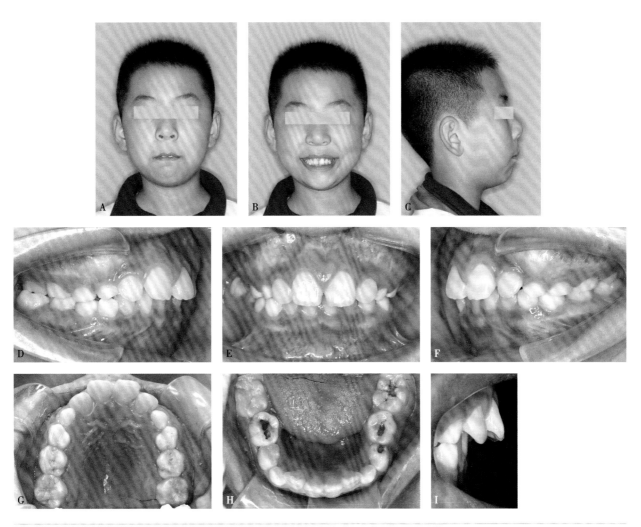

图3-1-6　上颌牙弓宽度不足限制下颌骨的矢状向发育,形成深覆盖,加重下颌后缩
A. 正面像;B. 正面微笑像;C. 侧面像;D. 右侧面观;E. 正面观;F. 左侧面观;G. 上颌𬌗面观;H. 下颌𬌗面观;I. 前牙覆盖

2. 垂直高度影响面部宽长比　上下颌骨及牙弓水平向的匹配程度,可影响咬合功能及稳定性。不仅如此,水平向宽度及不调程度也与面部美学密切关联。近年来,患者除关注改善侧貌美以外,也开始关注面部宽度对容貌美的影响。许多年轻患者追求小而窄的面型,就诊时经常提出"想瘦脸"的要求,因此对于"圆脸"和"方脸"患者,应避免因正畸治疗而引起面部宽长比的增加,而呈现出"更圆""更方"的面型。因此,患者的垂直高度降低伴随面部宽长比增加,医师在通过垂直向控制减小面高、逆时针旋转下颌改善矢状向不调的同时,应注意面部宽长比的变化。对于面宽正常甚至偏大的患者(图3-1-7),不可过多压低后牙、逆旋下颌,否则顾此失彼,容易引发类似医美的医疗纠纷。这也是低角型患者和部分均角患者慎重选择逆旋型垂直向控制的原因之一。

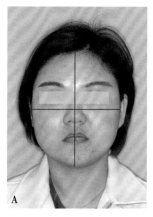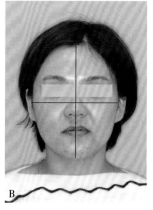

图 3-1-7　垂直向与宽度的关联
A. 治疗前正面像；B. 治疗后正面像示面部宽长比减小

3. 颧骨的多维度考量　在面部宽度的分析中，颧骨轮廓是需要特别关注的结构，临床上所称的"颧骨高"包含宽度（向外突出）、高度（垂直向位置高）和矢状向（向前突出）三个维度。由于颧骨高的患者易伴随颊部凹陷，此类患者在正畸治疗过程中应尽可能避免垂直高度增加，否则颧骨将显得更高，无论是正面还是侧面均显得更加突出，患者年龄越大，此类风险越大（图 3-1-8）。

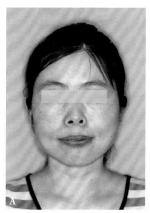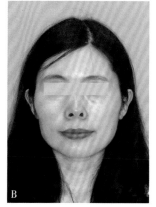

图 3-1-8　成年患者正畸前、后面部宽度的变化
A. 治疗前正面像；B. 治疗后颊部凹陷，显得颧骨更突出

（三）生长发育

在矢状向、垂直向、水平向的三维分析基础上，引入口腔正畸医师观察的第四维度——生长发育。虽然生长发育是正畸的经典概念，也是口腔正畸医师的必修课，但很多医师把生长发育仅仅理解为儿童及青少年上下颌骨的发育，这是不全面的。生长发育应是贯穿全生命周期的牙、颌、面等改变，包含儿童、青少年、青年、中年、老年等各个年龄段的软硬组织变化，其中也包含遗传因素对生长型的决定性作用。如前文中提到的"颧骨高"问题，应融入生长发育的概念，关注软组织增龄性变化带来的面部轮廓改变。

三、生长发育评估

儿童及青少年生长发育的关注重点，一方面在于上下颌骨的长度、宽度、高度，发育的时间、方向和顺序；另一方面在于对生长发育高峰期的评估。生长发育高峰期时，牙颌面的快速生长不仅使正畸牙齿移动更加高效，而且更有利于以下颌后缩为主的突面畸形患者的牙颌面生长改良。生长发育高峰期的正确评估，对突面畸形的诊断、治疗目标的制订、治疗方案的设计，以及治疗结果稳定性的预测，均具有重要临床意义。常用的生长发育评估方法包括 Fishman 手腕骨龄分期法、Lamparski 颈椎骨龄分期法和 Baccetti 颈椎骨龄分期法。医师可以通过较准确的生长发育评估，为患者选择合适的治疗时机，使骨性畸形的生长改良治疗达到事半功倍的效果。

（一）Fishman 手腕骨龄分期法

手腕部骨骼的骨化多年来一直是评价骨骼发育程度的标准之一。从手腕部的 X 线片中，可以预测约30 块小骨头的骨化序列。根据骨骺闭合程度、骨化中心的数目、骨骺的关节边缘结构和腕骨关节表面的改形，Fishman 提出了 11 项手腕骨成熟指标（skeletal maturity indicators，SMI）（图 3-1-9），将骨成熟评价系统分为四期，即高峰前加速期、高峰期、高峰后减速期和生长结束期（图 3-1-10）。

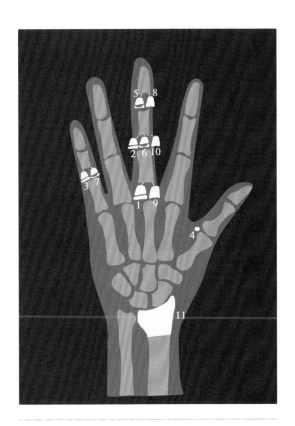

图 3-1-9　11 项手腕骨成熟指标

1. 高峰前加速期　骨骺与骨干等宽（SMI 1~3）。

（1）第三指近节指骨骨骺与骨干等宽（SMI 1）。

（2）第三指中节指骨骨骺与骨干等宽（SMI 2）。

（3）第五指中节指骨骨骺与骨干等宽（SMI 3）。

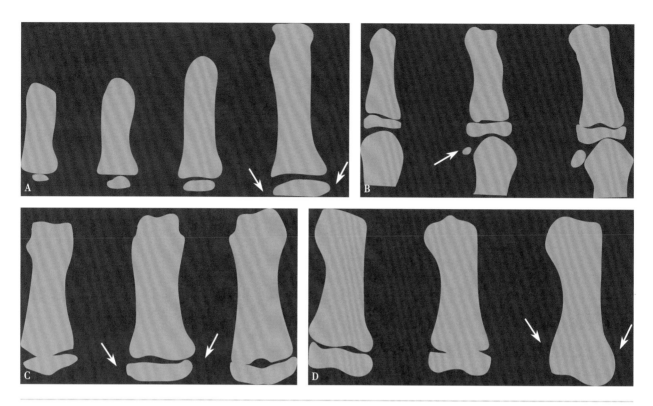

图 3-1-10　四期骨成熟指标

A. 高峰前加速期（骨骺与骨干等宽）；B. 高峰期（籽骨骨化）；C. 高峰后减速期（骨骺形成骺帽）；D. 生长结束期（骨骺与骨干融合）

2. 高峰期　骨化、骨骺形成骺帽（SMI 4~7）。

（1）籽骨骨化（SMI 4）。

（2）第三指远节指骨骨骺形成骺帽（SMI 5）。

（3）第三指中节指骨骨骺形成骺帽（SMI 6）。

（4）第五指中节指骨骨骺形成骺帽（SMI 7）。

3. 高峰后减速期　骨骺与骨干融合（SMI 8~9）。

（1）第三指远节指骨（SMI 8）。

（2）第三指近节指骨（SMI 9）。

4. 生长结束期　骨骺与骨干融合（SMI 10~11）。

（1）第三指中节指骨（SMI 10）。

（2）桡骨（SMI 11）。

（二）Lamparski 颈椎骨龄分期法

利用手腕关节片来评价骨龄虽然准确，但会增加患者 X 线辐射和费用。因此，基于 X 线头影测量侧位片观察颈椎的形态，从而评价生长发育的状态及潜力的方式更具有临床优势。主要观察指标包括椎体的整体形状（由薄而水平向的矩形渐变至厚而垂直向的矩形）、椎体上面（由斜面渐变至水平）、椎体底面（由水平渐变至凹陷）。依据上述方法，Lamparski 建立了六个阶段的颈椎骨龄（cervical vertebral stages，CVS）分期法，即起始期（有 80%~100% 生长潜力）、快速期（有 65%~80% 生长潜力）、过渡期（有 25%~65% 生长潜力）、减速期（有 10%~25% 生长潜力）、成熟期（有 5%~10% 生长潜力）、完成期（无生长潜力）。

1. 起始期（CVS 1）　各椎体下表面平直,上表面由后向前倾斜,呈锥形。

2. 快速期（CVS 2）　第二颈椎下表面凹陷,椎体前部垂直高度增加。

3. 过渡期（CVS 3）　第三颈椎下表面凹陷,其余下表面仍然平直。

4. 减速期（CVS 4）　所有椎体呈矩形,第三颈椎凹陷增加,第四颈椎有明显凹陷,第五、第六颈椎凹陷开始形成。

5. 成熟期（CVS 5）　所有椎体近似正方形,椎体间间隙减小,六个椎体均出现明显凹陷。

6. 完成期（CVS 6）　所有椎体的垂直高度均超过宽度,下缘凹陷很深。

（三）Baccetti 颈椎骨龄分期法

Baccetti 于 2005 年对 Lamparski 提出的传统颈椎骨龄分期法进行改良,将观察椎体从第二至第六颈椎改为第二至第四颈椎。这就是目前临床最常使用的颈椎骨龄分期法（图 3-1-11）。

1. 第 1 期（CS 1）　第二至第四颈椎椎体底部平坦,第三、第四颈椎椎体由后向前呈梯形,即后面高大于前面高。下颌生长高峰一般在此期 2 年后出现。

2. 第 2 期（CS 2）　第二颈椎椎体底部出现凹陷。第三、第四颈椎椎体呈梯形。下颌生长高峰将于该期 1 年后发生。

3. 第 3 期（CS 3）　第二、第三颈椎椎体底部出现凹陷,第三、第四颈椎椎体呈横向矩形。下颌生长高峰发生在该期。

4. 第 4 期（CS 4）　第二至第四颈椎椎体底部仍存在凹陷,第三、第四颈椎椎体为横位矩形。下颌生长高峰的出现于该期前的 1~2 年。

5. 第 5 期（CS 5）　第二至第四颈椎椎体底部均为凹陷,第三、第四颈椎椎体至少有一个呈正方形,另一个如果不是正方形,则为横向矩形。下颌生长高峰至少在此 1 年前结束。

6. 第 6 期（CS 6）　第二至第四颈椎的下缘均为凹陷。第三、第四颈椎的椎体至少有一个为纵向矩形。另一个颈椎的椎体如果不是纵向矩形,则为正方形。下颌生长高峰至少在此 2 年前结束。

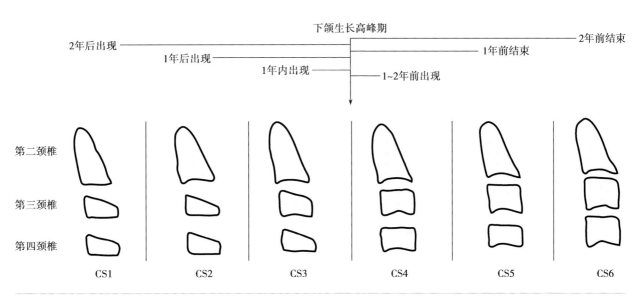

图 3-1-11　Baccetti 骨龄分期

Baccetti 颈椎骨龄分期法的优点在于对每个阶段颈椎形态的特征准确定义,让临床医师可在 1 张 X 线头影测量侧位片上,较准确地评价下颌骨成熟度,不必非要 2 张连续的定位片进行比较评估。

处于生长发育高峰期的青少年若存在骨性畸形,改变其颌面部的生长发育方式是一个较为理想的解决方案。例如在青少年突面畸形患者的治疗中,口腔正畸医师通过前导下颌、改变下颌骨的位置,解决下颌后缩或发育不足的问题,矫治骨性 II 类突面畸形。但这种早期矫治的效果取决于天时(生长发育阶段)、地利(牙萌出条件)、人和(患者配合度)三方面的和谐统一。其中,矫治最佳时机的选择是影响疗效的关键因素之一,太迟进行生长改良,则疗效不佳;而太早开始干预,则会延长治疗时间,降低患者的配合度。突面畸形患者的早期矫治时机常为替牙晚期及恒牙早期,即生长发育高峰期。

对于成人患者来说,上下颌骨等骨性结构的生长发育变化较小,因此口腔正畸医师关注的重点应转向软组织随年龄增长而发生的变化,尤其是一些影响面部协调性的硬组织特点随着软组织增龄性变化而更加凸显的趋势。例如,颧骨突出的中年患者颊部软组织易塌陷,应尽可能避免过多内收前牙,并且维持合适的牙弓宽度,维持颊部丰满度。上颌发育不足、鼻旁凹陷的患者,要注意维持上颌前牙的突度和转矩,过多内收或直立上颌前牙会加重鼻旁凹陷及上唇塌陷。

正畸患者对容貌美观的关注与日俱增,对治疗结果的要求也越来越高。口腔正畸医师对容貌美的理解不能仅局限于侧貌这个单一矢状向维度,而要以全视角对牙颌面特征作出判断;只有对各维度之间的关联及内在机制了然于胸,才能从容应对错综复杂的正畸“陷阱”。简而言之,在正畸诊断分析中,每一位患者均应该从矢状向、垂直向、水平向进行全面分析,且要结合患者所处生长发育阶段的特点综合决策,所谓多维度分析由此而来。

第二节　突面畸形的全要素分析

突面畸形的表现形式复杂,单纯突面畸形表现为切牙唇倾,可伴随轻度颌骨矢状向不调;复杂突面畸形的异常表现繁多,包括上下颌骨矢状向关系不调,伴有垂直向发育过度,患者软组织侧貌明显异常,颏部形态差,部分患者可能伴有口颌功能的异常。大多数复杂突面畸形患者的病因机制复杂,涉及牙周、上气道、颞下颌关节或口腔不良习惯,若在制订正畸方案的过程中未全方位考虑牙、颌骨、面部软组织的综合复杂性,以及错𬌗畸形的形成机制,往往导致对矫治目标、难易程度、矫治机制及疗效的错误预判。因此,本节立足于全要素诊断,通过综合分析,制订正确的治疗方案。全要素诊断包括:①上下颌牙排列及咬合关系;②上下颌骨位置关系;③正面和侧貌轮廓分析;④上气道大小与功能;⑤口腔习惯及口周肌肉功能;⑥颞下颌关节形态与功能;⑦牙周健康状况分析。

一、上下颌牙排列及咬合关系

（一）理想的牙排列与咬合关系

牙排列包括近远中倾斜角度、唇舌向倾斜角度、旋转、拥挤度、唇舌向错位、弓形等。Andrews 提出了牙的近远中倾斜角度、唇舌向倾斜角度的正常标准。

牙齿的咬合关系从矢状向、横向、垂直向来诊断。理想的咬合关系,包括磨牙、尖牙建立中性关系,上下颌牙弓宽度匹配,上下颌牙弓中线对齐且与面中线对齐,前后牙的覆𬌗、覆盖正常,以及下颌牙弓Spee曲线正常。

（二）牙排列与咬合关系的个性化考量

为了达到健康、美观、稳定的牙排列及咬合关系,在制订矫治计划时应考虑许多因素。矫治目标除考虑牙齿的唇舌向位置、轴倾、转矩之外,还应保证良好的咬合接触与功能,牙根应当位于牙槽骨中央,以维护牙周健康（图3-2-1）。临床过程中很多患者存在上下颌骨矢状向和/或宽度不调,严重不调的患者应采用正畸-正颌联合治疗,在排齐牙列的同时将牙根移至牙槽骨中央;对于轻度不调需要采用掩饰性正畸治疗的患者,牙槽骨中的牙根可以在安全范围内适度偏离中央并代偿性倾斜,实现较理想的牙排列及咬合关系。

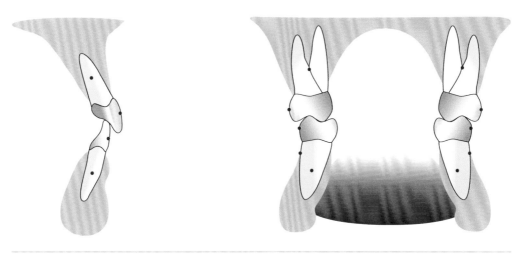

图 3-2-1　理想状态下的牙根位置

在满足以上条件的前提下,理想的牙排列和咬合关系需要结合患者个体的软组织特点,不同垂直骨面型、不同长宽比例的面型,牙排列应当有特殊的考虑。牙弓形态分为卵圆形、方圆形、尖圆形,应与面型相匹配。宽面型的患者应匹配较宽的牙弓,合适的牙弓宽度有利于形成协调美观的颊廊;反之,窄面型患者倾向于较窄的牙弓,如牙弓过宽,会导致颊廊过小甚至消失,给人以"牙弓太满"的感觉,影响微笑美学（图3-2-2）。

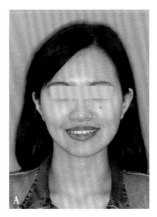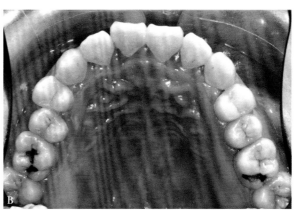

图 3-2-2　宽大的牙弓导致颊廊过小
A. 微笑时颊廊过小；B. 宽大的牙弓

二、上下颌骨位置关系

（一）矢状骨面型

矢状骨面型根据上下颌骨前后向位置关系分为Ⅰ类骨面型（ANB为0°~5°）、Ⅱ类骨面型（ANB>5°）、Ⅲ类骨面型（ANB<0°）（图3-2-3）。这种对矢状向骨面型的诊断分类仅仅描述了上下颌骨的相对位置，并不包括上下颌骨相对于颅底其他稳定参照指标的矢状向绝对位置。因此，口腔正畸医师在对患者的矢状向骨面型作出诊断时，不仅要注意上下颌骨的相对位置，还要认清上下颌骨的绝对位置，这对诊断之后的治疗设计至关重要。另外，上下颌骨的矢状向位置的判断还需要参照上气道大小的分析。研究显示，下颌骨越后缩，上气道间隙越小，临床上通过前方牵引和下颌前移治疗可使上气道间隙增宽，且增宽量与前移量有关。存在严重上气道狭窄的患者，应通过前移颌骨来纠正矢状向不调，借助正颌外科手段，在改善侧貌的同时建立正常的上气道间隙。

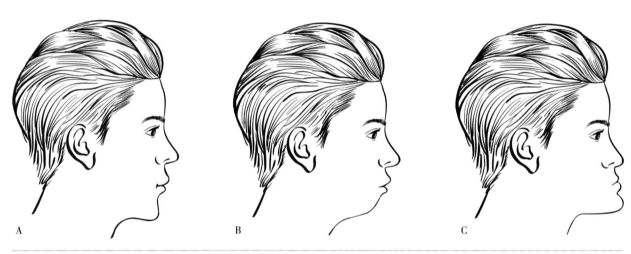

图3-2-3　矢状骨面型
A. Ⅰ类骨面型；B. Ⅱ类骨面型；C. Ⅲ类骨面型

（二）垂直骨面型

垂直骨面型根据下颌平面角及前后面高比例分为均角型（FH-MP为22°~32°）、高角型（FH-MP>32°）、低角型（FH-MP<22°）（图3-2-4）。下颌平面角在多数情况下与垂直向面型相一致，下颌平面倾斜角度的诊断对治疗方案的选择有着重要的影响。

（三）水平骨面型

目前并没有水平向骨面型的分类标准，X线头影测量正位片对偏颌畸形的诊断较有价值但误差也较大。随着CBCT的普及，目前可以通过对三维重建后的上下颌骨水平向不调进行诊断分类。

上下颌骨位置关系是牙颌面这个复杂系统中的重要一环，牙、颌、面三者之间密不可分，头影测量数据应结合软组织特征分析，对错𬌗畸形制订最合理的治疗计划。

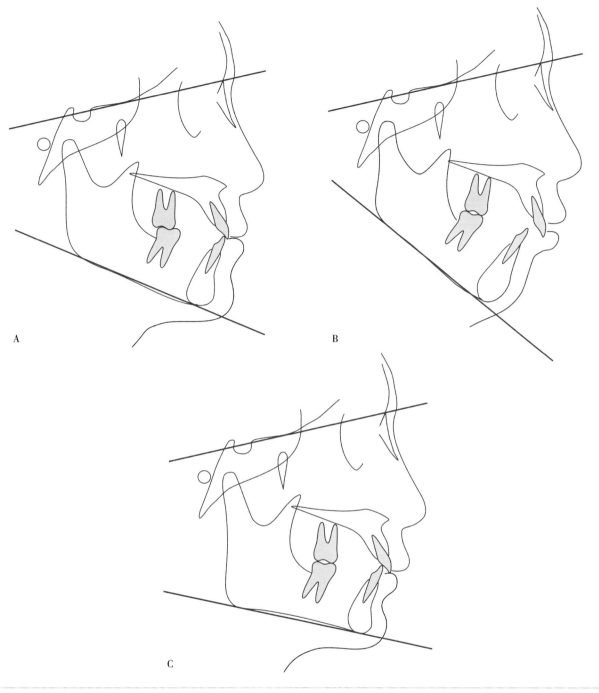

图 3-2-4　垂直骨面型
A. 均角型；B. 高角型；C. 低角型

三、正面和侧貌轮廓分析

（一）正畸治疗的"面型优先"原则

正侧貌轮廓对突面畸形的诊断和治疗均有重要意义，医师通过上下唇的目标位置推算上下颌切牙的目标位置，从而明确所需间隙、拔牙位选择、支抗设计等治疗设计细节，这就是现代正畸所倡导的"目标引导下的正畸治疗"。口腔正畸医师在制订治疗计划时，应遵守面型优先原则，关注患者的面部侧貌和轮廓，争取使治疗计划与患者的主观美学期待一致或接近。

（二）正面轮廓分析

除了侧貌，还应关注正面轮廓，特别是对于颧骨高、面部瘦、咬肌和颞肌发达的患者，在诊断设计时尤其要关注正畸可能带来的不利正面轮廓变化。颧骨上方颞区、眶骨下方颧脂垫、颧弓下方面颊部塌陷，视觉上会显得颧骨变高，这与正畸期间咀嚼习惯改变导致暂时性部分咀嚼肌退缩、面部脂肪减少及患者的增龄性变化有关，需要引起口腔正畸医师的重视。若患者面部过于消瘦、面部过于扁平、颧骨较高、法令纹过深、唇部较薄、上唇过长、鼻尖发育不佳及鼻孔上扬等，选择拔牙正畸则有面部轮廓变差的风险。鉴于以上软组织特点对治疗后侧貌的不利影响，医师在制订治疗方案时应注意与患者充分沟通，力求获得医患双方均满意的面部轮廓。关于面部美学的内容在前面章节有系统的阐述。

四、上气道大小与功能

（一）上气道狭窄的病因

上气道是人的"生命通道"，与健康和生命息息相关。正畸治疗会影响口咽部、鼻咽部的上气道，需要重点关注。上气道狭窄主要是指上气道周围骨骼框架狭小或软组织堆积引起的咽腔狭窄。骨骼框架异常包括颅底及颌骨短小、上下颌骨后缩及舌骨低位，软组织堆积包括肥胖相关的咽旁脂肪垫和舌体、悬雍垂脂肪沉积，以及与炎症或内分泌相关的扁桃体、腺样体或舌体肥大。另外，体位及重力对上气道周围结构位置、上气道扩张肌的反应性及肺容积造成不同程度的影响。其中，扁桃体/腺样体肥大会导致上气道狭窄（图3-2-5，图3-2-6）；反之，上气道狭窄会影响骨的生长发育，骨骼的不良生长发育又加重了上气道狭窄，三者互为因果，互相影响。

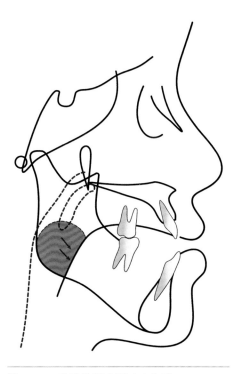

图 3-2-5　扁桃体肥大影响上气道

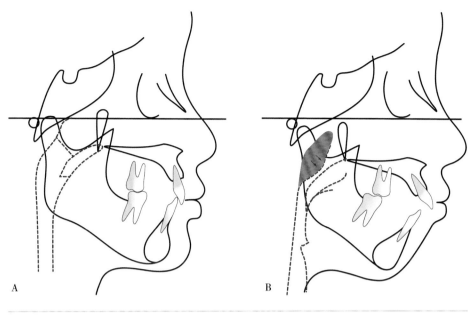

图 3-2-6　腺样体肥大影响上气道

A. 正常腺样体及上气道；B. 肥大的腺样体及上气道

（二）切牙内收对上气道的影响

上气道是突面畸形诊断和制订治疗计划时需要考虑的重点要素。颌骨和切牙的目标位置除符合颜面美学的需要之外，还应关注切牙位置与上气道大小的关系，以及切牙内收对上气道大小的影响。研究表明，拔牙矫治会减小固有口腔体积，舌体后移，导致气道变窄。一味追求切牙内收量而无视上气道会破坏正常的鼻呼吸模式，影响咬合稳定性，甚至危害健康。临床上常见骨性Ⅱ类下颌后缩的患者存在不同程度的气道狭窄问题。对于存在上气道狭窄的突面畸形患者，在诊断设计时一定要关注上气道，为了确保呼吸道通畅，尽可能维持固有口腔空间，维护正常鼻呼吸功能，严格控制切牙内收量，避免医源性牙弓狭窄，必要时结合双颌前徙手术，在改善突度的同时增加气道容积。临床上可通过 CBCT 进行上气道三维重建，从鼻咽部、腭咽部、舌咽部、喉咽部四个水平分析上气道截面大小及形态（图 3-2-7，图 3-2-8）。

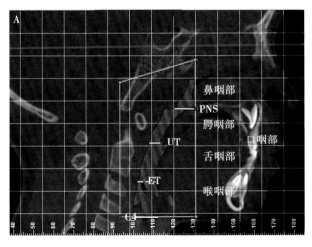
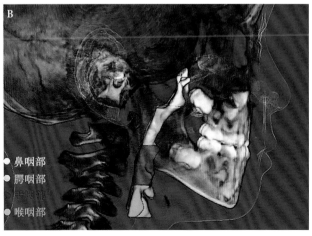

图 3-2-7　上气道容积划分：鼻咽部、腭咽部、舌咽部、喉咽部

A. 上气道容积划分；B. 上气道容积分区三维重建

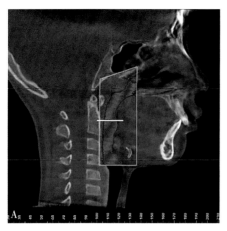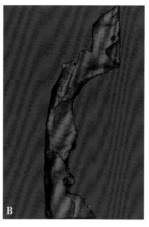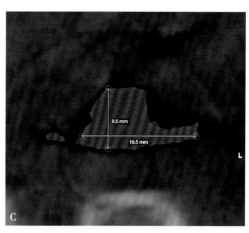

图 3-2-8　上气道的三维重建及截面积测量
A. CBCT 定位上气道范围；B. 上气道的三维重建；C. 上气道截面积测量

　　X线头影测量技术于 1983 年应用于阻塞性睡眠呼吸暂停（obstructive sleep apnea，OSA）患者上气道形态结构的研究中，目前常用以下 5 项测量指标对上气道形态进行测量，即 PNS-R、PNS-UPW、SPP-SPPW、U-MPW、PAS（TB-TPPW）、V-LPW（图 3-2-9），正常值见表 3-2-1。

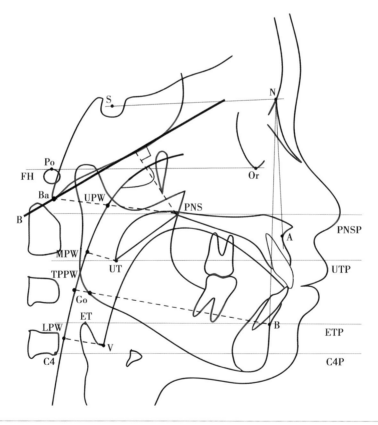

图 3-2-9　上气道测量
S. 蝶鞍点；N. 鼻根点；Po. 耳点；Ba. 颅底点；Or. 眶点；PNS. 后鼻棘点；A. 上牙槽座点；
B. 下牙槽座点；Go. 下颌角点；UPW. 上咽壁点（PNS-Ba 连线与咽后壁的交点）；MPW. 中
咽壁点（过 U 点向咽后壁做垂线的垂足点）；LPW. 下咽壁点（过 V 点向咽后壁做垂线的
垂足点）；UT. 悬雍垂尖；V. 会厌谷；TPPW. Go-B 连线的延长线与咽后壁的交点

表 3-2-1　上气道测量指标　　　　　　　　　　　　　　　　　　　　　　　　　　　单位：mm

测量项目	正常值	测量项目	正常值
PNS-R	18.9 ± 2.6	U-MPW	9.3 ± 2.6
PNS-UPW	23.4 ± 2.9	PAS（TB-TPPW）	10.8 ± 3.0
SPP-SPPW	11.0 ± 2.5	V-LPW	15.5 ± 3.7

数据来源：上海市高校入学新生 9 000 人中筛选出的 90 名年龄 18~24 岁的正常𬌗志愿者。

五、口腔习惯及口周肌肉功能

口腔不良习惯是造成或加重错𬌗畸形的重要因素，口唇部、舌体位置及吞咽功能异常，口周肌肉功能不全或异常，会打破颌骨及牙弓内外力量的平衡，进而形成错𬌗畸形（图 3-2-10）。

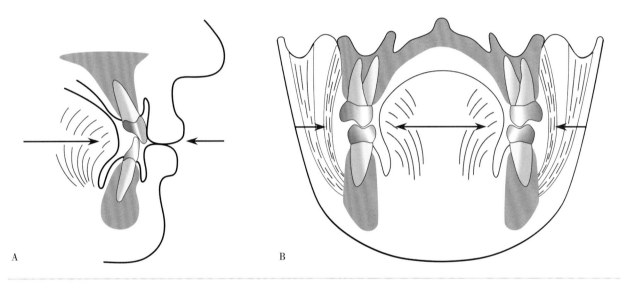

图 3-2-10　牙弓内外的力量平衡
A. 唇舌力量平衡；B. 颊舌力量平衡

（一）常见口腔不良习惯的危害

吮指习惯可引起开𬌗、上颌前牙前突、下颌前牙舌倾、开唇露齿、闭唇不全等口周软硬组织失衡（图 3-2-11）。吞咽时舌体上抬不足甚至向下前伸，进而形成或加重前牙反𬌗（图 3-2-12）。

正常吞咽时，上下颌牙列紧密咬合于牙尖交错位，唇肌自然闭合，舌体与牙齿舌面及硬腭接触，舌体从内侧向牙弓施加的压力与唇颊肌从外侧施加的压力形成牙弓内外动力平衡，保证了牙弓正常发育的功能环境。口呼吸习惯伴随异常吞咽时，舌体位于下颌牙弓舌侧，破坏了上颌牙弓的内外动力平衡，在生长发育过程中逐渐形成上颌牙弓狭窄，下颌牙弓相对变宽，后牙咬合关系不调的现象。狭窄的上颌牙弓限制了下颌的矢状向发育，导致下颌发育动力不足，呈后缩状态。张口呼吸时，后牙脱离咬合接触，长此以往会造成后牙垂直向发育过度，引起下颌骨向后下方旋转，面高增大，唇闭合困难，加重下颌后缩面型。如图 3-2-13所示，一对同卵双胞胎，右图的孩子有口呼吸习惯（图 3-2-13B），面下 1/3 高度变大，下颌骨发生顺时针旋转，颏部形态变差。环境因素引发的下颌后缩患者多为高角长面型，肌张力不足，部分患者伴有睡眠时打鼾、憋气、缺氧的症状，即阻塞性睡眠呼吸暂停。本病影响患者生长发育，可表现为生长迟缓、注意力不集中、牙颌面发育异常，从而影响儿童身体健康、行为心理及社会能力。

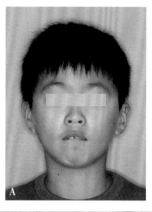

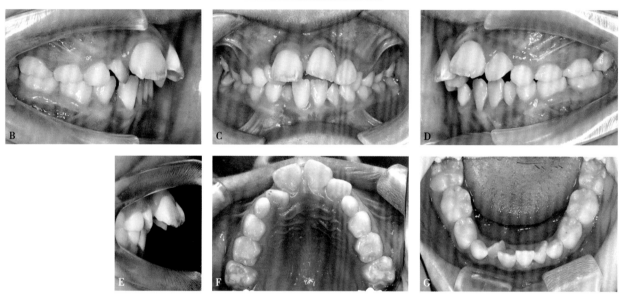

图 3-2-11 吮指习惯造成的错殆畸形
A. 咬下唇习惯；B. 右侧面观；C. 正面观；D. 左侧面观；E. 前牙覆盖；F. 上颌殆面观；G. 下颌殆面观

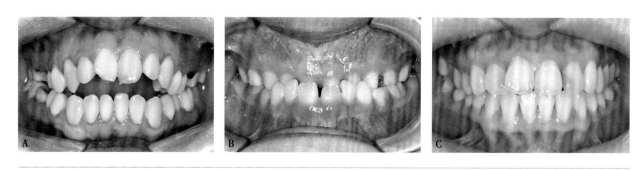

图 3-2-12 吐舌习惯可引起梭形开殆、前牙反殆、双颌前突等错殆畸形
A. 开殆；B. 前牙反殆；C. 双颌前突

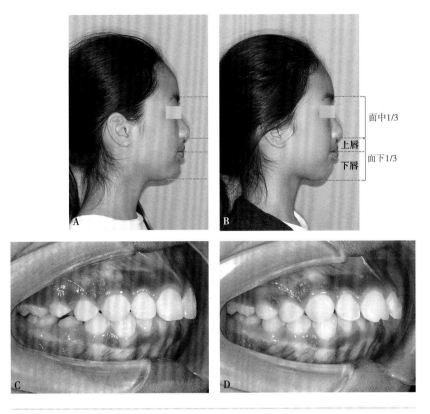

图 3-2-13　口呼吸习惯引起的错𬌗畸形

A. 无口呼吸习惯的儿童侧面像；B. 有口呼吸习惯的儿童侧面像；C. 无口呼吸习惯的儿童口内像；D. 有口呼吸习惯的儿童口内像

（二）肌功能训练

在口颌系统骨骼与肌肉软组织的关系中，肌肉往往处于支配地位。对于存在不良习惯的正畸患者，肌功能训练既是治疗方法也是保持疗效稳定的重要手段。口腔正畸医师需要意识到，正畸治疗中牙齿、牙弓、颌骨位置的改变必须与周围肌肉功能相协调，只有改正口腔不良习惯，获得正常的口周肌功能及呼吸功能，才能确保矫治效果的长期稳定。

六、颞下颌关节形态与功能

（一）颞下颌关节检查

颞下颌关节紊乱病（temporomandibular disorders，TMD）主要表现为关节区疼痛、关节杂音、下颌运动障碍等。TMD 检查应常规作为正畸综合诊断的重要检查。医师须认识到 TMD 病因和机制的复杂性，以及对下颌位置稳定性的影响，明确患者是否存在双重𬌗、有无进行性髁突吸收等。正畸治疗前建议常规行 TMD 筛查，有条件者可拍摄双侧关节 CBCT 或 MRI。如患者在正畸治疗前已有 TMD 症状和体征，制订矫治计划时需要充分考虑颞下颌关节因素。CBCT 检查可以明确关节表面骨质连续性、关节间隙有无异常及双侧颞下颌关节的对称性，结合患者主诉、临床检查明确诊断（图 3-2-14）；MRI 检查有助于口腔正畸医师了解关节盘的位置及功能状态。借助颞下颌关节专科检查，观察下颌运动轨迹，评估下颌位置的稳定性，必要时可通过下颌运动轨迹描记仪（图 3-2-15）及 T-scan 咬合仪（图 3-2-16），进行下颌运动功能及咬合分布判断。

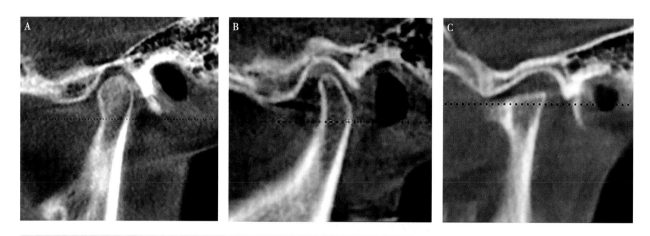

图 3-2-14 颞下颌关节的 CBCT 检查
A. 正常关节形态；B. 关节间隙改变；C. 关节骨质和形态改变

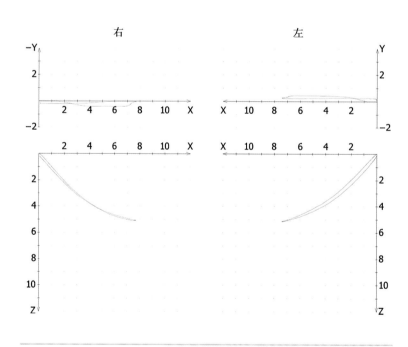

图 3-2-15 下颌运动轨迹描记

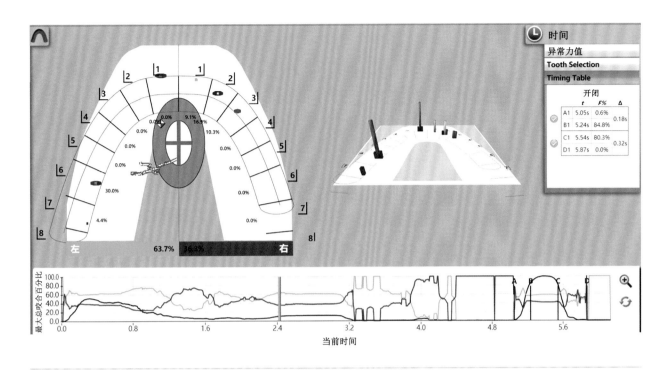

图 3-2-16　T-scan 咬合检查

（二）颞下颌关节紊乱病与正畸治疗

关于 TMD 正畸患者，从诊断到治疗原则在学界一直有争议，并有着不同的学派。国内学者王美青等认为关节可以适应性改建，盘髁位置并不是很重要，没必要强迫患者在一个特定的关节位下重新建立咬合；更重要的是，建立健康稳定的咬合和功能运动轨迹后，TMD 也会随之缓解。Roth、Williams、Sato 等认为，下颌必须有一个可重复的位置，通过配戴𬌗垫或采用特殊的手法诊断出下颌可重复、稳定、有利于关节健康的位置，在这个位置上建立咬合，希望通过牙的尖窝锁结关系，反过来促进关节的健康稳定。当患者有 TMD 引起的疼痛症状时，应避免立即正畸治疗，待疼痛解除并稳定至少半年后，方可开始正畸治疗。正畸治疗应形成稳定的尖窝锁结关系，这是牙排列及咬合关系长期稳定的重要因素。

七、牙周健康状况分析

广义的牙周病泛指发生于牙周组织的各种病理状况，主要包括牙龈病和牙周炎两大类疾病。若牙周病患者的病情未得到充分的控制，而贸然开始正畸治疗，倾斜移动和压低移动均有可能将牙石和菌斑带入牙周袋，造成牙周组织的进一步破坏，所以正确判断牙周组织的健康状态是制订正畸方案的前提。

（一）正畸前的牙周状况评估

口腔正畸医师需要重视患者的牙周状况并进行牙周状态评估：牙龈厚度、牙周袋深度、牙松动度、探诊出血、牙周溢脓、牙龈退缩、牙槽骨水平，以及牙根是否在骨皮质内（根骨位置关系）（图3-2-17，图3-2-18）。除常规评估手段以外，还可借助CBCT检查，对牙槽嵴高度、牙槽嵴完整性（是否有骨开裂、牙槽骨穿孔）、覆盖根面的牙槽骨厚度及根骨关系评估。

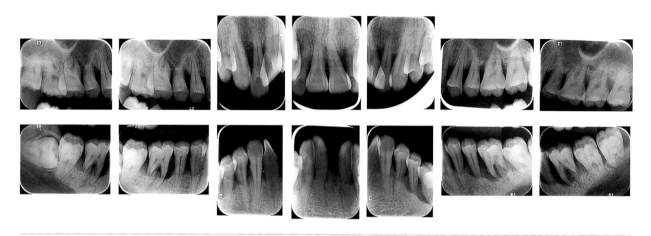

图3-2-17 牙槽骨高度评估

（二）根骨关系评估

对根骨位置关系的评估侧重于以下几方面：牙根是否位于牙槽嵴中央，牙根倾斜度与牙槽嵴长轴是否一致，不同区域牙根表面的牙槽骨厚度，是否有足够的骨量实现牙齿移动目标。对于牙齿目标位的判断，需要结合根骨关系，覆𬌗、覆盖，唇齿关系，牙槽嵴形态及唇腭侧牙槽骨厚度综合分析（图3-2-19）。大多数情况下，上颌切牙的牙根被骨松质及外层的骨皮质包绕，牙根在矢状向及垂直向均有一定的移动空间，有利于整体移动及控根移动；而下颌切牙的牙根仅被一薄层骨皮质覆盖，常伴有骨开窗、骨开裂。相较上颌切牙，下颌切牙仅支持有限的倾斜移动，以便将根尖维持在骨松质中。

（三）牙周病患者的正畸方案

临床口腔正畸医师对牙周状态的观察和对牙周问题的及时处置，常被置于次要地位，甚至被忽视，这极易导致医疗纠纷的发生。牙周病患者的正畸方案应注意以下四个方面。

1. 正畸前的牙周基础治疗 基于牙周状态评估，在正畸治疗前应进行牙周基础治疗，包括口腔卫生宣教、龈上洁治、龈下刮治、根面平整，必要时行牙周植骨手术。只有当牙周炎症得到有效控制，处于静止期状态2~3个月后，才能开始正畸治疗，医师应注意正畸治疗全程的牙周维护。

2. 软硬组织状态评估 结合牙移动方式和移动方向，对正畸患者的硬软组织条件进行评估。如薄龈型患者，牙齿大幅度移动容易引起牙龈退缩和附着水平下降，需要辅助牙周手术，并与患者充分沟通（图3-2-20）。

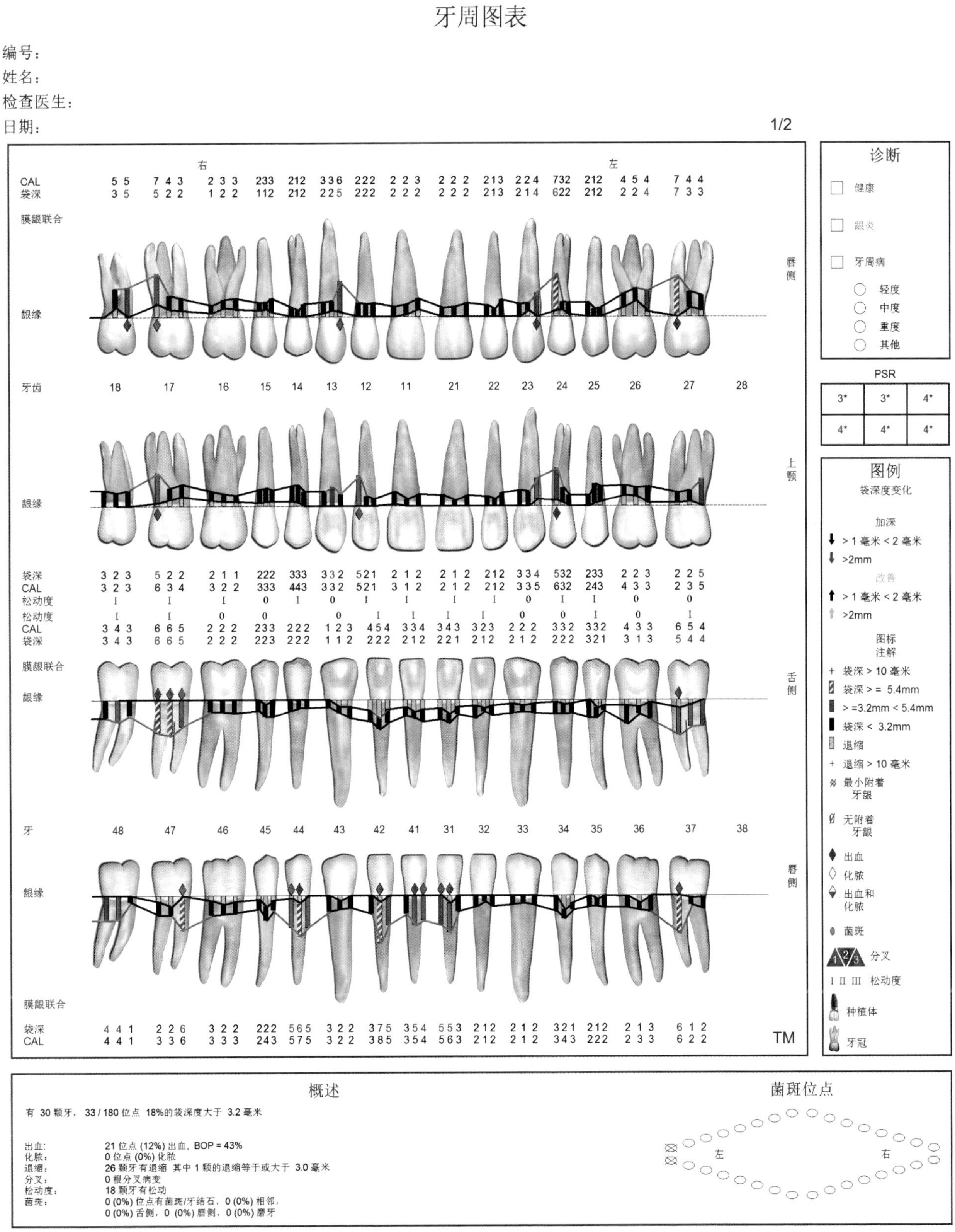

牙周图表

编号：
姓名：
检查医生：
日期：

右　　　　　　　　　　　　　　　　　　　　　左

| | | | | | | | | | | | | | | | | | | |
CAL 5 5　7 4 3　2 3 3　233　212　3 3 6　222　2 2 3　2 2 2　213　2 2 4　732　212　4 5 4　7 4 4
袋深 3 5　5 2 2　1 2 2　112　212　2 2 5　222　2 2 2　2 2 2　213　2 1 4　622　212　2 2 4　7 3 3

膜龈联合

唇侧

龈缘

牙齿 18　17　16　15　14　13　12　11　21　22　23　24　25　26　27　28

上颌

龈缘

袋深 3 2 3　5 2 2　2 1 1　222　333　3 3 2　521　2 1 2　2 1 2　212　3 3 4　532　233　2 2 3　2 2 5
CAL 3 2 3　6 3 4　3 2 2　333　443　3 3 2　521　3 1 2　2 1 2　212　3 3 5　632　243　4 3 3　2 3 5
松动度 I　　I　　0　　0　　0　　0　　I　　I　　I　　0　　0　　I　　0　　0
松动度 I　　I　　0　　0　　0　　0　　I　　I　　I　　0　　0　　I　　0　　0
CAL 3 4 3　6 6 5　2 2 2　233　222　1 2 3　454　3 3 4　2 2 1　323　2 1 2　332　332　4 3 3　6 5 4
袋深 3 4 3　6 6 5　2 2 2　223　222　1 1 2　222　2 1 2　2 2 2　222　2 1 2　222　321　3 1 3　5 4 4

膜龈联合

舌侧

龈缘

牙 48　47　46　45　44　43　42　41　31　32　33　34　35　36　37　38

唇侧

龈缘

膜龈联合

袋深 4 4 1　2 2 6　3 2 2　222　565　3 2 2　375　3 5 4　5 5 3　212　2 1 2　321　212　2 1 3　6 1 2
CAL 4 4 1　3 3 6　3 3 3　243　575　3 2 2　385　3 5 4　5 6 3　212　2 1 2　343　222　2 3 3　6 2 2

TM

诊断

☐ 健康
☐ 龈炎
☐ 牙周病
　○ 轻度
　○ 中度
　○ 重度
　○ 其他

PSR

| 3* | 3* | 4* |
| 4* | 4* | 4* |

图例
袋深度变化

加深
↓ >1 毫米 <2 毫米
↓ >2mm

改善
↑ >1 毫米 <2 毫米
↑ >2mm

图标注解
+ 袋深 >10 毫米
■ 袋深 >= 5.4mm
■ >=3.2mm < 5.4mm
■ 袋深 < 3.2mm
▤ 退缩
+ 退缩 >10 毫米
⊘ 最小附着牙龈
∅ 无附着牙龈
◆ 出血
◇ 化脓
⬖ 出血和化脓
● 菌斑
△1 2 3 分叉
I II III 松动度
⚑ 种植体
⚐ 牙冠

概述

有 30 颗牙，33 / 180 位点 18%的袋深度大于 3.2 毫米

出血：　　21 位点 (12%) 出血，BOP = 43%
化脓：　　0 位点 (0%) 化脓
退缩：　　26 颗牙有退缩 其中 1 颗的退缩等于或大于 3.0 毫米
分叉：　　0 根分叉病变
松动度：　18 颗牙有松动
菌斑：　　0 (0%) 位点有面斑/牙结石，0 (0%) 相邻，
　　　　　0 (0%) 舌侧，0 (0%) 唇侧，0 (0%) 磨牙

菌斑位点

左　　　　　　右

图 3-2-18　佛罗里达探针评估正畸前的牙周状态

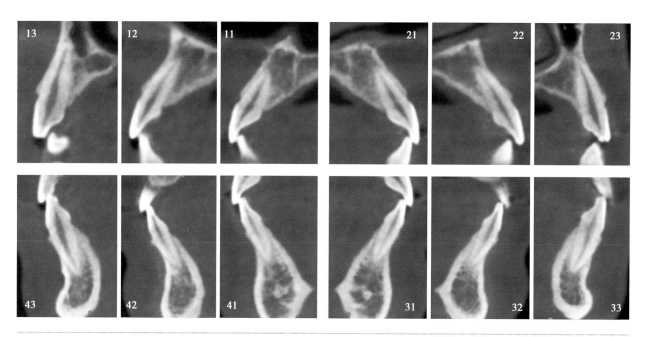

图 3-2-19 前牙区根骨关系评估

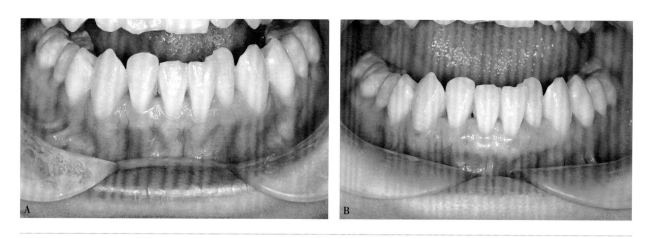

图 3-2-20 薄龈型患者的牙根向唇侧移动,需要辅助牙周手术增厚牙龈,再行正畸治疗
A. 牙周手术前;B. 牙周手术后

3. 简化治疗方案,减少牙齿移动 对于存在牙周附着丧失或牙槽嵴高度降低,且不愿意接受正畸前微创牙周手术的患者,医师在治疗前应充分沟通,治疗设计应尽量选择简单的矫治装置、尽可能短的疗程来解决患者的主要问题。拔牙矫治应慎重,对拔牙临界病例尽量首选牙列整体远移或邻面去釉;拔牙牙位也区别于常规正畸治疗。对于牙周条件差的患者,尽可能减数预后差及严重拥挤区域的牙齿,保留健康牙,减小牙齿的移动距离,避免牙齿往返移动。存在龈乳头退缩伴明显"黑三角"的牙位,可通过邻面去釉使邻接点龈向移动,改善"黑三角"。

4. 重视医患沟通 垂直向控制进行牙齿压入后,会出现临床牙冠变短、牙龈肿胀、牙龈相对增生的情况,应与患者充分沟通。在多数情况下,牙龈在治疗后可自行恢复,必要时可辅以牙龈修整术(图 3-2-21)。

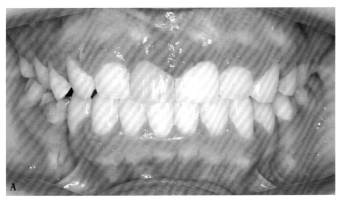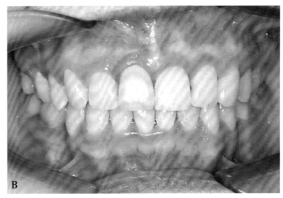

图 3-2-21 前牙垂直向压入伴随牙龈肿胀,牙周治疗后恢复

A.垂直向控制后的牙龈肿胀;B.正畸结束后 6 个月,牙龈恢复正常

第三节　突面畸形的个性化口腔正畸方案

一、医患沟通与口腔正畸方案

医患沟通是接诊患者的第一步,也是建立和谐医患关系的关键。通过医患沟通,医师可以获知患者就诊的诉求,了解患者关注的主要问题,明确患者对治疗结果的要求,甚至对患者的性格特征、职业特点、社会心理等作出初步判断。以上信息对医师制订恰当的治疗计划至关重要,也是建立和谐医患关系的基础。医患沟通内容主要包含以下六个方面。

（一）主诉

主诉,即患者就诊的目的和要求解决的主要问题。突面畸形患者较常见的主诉为"龅牙""嘴突""嘴唇难以闭合""下巴小"等。主诉是医师设计治疗方案时需要重点考虑的问题。例如一位患者牙列轻度拥挤,上下唇丰满,颏部形态较好,侧貌尚可接受,但主诉是"牙不齐、嘴突",希望牙排列整齐并适当回收,医师需要结合主诉,设计相应的治疗方案,在解决牙列拥挤的同时改善面型;而主诉是"牙不齐"且不希望过多减小唇丰满度的患者,设计治疗方案时需要考虑获得适度的间隙排齐牙列,减小前牙内收量;对于合并牙齿前突的情况,可适当内收以改善面型,且与患者充分沟通（图 3-3-1）。因此,获知患者真正关心的问题有利于治疗方案的确定和治疗过程的顺利进行。

近年来,人们对"戴牙套改善面容"的关注度越来越高,很多患者就诊的诉求是"治疗凸嘴""做出下巴",个别患者甚至把整张脸的美观都寄希望于牙齿矫治,类似"想瘦脸""改善嘴歪、脸歪"等要求。一方面,作为口腔正畸医师,要认真对待患者诉求,对合理的要求予以支持;对于过高甚至不合理的要求,应坚持科学、专业的态度并进行耐心解释和沟通,防止患者因期望值过高而对治疗结果不满意,引发纠纷。另一方面,不少患者对治疗后的相关细节也提出了很多要求,例如"牙套脸""黑三角""门牙角度""笑弧"等。对于患者关心的问题,口腔正畸医师应做到耐心解释,并对矫治后可能出现的风险作出详细说明,避免沟通不足导致医患认知差异,产生医疗纠纷。

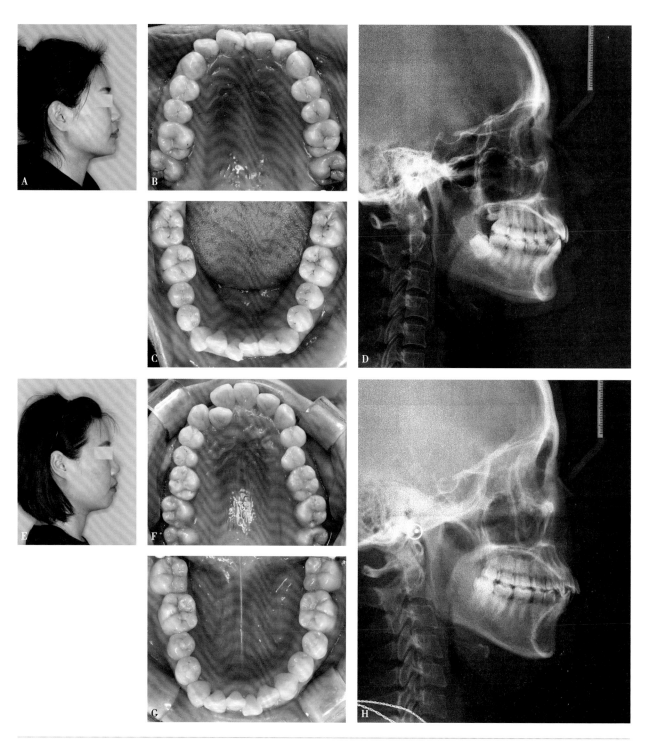

图 3-3-1 患者主诉影响治疗方案

A~D. 侧面像（A）、上颌𬌗面观（B）、下颌𬌗面观（C）、X线头影测量侧位片、（D）示患者主诉牙不齐，嘴突，拔牙矫治（拔除 15、25、35、45）改善侧貌；E~H. 侧面像（E）、上颌𬌗面观（F）、下颌𬌗面观（G）、X线头影测量侧位片、（H）示患者主诉牙不齐，对面型满意，采用不拔牙矫治，种植体支抗辅助牙列远移并排齐

　　医患沟通应秉承"科学专业、实事求是"的原则，基于疾病及问题本身给予患者科学且专业的答复，用通俗易懂的语言向患者讲解治疗相关的专业问题，对疗效及风险不夸大、不隐瞒，减少信息不对称带来的医疗纠纷。同时，要对患者给予人文关怀，带着同情心与同理心接诊患者，并时时换位思考，努力构建和谐的医患关系。

（二）全身病史和口腔病史

伴有全身性疾病的正畸患者在接受治疗时,往往比健康人群面临更多的风险、治疗局限和并发症。询问患者全身病史和口腔病史有助于医师了解患者的健康状况,以辅助诊断和治疗设计。例如,唐氏综合征伴有二尖瓣脱垂的患者 T 细胞减少,牙周疾病发病率高,需要预防性使用抗生素;一些神经性疾病如癫痫、帕金森病应尽量减少使用活动矫治器,治疗药物苯妥英钠易引起牙龈增生;颏部外伤和面部外伤会引发髁突骨折,导致下颌骨单侧或双侧发育不良,临床表现为下颌偏斜或下颌后缩;伴有硬化症、巨颌症、畸形性骨炎等骨骼组织疾病的患者在制订正畸治疗计划时,需要全面考虑其特殊的骨骼因素。正畸治疗史提示患者可能存在牙齿移动导致的牙根吸收、牙龈退缩及牙周损害(图 3-3-2),且治疗期望值较高,在临床检查及医患沟通时应特别关注。鼻咽部疾病,如慢性鼻炎、过敏性鼻炎、扁桃体肥大和腺样体肥大是造成儿童口呼吸习惯较常见的原因,也是影响疗效稳定性的重要因素。

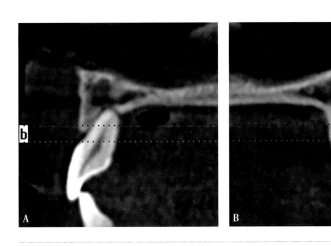

图 3-3-2　有正畸治疗史的患者可能发生牙根吸收和骨开裂
A. 牙根吸收和腭侧骨开裂;B. 腭侧骨开裂

（三）生长发育程度评估

除年龄外,生理学年龄(生理龄)可用于个体的生长发育状态预测,包含骨龄、牙龄、第二性征龄和形态学年龄。除了骨龄需要根据手腕骨片和 X 线头影测量侧位片等影像学检查判断(图 3-3-3),牙龄、第二性征龄和形态学年龄均可以通过问诊和检查获得。医师可以在医患沟通过程中向父母询问青少年患者生长发育的相关问题,以初步明确其所处的生长发育阶段。

形态学年龄是以身体形态学上的生长程度为年龄标准的一种判断方法,诸如身高、体重等指标在个体生长过程中发生的明显变化。例如,孩子近期的身高是否增长很快? 孩子和父母的身高是多少? 近期体重有没有明显变化? 通过第二性征龄的询问可以大致判断患者是否已过生长发育高峰期。女性青少年患者可询问有无月经初潮,男性青少年患者可观察胡须、说话声音等第二性征的发育情况。此外,还可以通过萌出牙的数目和种类作为指标,分析牙龄,以判断个体所处的发育阶段。

（四）家族史及罕见病

突面畸形有一定的遗传倾向,通过观察和询问父母、祖父母及外祖父母的面型,可对患者错𬌗畸形的

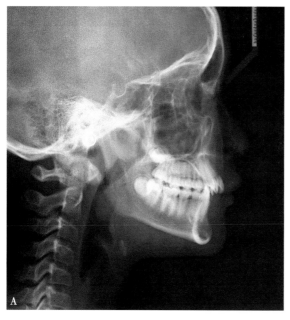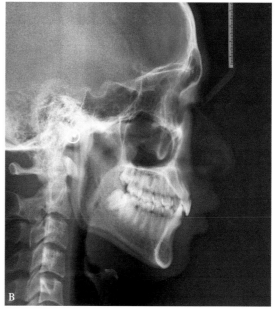

图 3-3-3 通过 X 线头影测量侧位片的颈椎形态判断生长发育阶段

A. 处于生长发育高峰期；B. 已过生长发育高峰期

遗传因素有大致的判断，有利于医师对正畸疗效及复发风险作出预判。

伴随下颌骨发育异常的颅面综合征，如半侧颜面短小畸形（又称第一、第二鳃弓综合征），皮-罗综合征（Pierre-Robin syndrome），下颌骨颜面发育不全［又称特雷彻·柯林斯综合征（Treacher Collins syndrome）］等，可表现为严重的突面畸形。

（五）口腔不良习惯

口腔不良习惯会导致错𬌗畸形发生和发展，影响正畸疗效，以及治疗后的稳定性。如口呼吸习惯可导致上颌牙弓狭窄（图 3-3-4），下颌骨的向后旋转，造成高角畸形；吮拇指习惯可导致上颌牙弓狭窄、上颌牙前突；咬下唇习惯可导致前牙覆盖过大、开唇露齿等。口腔正畸医师在诊断时应通过问诊、检查等手段明确患者是否有口腔不良习惯，以判断错𬌗畸形病因，并有针对性地阻断口腔不良习惯，提升疗效和治疗后的稳定性。

（六）社会学和行为学评价

由于有的患者不能明确提出主观要求，甚至虽有明确的动机但不愿让陪同家长知道，所以在初诊时要多与患者沟通，尽可能准确地了解患者的期望目标，当确认患者期望目标合理时，方可开始正畸治疗。社会学和行为学评价也是医患沟通的重要目标之一，主要从患者的治疗动机、期望治疗结果和合作程度三个方面进行判断。

1. 大部分患者的治疗动机来源于自身，期望通过正畸治疗提升牙齿及容貌美观，以符合内心较理想的自我评价及要求。

2. 部分患者的治疗动机来自外部环境的压力，例如"我的父母强迫我做矫治""我的男/女朋友嫌我牙齿不好看""同学/同事在做矫治，所以我也想一起做"。

3. 还有的患者提出不合理的主观要求，甚至带着较沉重的心理负担来矫治牙齿，例如把自己社交的

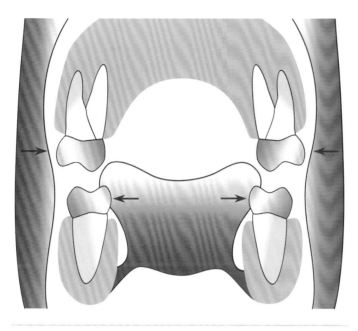

图 3-3-4　口呼吸习惯破坏牙弓的颊舌力量平衡,导致上颌牙弓狭窄

失败归结为牙不齐和面容不好,希望通过矫治牙齿改变人生。

第一种患者治疗的主观意愿较为强烈,配合程度较好;第二种患者常见于儿童及青少年,依从性较差,应尽可能避免使用如口外弓、颌间牵引、活动矫治器等依赖患者配合的治疗措施,如果患者性格叛逆而家长又缺乏约束力,应暂缓治疗;对于第三种患者,医师在治疗前需要多次耐心沟通,降低患者"通过正畸治疗改变人生"的心理预期,引导患者对正畸效果的认知趋于理性,尽可能打消不切实际、不科学甚至是错误的想法。患者的心理负担和不专业的认识都必须在正畸治疗开始之前得到彻底解决,以避免医患双方对实际疗效和预期不对等而造成医疗纠纷。

二、制订口腔正畸个性化方案

正确的矫治设计是治疗成功的基础,也是体现口腔正畸医师临床水平的关键步骤。本章第一节讨论过多维度分析,明确了复杂突面畸形会同时存在矢状向、垂直向或宽度的问题,加上生长发育因素的影响,更增加了治疗的难度。针对不同类型的突面畸形患者,医师应根据突面畸形发生机制,制订适合患者本身的个性化正畸方案。为了更好地阐述这些问题,便于大家理解并在临床上应用,本节用垂直骨面型来分类讲解复杂突面畸形的个性化方案。

（一）综合施策

1. 替牙期儿童　替牙期是矫治骨性畸形的最佳阶段,在这一时期应充分利用青春发育期的生长潜力对颌骨进行生长改良矫治。替牙期突面畸形儿童处于生长发育高峰期前,以下颌后缩为主的低角型或均角型患者,治疗方案应以促进下颌骨矢状向发育为目标;对于高角倾向的突面畸形患者,应重点关注前牙区𬌗平面,对于上颌前牙区垂直向发育过度致前牙𬌗平面过陡的患者,应整平𬌗平面再进行下颌的矢状向前导(图 3-3-5),并注意口呼吸等不良习惯的纠正;以上颌前突为主的突面畸形患者,可通过矫形力限制上颌骨的过度发育,以达到改善突面畸形的目的。

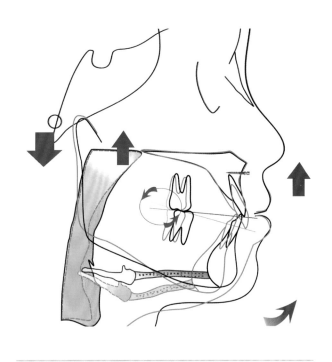

图 3-3-5　高角型青少年患者的下颌逆时针旋转

2. 恒牙期青少年　青少年患者口颌系统发育尚未完成,骨骼和肌肉环境尚不稳定,此阶段的突面畸形治疗策略为综合性正畸治疗。由于刚进入恒牙期的青少年仍有一定的生长潜力,尤其是男孩,因此,伴随下颌后缩的突面畸形青少年仍可尝试功能矫治,促进下颌骨向前生长。对于已过生长发育高峰期的青少年患者,采用拔牙矫治内收前牙改善侧貌,过程中应加强垂直向控制,因势利导,引导下颌逆时针旋转,纠正突面畸形。

3. 成年患者　成年人无生长发育潜力,突面畸形的治疗应按不同垂直骨面型制订综合正畸策略。牙性和轻度骨性突面畸形且不伴有牙-牙槽骨复合体垂直向发育过度的患者,可通过拔牙矫治内收上下颌前牙改善唇突度和颏部形态;合并高角型的突面畸形患者在矢状向内收牙列的同时应进行垂直向控制,引导下颌骨逆时针旋转,实现颏部突显(图 3-3-6)。严重骨性突面畸形患者常表现为严重的下颌后缩,常伴有上颌前突和/或高角型,应考虑正畸-正颌联合治疗纠正突面畸形。

(二)突面畸形的个性化方案

1. 青少年突面畸形　青少年患者存在生长潜力,应当借助生长发育的优势对上下颌骨的生长方向和生长量进行有效的引导和控制,缓解骨性错𬌗畸形的严重程度,阻断口腔不良习惯对错𬌗畸形严重程度和治疗后稳定性的不利影响。

(1)低角型青少年突面畸形:牙性突面畸形通过拔牙内收,能有效改善侧貌,合并深覆𬌗的患者可以结合平导打开咬合,适当增加面下 1/3 高度。伴有下颌后缩的骨性突面畸形患者采用双期矫治,一期导下颌向前生长,二期固定矫治内收牙列。低角型患者的骨组织颏部形态一般较好,但由于下颌位置整体偏后,软组织呈现出上下唇突出、下唇外翻、颏部形态差的情况,可采用肌激动器、双𬌗垫矫治器等进行下颌前导治疗(图 3-3-7)。在促进下颌骨矢状向生长的同时,引导后牙垂直向发育,治疗后的面下 1/3 高度增加,这对低角型患者是有利的。

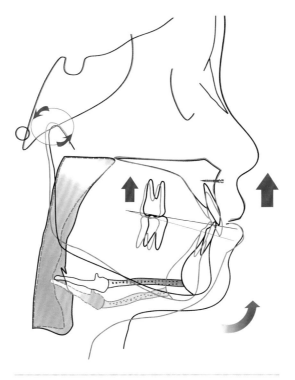

图 3-3-6　高角型成年患者的下颌逆时针旋转

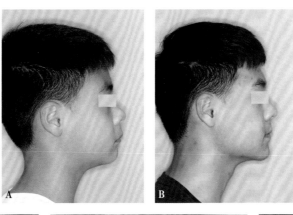

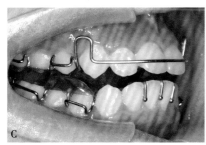
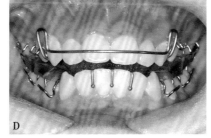
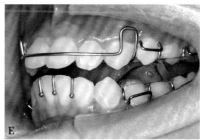

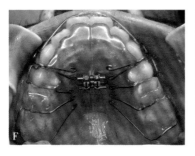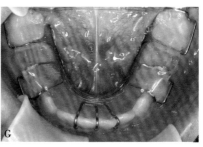

图 3-3-7　低角型青少年突面畸形采用双𬌗垫矫治器前导下颌,改善侧貌
A.治疗前侧面像;B.治疗后侧面像;C.右侧面观;D.正面观;E.左侧面
观;F.上颌𬌗面观;G.下颌𬌗面观

（2）均角型青少年突面畸形:均角型与低角型的治疗方法类似,但骨性突面畸形患者在下颌前导时应注意面下 1/3 高度的控制,原则上尽可能避免治疗不当引起的磨牙伸长,致下颌发生顺时针旋转而影响颏部形态。

（3）高角型青少年突面畸形:骨性患者可采用 Herbst 矫治器或结合垂直向控制措施的固定式双𬌗垫矫治器,进行下颌前导治疗（图 3-3-8）。高角型患者上颌前牙区存在垂直向发育过度的情况,导致𬌗平面

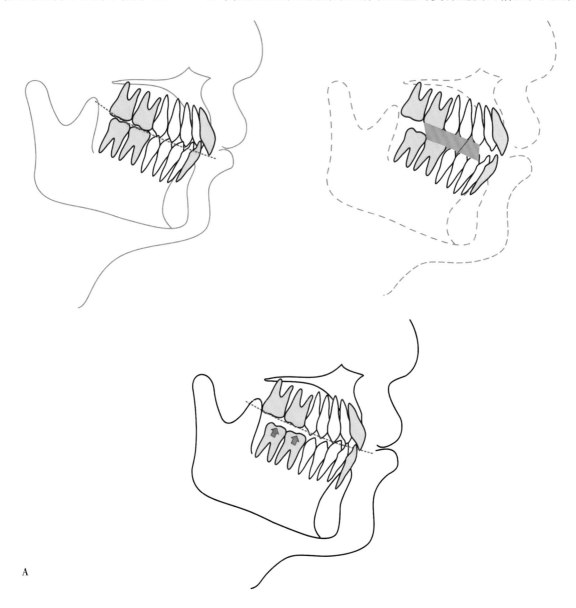

A

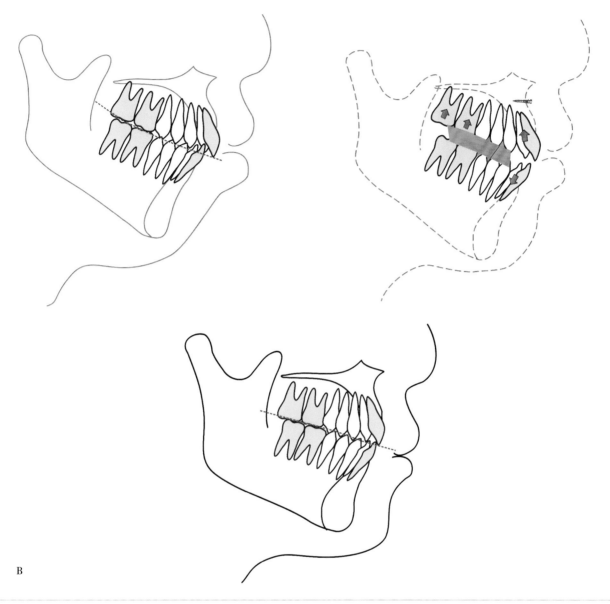

B

图 3-3-8 低角型与高角型青少年突面畸形患者下颌前导的机制对比
A. 低角型；B. 高角型

向下倾斜，影响下颌的前导方向。因此，在高角型患者下颌前导的过程中要注意上颌𬌗平面的整平。上述矫治器可有效避免后牙伸长，有利于治疗中维持面下 1/3 高度，但此类矫治器有唇倾下颌切牙的副作用，因此在二期固定矫治内收切牙时，应注意调整切牙转矩至正常范围。需要强调的是，下颌平面角过高且面下 1/3 高度偏大、闭唇时存在明显唇肌紧张的青少年突面畸形患者，不宜简单采用双期治疗，而应通过拔牙矫治和垂直向控制分别作用于矢状向和垂直向两个维度，减小唇突度并缓解肌紧张，同时引导下颌骨逆时针旋转，以最大程度改善颏形态（图 3-3-9）。

2. 成年突面畸形　无生长潜力的成年患者，牙性和轻度骨性突面畸形采用拔牙矫治，通过控制前牙内收量和转矩实现上下唇内收，改善侧貌；重度骨性畸形患者首选正畸-正颌联合治疗；对于介于轻度与重度之间的骨性突面畸形患者，原则上首选正畸-正颌联合治疗，如果患者拒绝正颌治疗，可在多维度和全要

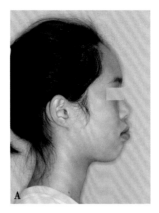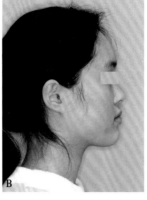

图 3-3-9　面下 1/3 垂直高度过大的高角型青少年突面畸形患者,通过垂直向控制改善侧貌

A.治疗前侧面像;B.治疗后侧面像

素分析的基础上,对满足条件的患者可结合垂直向控制措施进行掩饰性正畸治疗;对于单纯牙性前突的患者,治疗方案明确,通过矢状向控制可以达到理想的效果,在此不做重点讨论。以下分类讨论侧重于轻、中度骨性突面畸形的掩饰性正畸治疗。

（1）低角型和均角型:已过生长发育高峰期的成年患者,无法通过下颌前导的方式前移下颌。无论是低角型还是均角型,治疗目标均应在回收前牙、改善侧貌的基础上维持下颌平面及殆平面角(图 3-3-10),尤其是颏部形态较差的患者,尽可能避免发生后牙伸长导致的下颌顺时针旋转,否则颏部形态更差。为了更好地改善颏部形态,可以适当减小下颌切牙倾斜度,均角型病例的 L1-MP 应纠正至 90° 左右,但要注意根骨关系,以防发生骨开裂的牙周损伤。

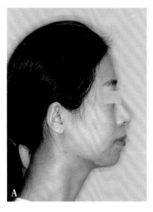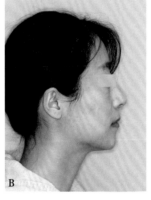

图 3-3-10　均角型突面畸形患者通过拔牙矫治改善侧貌

A.治疗前侧面像;B.治疗后侧面像

（2）高角型:突面畸形患者存在的垂直向发育过度,加重了矢状向不调;颏部发生后下旋,垂直高度过大导致闭唇时肌紧张,也加重了软组织侧貌的突度。高角型成年突面畸形的治疗原则是在矢状向内收的基础上,通过种植体支抗分区压低前牙和/或后牙,引导下颌骨产生逆时针旋转,降低面下 1/3 高度,改善颏部形态,缓解肌紧张,最大程度改善侧貌(图 3-3-11)。具体的治疗机制将在本书第六、第七章中讨论。

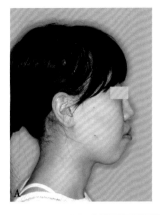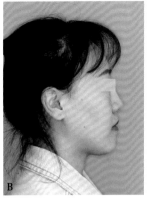

图 3-3-11 高角型成年突面畸形患者通过拔牙矫治配合垂直向控制改善侧貌

A.治疗前侧面像；B.治疗后侧面像

（三）矫治中的垂直向管理

在突面畸形的多维度要素中，垂直向与矢状向有着最密不可分的联系。前文中提到，对突面畸形患者来说，垂直高度明显异常会加重矢状向不调，因此，突面畸形的治疗中应密切关注垂直向的变化，并采取一系列综合措施矫治垂直高度不调，即所谓垂直向管理。其中，矫治过程中最重要的手段是垂直向控制，主要包括维持型垂直向控制和下颌骨逆时针旋转型垂直向控制（详见第六、第七章）。

垂直向管理的理念贯穿于正畸治疗的全程。一般来说，正畸排齐整平阶段的目标是排齐牙列，整平过陡的 Spee 曲线，协调上下颌牙弓形态及宽度，在此阶段应避免操作失误导致的牙伸长。在完成排齐整平后，准备关闭间隙前，要特别关注前牙的根骨关系。理想状态下颌牙根应位于牙槽骨中央的骨松质内，唇腭侧有足够的骨量，有助于轻力关闭间隙时发生有效的牙齿移动。避免使用重力关闭间隙，以免造成以前牙伸长、转矩丢失为代价的低效率牙齿移动。为了尽量减少垂直向分力，关闭间隙过程中应避免使用力量过大或距离过长的颌间牵引，尽可能采用组牙整体移动的方式，防止磨牙近中倾斜形成殆干扰。不均匀、不平衡的咬合力会带来肌力的改变，肌肉对咬合变化的不适应使得肌肉倾向于维持牙齿轻咬合状态，长时间的肌力不足导致磨牙易伸长，最终造成垂直向失调。完成阶段要通过精细调整实现上下颌牙充分的尖窝咬合关系，并在保持阶段始终维持。

（四）影响疗效的其他因素

在涉及突面畸形疗效的诸多因素中，除以上谈到的正畸策略之外，还有一些因素也会影响最终的治疗效果。

1. 颏部形态　颏部在侧貌中的突显度受颏部发育不足和下颌顺时针旋转程度的影响。图 3-3-12 所示的两个患者有着相似的软组织轮廓，但却有着完全不同的颏部形态，以 B 点做垂线，颏前点 Po 与垂线的位置关系反映颏部形态的好坏，Po 位于垂线前方表示颏部形态好；反之，Po 在垂线后方反映颏部形态差，且向后偏离越远，形态越差。在逆时针旋转型垂直向控制的高角型病例中，若患者颏部发育不足，则正畸治疗后颏部形态依然不够理想，部分患者仍需要配合颏成形术改善颏部突显度，达到良好侧貌；而颏部发育较好的患者，由于下颌顺旋、颏顶点后移导致颏部突显度不足，单纯逆旋型垂直向控制即可使颏顶点

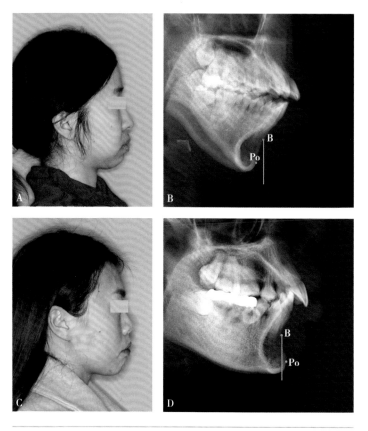

图 3-3-12　软组织轮廓类似但颏部发育程度不同

A. 颏部发育较差患者的软组织侧貌；B. 颏部发育较差患者的骨组织形态；
C. 颏部发育较好患者的软组织侧貌；D. 颏部发育较好患者的骨组织形态

向前、向上移动,实现较好的颏部突显效果。

2. 医师主观审美与施治技能　对于同一类型的病例,病因机制的诊断是一致的,但不同医师的主观审美存在一定的差异,对治疗目标的确定有个性化差别,具体的治疗策略也会因医师不同的操作习惯和能力而不同。

受口腔正畸医师的临床背景、临床思维、临床技能等条件影响,医师的施治能力不尽相同,这些施治能力包括托槽及颊舌面管的准确定位能力、排齐整平阶段的垂直向管理能力、弓丝表达与转矩控制能力、支抗选择及控制能力、掩饰性矫治与牙周局限认知能力、精细调整能力等。医师应根据自己的实际施治能力制订相应的矫治计划。

（刘月华　卢　芸）

第四章 突面畸形矫治——内收上下颌前牙改善鼻唇颏关系

在我国,突面畸形的发病率较高,病因复杂,涉及上颌前突、下颌后缩、牙弓前突、颏部形态异常、垂直向发育过度等多种因素,加上年龄因素,使得突面畸形的治疗方案只有因情施策,才能获得满意的疗效。突面畸形最常见的情况是上下颌牙弓前突,可伴有轻度上颌前突和/或轻度下颌后缩,颏部形态尚可。对于此类病例,医师可通过对上下颌前牙矢状向位置和转矩的控制来影响上下唇的形态,改变鼻唇关系和颏唇关系,最终实现侧貌的改善。本章讨论的突面畸形,主要表现为牙性前突与轻度骨性前突等矢状向问题,不涉及垂直向不调,关于合并垂直向问题的突面畸形将在后续章节中详细阐述。

第一节 前牙内收的美学考虑

突面畸形要获得满意的疗效,必须对治疗目标有清晰的认识。当代正畸诊疗中,人们越来越关注牙齿矫治对面型的影响,患者对面型改变的诉求也正在提高,这要求口腔正畸医师重点关注前牙内收与面部美学的关系。正畸治疗的目标是形成良好的鼻唇颏关系,因此医师在考虑上下唇目标位的时候,要聚焦鼻唇关系和颏唇关系。

一、鼻唇关系

鼻唇关系包含两个方面,一是上唇突点相对于鼻尖点的位置关系,可以用上唇突点到审美平面的距离来判断,通常情况下上唇在审美平面后方 1mm;二是鼻唇角(过鼻小柱切线与过上唇人中切线的交角),中国人约为 102°。作为分析侧貌美观的重要指标,鼻唇角过大标志着上颌前牙过于舌倾,鼻唇角过小表明上颌前牙前突或唇倾。改变上颌前牙的位置或倾斜度可使该角度发生变化。鼻唇角可作为临床检查中判断上颌牙是否前突的一个重要指标,也是拔牙矫治的重要参考指标。

鼻唇角偏大的患者应当尽量避免拔牙,可通过上颌牙列整体远移的方式内收上颌前牙,改善侧貌。但对于上下唇明显突出、颏部形态差的患者,仍需要通过拔牙矫治改善侧貌,此时要特别注意,突度的改变不能以牙冠倾斜移动为代价,应该通过前牙整体移动,尽可能减小上唇倾斜度的变化,使唇突度改善的同时,鼻唇角不会明显增大(图 4-1-1A、B)。鼻子的形态也通过影响鼻唇角来影响面型,高鼻子的患者内收上唇会使鼻子显得更加突出,应避免切牙的大量内收。鼻梁挺拔的突面畸形患者,治疗前鼻唇角是锐角,但上唇与审美平面的关系正常,治疗后侧貌改善,鼻唇角恢复正常,但嘴唇相比审美平面会显得丰满度不够(图 4-1-1C、D)。鼻外翻时,鼻唇角会较正常偏大,此时不宜过度内收上颌前牙,否则会加大鼻唇角,使面型恶化。

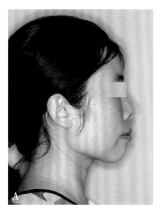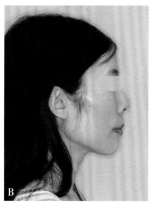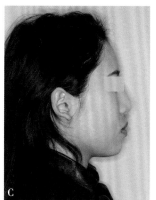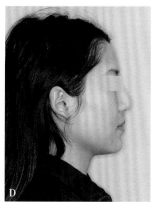

图 4-1-1　鼻形态对侧貌的影响

A. 鼻小柱上翘的患者治疗前的鼻唇关系；B. 鼻小柱上翘的患者治疗后的鼻唇关系；C. 鼻梁挺拔的患者治疗前的鼻唇关系；D. 鼻梁挺拔的患者治疗后的鼻唇关系

二、唇齿关系

放松状态下，上下唇的比例为 1∶2。口角位于两眼平视前方时瞳孔中点向下延伸的垂线上。上唇下点与上颌切牙切缘的距离为 1~5mm，此距离随年龄增大而减小。唇放松时，上下唇缘中点的间距为 1~5mm。微笑时，上颌切牙暴露约 3/4。上颌切牙的位置影响唇部的丰满度，一般来说，唇的内收量是切牙内收量的 2/3，唇较薄时，此比值会相应增大，唇厚时，比值减小。也就是说，同样的切牙内收量，薄唇型患者比厚唇型有更大的面型改变；反之，厚唇型的突面畸形患者可以适当增加切牙内收量，以获得更好的软组织侧貌改变（图 4-1-2）。

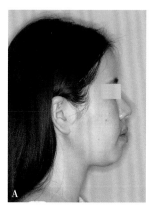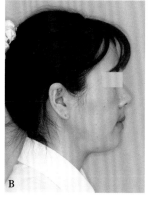

图 4-1-2　厚唇型患者可适当增加切牙内收量

A. 治疗前侧面像；B. 治疗后侧面像

三、颏唇关系

鼻唇颏关系是面部整体和谐的重要因素，而颏作为面下部的重要结构，是鼻唇颏关系的基础。头影测量中评价唇突度的平面均与颏部位置相关。Ricketts 提出的美容线由通过鼻尖点与颏前点的连线构成，此外，Steiner 平面和 Sn-Pg' 平面的设定也都与颏部相关。因此，颏部的形态决定了唇突度与面部轮廓是否协调。对于颏部明显的患者，上下唇内收量不宜过大；相反，颏部形态差的患者，如不做逆旋型垂直向控制,则只能通过上下颌切牙内收实现上下唇内收,进而获得颏部轮廓的改善,此类患者需要更多的切牙内收量才能获得明显的颏部改善(图4-1-3)。

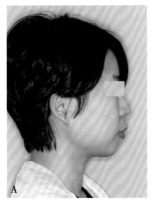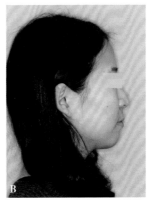

图 4-1-3 颏部形态对侧貌的影响
A. 治疗前侧面像;B. 治疗后侧面像

四、其他因素

(一)颧骨

关于颧骨在面部美学中的讨论较少,但颧骨对面颊部的美观协调有重要影响。颧骨与颊脂垫共同影响颊部丰满度。在颊部,颊肌和咬肌之间存在一团菲薄筋膜包被的脂肪,称为颊脂垫,该结构可维持颊部丰满度。随着年龄增大,颊脂垫减小,颊部凹陷,颧弓的形态趋于明显,呈衰老状,中老年患者应在仔细评价面部轮廓后制订矫治方案,除非严重拥挤和严重前突,否则应尽量避免拔牙。颧骨较高的患者,从正面来看,内收前牙会使颧骨显得更加突出,颊部显凹陷,应避免治疗时间过长,注意维持足够的牙弓宽度;侧面观,颊部不能发生顺时针旋转,否则面高增大,颧骨会显得更加突出。

(二)垂直骨面型

高角型和低角型病例的拔牙判断有很大不同。高角型病例的拔牙标准较低角型病例要宽泛。高角型病例的颏部较后缩一些,切牙应直立一些,以维持较协调的鼻唇颏关系;此外,高角型病例的咀嚼肌力弱,颌骨骨密度低,支抗磨牙易前移,拔牙间隙的关闭较容易。相反,低角型病例的颏部较为明显,切牙唇倾一些,有利于建立良好的鼻唇颏关系;低角型病例咀嚼肌强,颌骨骨密度高,支抗磨牙不易前移,拔牙间隙的关闭主要依靠前牙,而前牙过度内收不利于低角型病例的面型美观。因此低角型病例的拔牙应严格把关。

第二节　内收前牙改善鼻唇颏关系

一、常规拔牙内收上颌前牙

突面畸形的发病机制分为牙性前突和骨性前突,前者表现为上颌骨发育正常或不足,上颌前牙唇倾拥挤,伴有不同程度的深覆盖;后者多表现为上颌骨发育过度,上颌前牙转矩正常或偏小,牙列整体前突,无明显拥挤。两类病例均表现出上唇前突、鼻唇关系差的软组织特征(图4-2-1)。

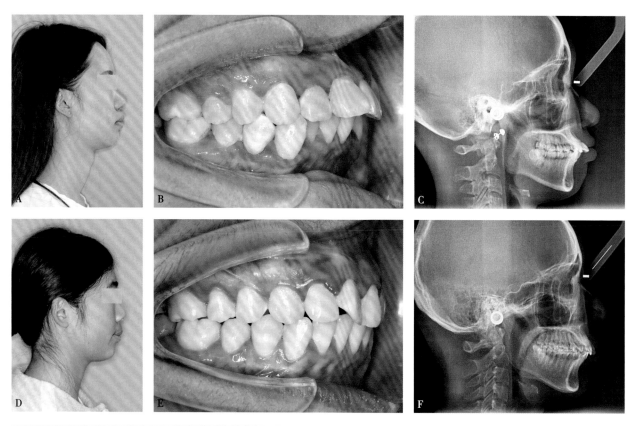

图 4-2-1　牙性前突与骨性前突

A. 牙性前突的侧面像；B. 牙性前突的口内像；C. 牙性前突的 X 线头影测量侧位片；D. 骨性前突的侧面像；E. 骨性前突的口内像；F. 骨性前突的 X 线头影测量侧位片

　　拔牙间隙的关闭是突面畸形病例矫治中最重要的环节,前牙内收,磨牙、尖牙关系改变都在这一阶段完成,间隙关闭的好坏直接影响最终的矫治结果。上颌前牙的矢状向位置和转矩控制对突面畸形的疗效具有关键的作用,要获得良好的内收效果,需要有足够的间隙用于内收前牙,这是因为唇突度和牙突度的变化并不是等比例的,通常情况下切牙内收 1mm,唇突度减小约 0.6mm,唇越厚该比值越小。但前牙内收量是有限的,要参考切牙牙根腭侧的牙槽骨厚度,过度内收会导致牙根吸收及腭侧牙槽骨的严重破坏。

　　（一）突面畸形的拔牙模式

　　1. 拔除第一前磨牙　突面畸形的矫治中,通常拔除的牙是第一前磨牙。拔除第一前磨牙能最大程度地为前牙拥挤和前突提供间隙,为切牙内收进而改善侧貌提供更大的便利,但对前牙内收时的转矩控制有较高要求。此拔牙模式适用于严重前突、需要最大程度改善侧貌的患者,以及存在牙列拥挤的轻、中度前突患者。

　　2. 拔除第二前磨牙　对于主要表现为上颌前牙唇倾且拥挤度不大的牙性前突病例,应选择拔除第二前磨牙。这是因为此种情况前牙内收的移动方式主要为倾斜移动,在中切牙牙冠发生等量内收的前提下,倾斜移动所需间隙小于整体移动。尤其对于磨牙不易前移的低角型患者,拔除第二前磨牙在解决前突的同时有利于控制前牙转矩,防止切牙过度内收。此外,对于前牙开𬌗或有开𬌗倾向的患者,拔除第二前磨牙有利于纠正开𬌗。

3. 拔除第一磨牙　第一磨牙在行使咀嚼功能时发挥着重要作用,且由于第一磨牙近远中径大,间隙关闭困难,临床上较少拔除第一磨牙。只有当第一磨牙残冠或残根无法保留,且牙列前突需要较大程度地前牙后移时,可考虑拔除第一磨牙。

拔除靠前的牙有利于前牙拥挤和前突的解决,拔除靠后的牙有利于后牙拥挤的解除和开𬌗的矫治。拔牙越靠后,支抗越弱,后牙容易前移,前牙可利用的间隙相应减少。对于突面畸形的治疗,应根据前突的严重程度选择合适的拔牙模式,尽可能选择拔除靠前的牙,并选择足够的支抗保证前牙内收量。但也应注意,在对内收效果影响不大的前提下,应尽量拔除病灶牙,保留健康的牙。

（二）拔牙间隙关闭的技术要点

1. 关闭拔牙间隙需要遵循的生物力学原理　在间隙关闭前应解决以下问题:牙列充分排齐,扭转牙在矫治第一阶段纠正,托槽定位应准确,上下弓形应协调匹配,0.019 英寸×0.025 英寸镍钛弓丝充分入槽1 个月以上;充分整平,初始状态牙轴较为直立的患者,需要 0.021 英寸×0.025 英寸镍钛弓丝充分表达托槽数据。关闭间隙所用的 0.019 英寸×0.025 英寸不锈钢丝应放置 1~2 个月,关间隙前做滑动试验,确保托槽与弓丝的摩擦力已降到最小;强支抗装置到位。

2. 关闭拔牙间隙的操作要点　突面畸形患者关闭拔牙间隙时,大多需要前牙整体内收,维持前牙转矩。对于需要前牙大量内收的患者,更要采用整体内收的方式,过多的倾斜移动会造成鼻唇角增大,破坏鼻唇关系。采用滑动法轻力关闭间隙,完成前牙的后移和控根。0.022 英寸×0.028 英寸槽沟使用 0.019 英寸×0.025 英寸不锈钢方丝来关闭间隙,该尺寸的不锈钢丝既能提供较强的硬度,又允许弓丝利用余隙沿后牙槽沟滑动。对于有骨性 Ⅱ 类倾向的突面畸形患者,下颌前牙存在唇倾代偿的情况,因此内收下颌前牙时需要适当直立以获得更好的颏部形态,下颌可酌情使用 0.017 英寸×0.025 英寸或 0.018 英寸×0.025 英寸不锈钢方丝。牵引钩位于侧切牙与尖牙中间,分为普通牵引钩和高位牵引钩。高位牵引钩的加力点更接近上颌牙列的阻抗中心,加力后的牙移动更接近整体移动,对切牙轴倾度有较好的控制。牵引力应使用持续轻力,力值过大不仅无法加速移动,反而会增加根吸收的风险。滑动法关闭间隙可选择橡皮链或镍钛螺旋拉簧。橡皮链操作方便,容易清洁,但加力后初始力值较大,力值容易衰减,应 4 周更换一次,复诊频率高。镍钛螺旋拉簧能产生持续稳定的轻力,6~8 周加力一次,加力时也无须更换拉簧,只需要适当拉长拉簧即可完成加力,复诊频率低,能高效关闭间隙。但镍钛螺旋拉簧比橡皮链更不易清洁,需要患者配合仔细清洁,否则易引起牙龈肿胀,且当患者长时间失访时,易造成支抗失控的情况。临床上可根据具体情况灵活选择。

3. 关闭拔牙间隙的垂直向考量　关闭间隙过程中应注意垂直向控制,避免下颌顺时针旋转。偏高角的患者尽可能避免使用颌间牵引等易造成磨牙伸长的措施,以维持下颌平面角,减少顺旋。为了实现前牙的整体内收,弓丝上应弯制摇椅弓形,并使用长牵引钩,使力线经过或接近前牙阻抗中心,避免发生"过山车"效应。运用轻力关闭间隙,必要时增加转矩控制措施,尽可能避免垂直方向失控。有高角倾向的突面畸形患者可考虑舌侧矫治。对于唇厚的患者,内收过程中应加强肌功能训练,同时要注意直立下颌切牙,给下唇内收提供空间,形成良好的颏唇关系。下颌切牙直立在牙槽骨中,除了美学的考虑,还能增加矫治结果的稳定性。

（三）骨性突面畸形的正畸掩饰性治疗病例

患者,女性,25岁,主诉"牙前突、下巴小"。

1. 口外检查 患者突面型,上颌前突,下颌后缩,均角,鼻唇角小,颏部外形不佳（图 4-2-2A~C）。

2. 口内检查 左侧磨牙中性偏远中关系,右侧磨牙远中尖对尖关系,双侧尖牙尖对尖关系,前牙Ⅱ度深覆𬌗,前牙覆盖 6mm,下颌前牙唇倾,上颌牙列轻度拥挤,下颌牙列中度拥挤,上下颌牙列中线与面中线基本一致,46 残冠（图 4-2-2D~H）。

3. 影像学及头影测量分析

（1）影像学分析:骨性Ⅱ类,均角,下颌前牙唇倾,上颌前突,下颌后缩。18、28、38、48 阻生。上下颌前牙唇侧骨皮质薄,局部骨开窗、骨开裂（图 4-2-3）。

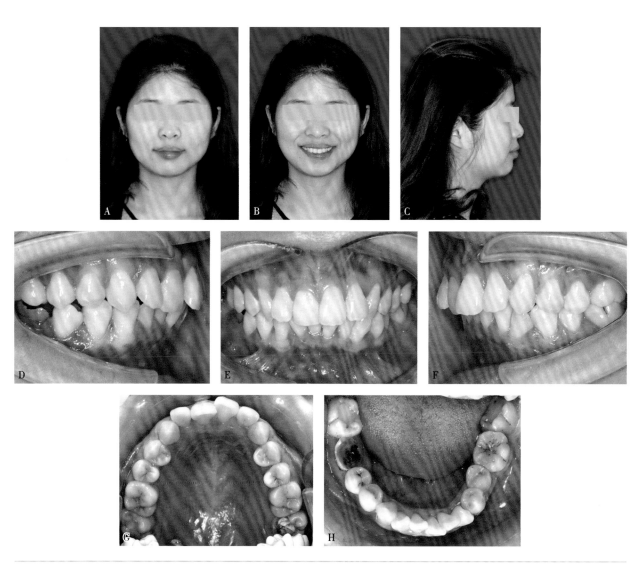

图 4-2-2 治疗前

A. 正面像；B. 正面微笑像；C. 侧面像；D. 右侧面观；E. 正面观；F. 左侧面观；G. 上颌𬌗面观；H. 下颌𬌗面观

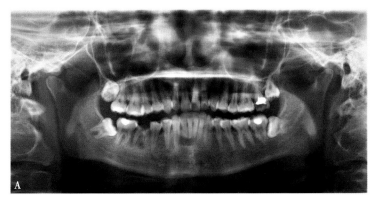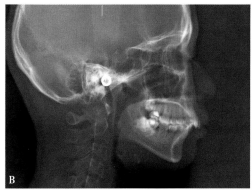

图 4-2-3　治疗前影像学检查

A. 全口牙位曲面体层片；B. X 线头影测量侧位片

（2）头影测量分析（表 4-2-1）。

表 4-2-1　头影测量数据

测量项目	测量值	正常值
SNA/°	85.3	83.1±2.7
SNB/°	77.0	80.3±2.6
ANB/°	8.3	2.7±1.8
MP-SN/°	34.2	32.6±6.9
FH-MP/°	28.6	25.5±4.8
OP-SN/°	13.3	16.4±4.1
后前面高比/%	66.2	69.0±4.6
U1-SN/°	107.0	103.4±5.5
L1-MP/°	98.9	96.3±5.4
U1-L1/°	118.5	129.1±7.1
UL-E/mm	1.5	−1.6±1.5
LL-E/mm	3.0	−0.2±1.9

4. 问题列表和治疗计划　患者为骨性Ⅱ类，双唇前突，均角，上颌前突，下颌后缩，颏部外形不明显，下颌前牙唇倾，46 残冠，38、48 近中阻生，拔除 14、24、34、46，内收上下颌前牙。仅从解决下颌前牙拥挤的角度考虑，应当拔除 44，但 46 残冠、慢性根尖周炎，舌侧断面位于龈下，无法保留，故右下区拔除 46、47 代 46，48 代 47。上颌种植体支抗内收前牙，下颌切牙排齐整平后维持矢状向位置不变，上颌切牙内收至与下颌切牙建立正常覆盖。

5. 治疗过程

（1）按顺序更换镍钛弓丝排齐上下颌牙列，随后换至 0.019 英寸×0.025 英寸弓丝，为获得良好的控根效果，在上颌侧切牙与尖牙之间弯制水平曲，切牙段加正转矩。45、47 间 T 形曲可在整平下颌牙列的同时关闭 46 拔牙间隙（图 4-2-4）。

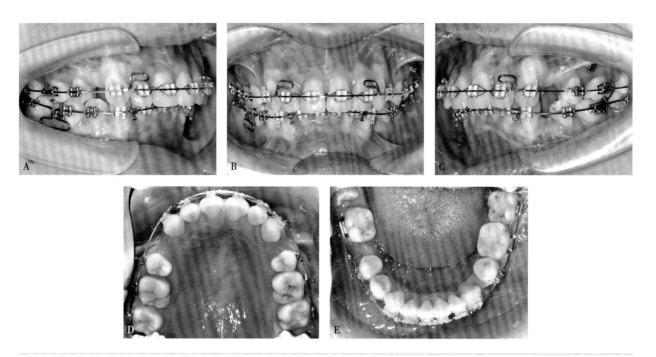

图 4-2-4 排齐整平上下颌牙列
A. 右侧面观；B. 正面观；C. 左侧面观；D. 上颌𬌗面观；E. 下颌𬌗面观

（2）0.019 英寸×0.025 英寸弓丝关闭拔牙间隙，右侧下颌拔牙间隙剩余 2mm，48 萌出、近中倾斜，此时下颌换回镍钛圆丝，开始直立排齐 48（图 4-2-5）。

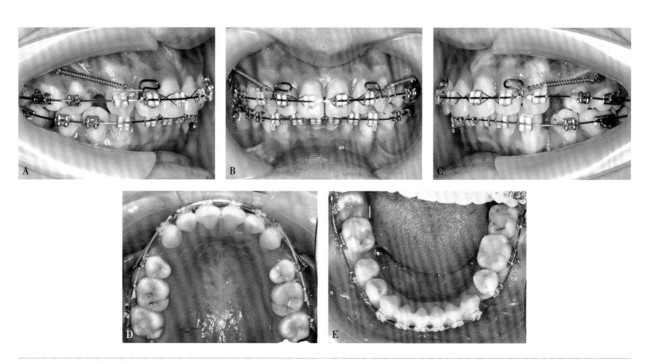

图 4-2-5 上颌关闭拔牙间隙，直立排齐 48
A. 右侧面观；B. 正面观；C. 左侧面观；D. 上颌𬌗面观；E. 下颌𬌗面观

（3）48直立排齐，下颌间隙基本关闭，0.019英寸×0.025英寸弓丝继续关闭上颌拔牙间隙，此时侧貌已明显改善（图4-2-6）。

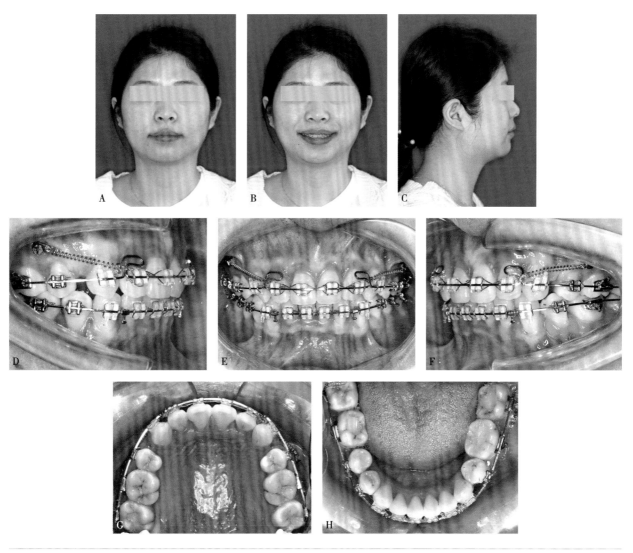

图4-2-6　下颌间隙关闭，48直立排齐，继续关闭上颌拔牙间隙
A. 正面像；B. 正面微笑像；C. 侧面像；D. 右侧面观；E. 正面观；F. 左侧面观；G. 上颌殆面观；H. 下颌殆面观

6. 治疗结果　矫治28个月，上下颌牙间隙关闭，双侧尖牙及左侧磨牙建立中性关系，右侧磨牙建立完全远中关系，侧貌由突面型变为直面型，鼻唇、颏唇美学均良好（图4-2-7）。

7. 影像学及头影测量分析

（1）影像学分析：牙根平行，牙槽骨、牙根无明显吸收（图4-2-8）。

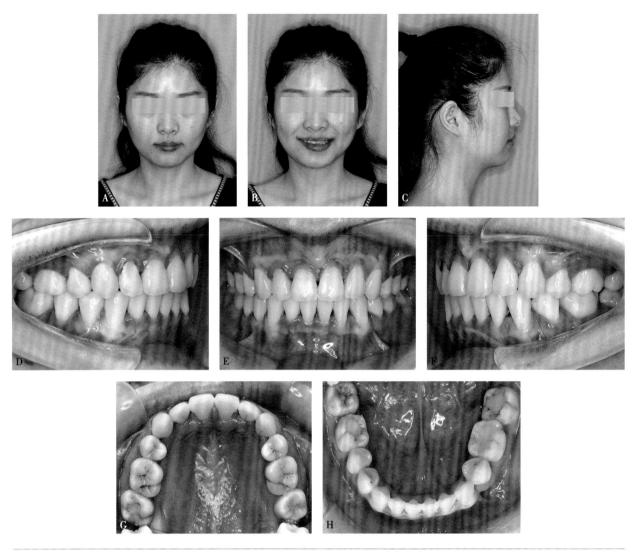

图 4-2-7　28 个月后矫治结束

A. 正面像；B. 正面微笑像；C. 侧面像；D. 右侧面观；E. 正面观；F. 左侧面观；G. 上颌𬌗面观；H. 下颌𬌗面观

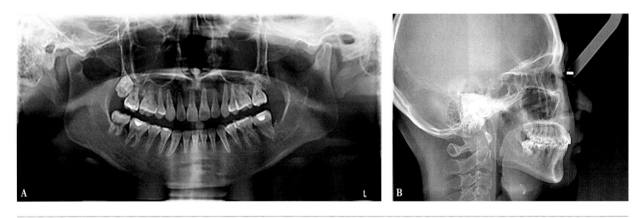

图 4-2-8　治疗后影像学检查

A. 全口牙位曲面体层片；B. X 线头影测量侧位片

（2）头影测量分析（表4-2-2,图4-2-9）

表4-2-2　治疗前后头影测量数据

测量项目	治疗前	治疗后	正常值
SNA/°	85.3	82.9	83.1±2.7
SNB/°	77.0	76.1	80.3±2.6
ANB/°	8.3	6.8	2.7±1.8
MP-SN/°	34.2	36.1	32.6±6.9
FH-MP/°	28.6	31.0	25.5±4.8
OP-SN/°	13.3	19.5	16.4±4.1
后前面高比/%	66.2	66.1	69.0±4.6
U1-SN/°	107.0	100.0	103.4±5.5
L1-MP/°	98.9	95.4	96.3±5.4
U1-L1/°	118.5	128.0	129.1±7.1
UL-E/mm	1.5	−1.0	−1.6±1.5
LL-E/mm	3.0	0.0	−0.2±1.9

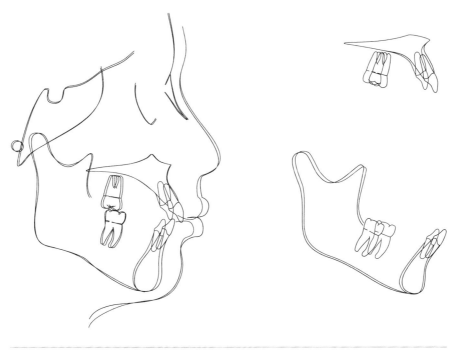

图4-2-9　治疗前后头影重叠图
蓝色线条示治疗前,红色线条示治疗后（因46拔除,重叠图中的下颌磨牙为47）

8. 治疗全过程侧貌变化（图 4-2-10）

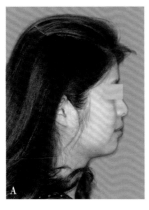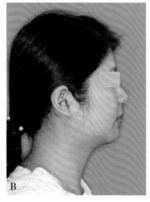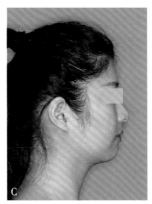

图 4-2-10　治疗全过程侧貌变化
A. 治疗前侧面像；B. 治疗中侧面像；C. 治疗后侧面像

9. 矫治经验与体会　患者突面型，SNA 为 85.3°，SNB 为 77.0°，ANB 为 8.3°，诊断为骨性 Ⅱ 类错𬌗畸形，上颌前突伴下颌后缩。从头影测量数据分析，该患者首选方案为正畸-正颌联合治疗，患者拒绝手术。分析患者的软组织特点，发现该突面畸形患者的鼻唇角小，颏部软组织轮廓尚可，可通过内收上下颌前牙来内收上下唇，改善鼻唇关系和颏部轮廓。该患者虽然存在较严重的上下颌骨矢状向关系不调，但软组织轮廓代偿较好，因而可以选择掩饰性治疗。患者前牙 Ⅱ 度深覆𬌗，覆盖 6mm，上颌前牙内收过程中应采用整体移动，因此我们在上颌使用 0.019 英寸×0.025 英寸不锈钢方丝，前牙区弯制水平曲，以维持切牙正常转矩。

（四）高角型突面畸形的舌侧矫治病例

患者，女性，26 岁，主诉"侧貌不美观"。

1. 口外检查　患者突面型，下颌后缩，高角，颏部短小（图 4-2-11A~C）。

2. 口内检查　左侧磨牙中性关系，右侧磨牙完全远中关系，左侧尖牙中性关系，右侧尖牙尖对尖关系，前牙覆𬌗正常，前牙覆盖 3.5mm，下颌前牙唇倾，上下颌牙列轻度拥挤，上颌牙列中线左偏，下颌牙列中线右偏（图 4-2-11D~H）。

3. 影像学及头影测量分析

（1）影像学分析：骨性 Ⅱ 类，均角（有高角倾向），下颌后缩，下颌前牙唇倾。48 阻生。下颌前牙唇侧骨皮质薄，局部骨开窗、骨开裂（图 4-2-12）。

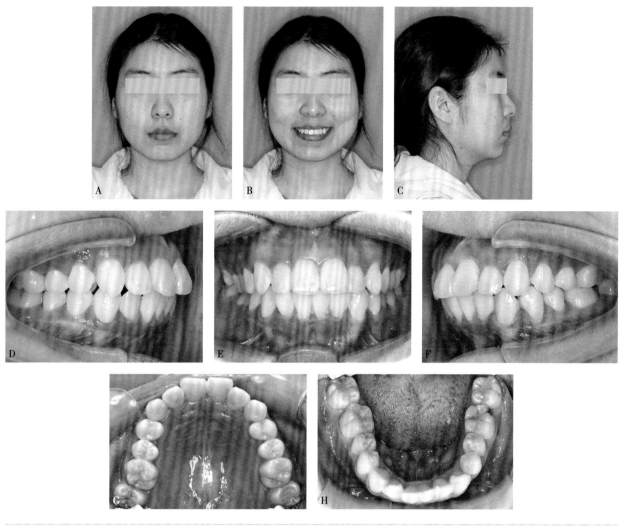

图 4-2-11　治疗前
A. 正面像；B. 正面微笑像；C. 侧面像；D. 右侧面观；E. 正面观；F. 左侧面观；G. 上颌殆面观；H. 下颌殆面观

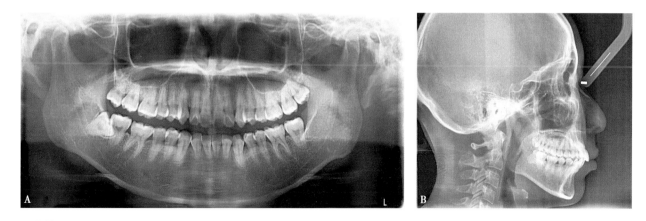

图 4-2-12　治疗前影像学检查
A. 全口牙位曲面体层片；B. X 线头影测量侧位片

（2）头影测量分析（表4-2-3）

表4-2-3 头影测量数据

测量项目	测量值	正常值
SNA/°	83.9	83.1±2.7
SNB/°	75.9	80.3±2.6
ANB/°	8.0	2.7±1.8
MP-SN/°	40.0	32.6±6.9
FH-MP/°	35.1	25.5±4.8
OP-SN/°	21.1	16.4±4.1
后前面高比/%	63.2	69.0±4.6
U1-SN/°	102.6	103.4±5.5
L1-MP/°	106.4	96.3±5.4
U1-L1/°	113.0	129.1±7.1
UL-E/mm	1.0	−1.6±1.5
LL-E/mm	2.8	−0.2±1.9

4. 问题列表和治疗计划 患者为骨性Ⅱ类,下颌后缩,均角,颏部外形不明显,下颌前牙唇倾,48近中阻生,拔除14、24、34、45,内收上下颌前牙。采用舌侧矫治,颌内支抗内收前牙,纠正磨牙关系和尖牙关系,纠正中线。

5. 治疗过程

（1）粘接个性化舌侧矫治器,按顺序更换镍钛弓丝,排齐上下颌牙列（图4-2-13）。

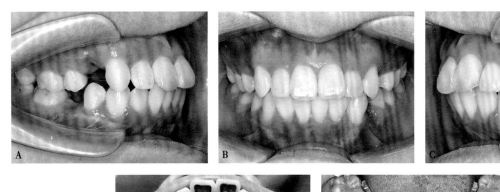
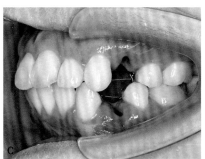
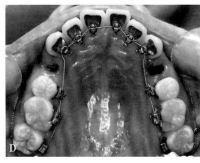
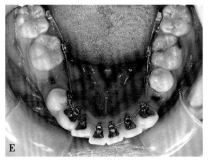

图4-2-13 粘接舌侧矫治器,排齐上下颌牙列
A. 右侧面观;B. 正面观;C. 左侧面观;D. 上颌𬌗面观;E. 下颌𬌗面观

（2）0.017 英寸 ×0.025 英寸不锈钢丝关闭拔牙间隙（图 4-2-14）。

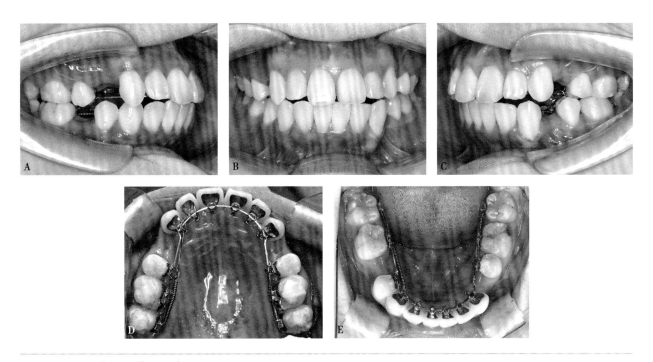

图 4-2-14　上下颌关闭拔牙间隙
A. 右侧面观；B. 正面观；C. 左侧面观；D. 上颌𬌗面观；E. 下颌𬌗面观

（3）下颌间隙基本关闭，此时侧貌已明显改善（图 4-2-15）。

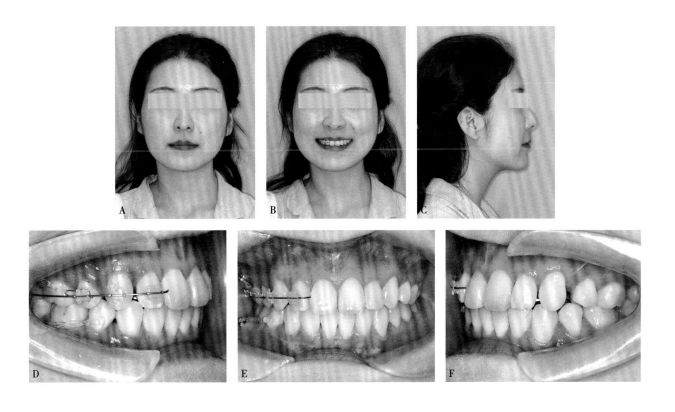

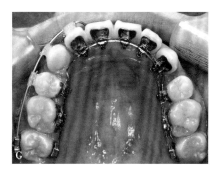
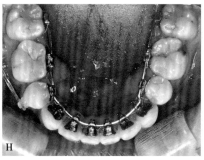

图 4-2-15　下颌间隙关闭,继续关闭上颌拔牙间隙
A.正面像;B.正面微笑像;C.侧面像;D.右侧面观;E.正面观;F.左侧面观;G.上颌𬌗面
观;H.下颌𬌗面观

6. 治疗结果　上下颌牙列间隙关闭,双侧尖牙及磨牙建立中性关系,下颌平面角减小,侧貌由突面型变为直面型,鼻唇、颏唇美学均良好(图 4-2-16)。

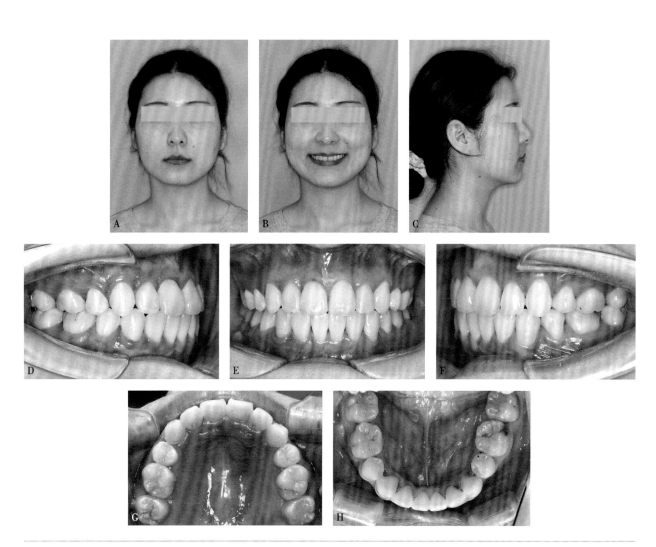

图 4-2-16　矫治结束
A.正面像;B.正面微笑像;C.侧面像;D.右侧面观;E.正面观;F.左侧面观;G.上颌𬌗面观;H.下颌𬌗面观

7. 影像学及头影测量分析

（1）影像学分析：牙根平行，牙槽骨、牙根无明显吸收（图4-2-17）。

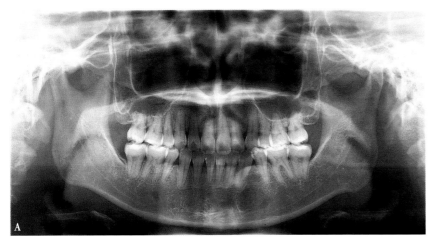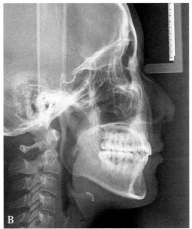

图 4-2-17　治疗后影像学检查
A. 全口牙位曲面体层片；B. X线头影测量侧位片

（2）头影测量分析（表4-2-4，图4-2-18）

表 4-2-4　治疗前后头影测量数据

测量项目	治疗前	治疗后	正常值
SNA/°	83.9	81.9	83.1±2.7
SNB/°	75.9	76.1	80.3±2.6
ANB/°	8.0	5.8	2.7±1.8
MP-SN/°	40.0	37.1	32.6±6.9
FH-MP/°	35.1	31.6	25.5±4.8
OP-SN/°	21.1	20.9	16.4±4.1
后前面高比/%	63.2	64.6	69.0±4.6
U1-SN/°	102.6	99.5	103.4±5.5
L1-MP/°	106.4	95.2	96.3±5.4
U1-L1/°	113.0	127.9	129.1±7.1
UL-E/mm	1.0	−2.0	−1.6±1.5
LL-E/mm	2.8	−1.0	−0.2±1.9

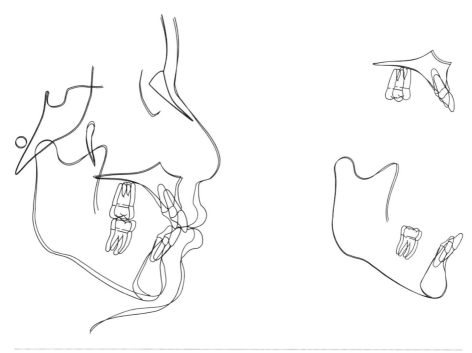

图 4-2-18　治疗前后头影重叠图

蓝色线条示治疗前,红色线条示治疗后

8. 治疗全过程侧貌变化(图 4-2-19)

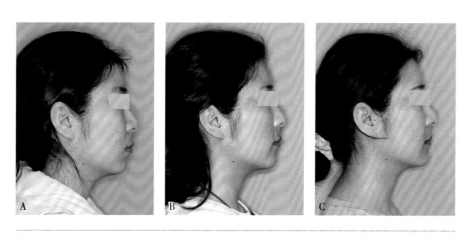

图 4-2-19　治疗全过程侧貌变化

A.治疗前侧面像;B.治疗中侧面像;C.治疗后侧面像

9. 矫治经验与体会　患者突面型,SNA 为 83.9°,SNB 为 75.9°,ANB 为 8.0°,诊断为骨性Ⅱ类错殆畸形,下颌后缩;MP-SN 为 40.0°,FH-MP 为 35.1°,高角倾向,颏部短小。从头影测量数据分析,该患者首选正畸-正颌联合治疗,患者拒绝手术,且对矫治全程的美观要求较高。舌侧矫治强大的支抗适用于突面畸形患者,舌侧矫治使用的带状弓有利于磨牙的垂直向控制,通过磨牙近中移动,降低后牙高度,引导下颌骨发生逆时针旋转,能有效改善颏部形态,适用于有高角倾向的突面畸形患者。因此本病例选用了舌侧矫治,治疗后下颌平面角减小,下颌发生逆时针旋转,侧貌显著改善。

二、种植体支抗在前磨牙拔除病例的应用

（一）机制分析

对于需要大量内收前牙的情况，滑动法关闭间隙时会使用种植体支抗。种植体支抗滑动法与常规滑动法的受力情况有所不同。常规滑动法缺隙近中的牙受到顺时针旋转的力矩，缺隙远中的牙受到逆时针旋转的力矩，因此前磨牙区会出现小开𬌗，需要在弓丝上弯制摇椅弓对抗。种植体支抗滑动法关闭间隙时，缺隙近中的牙同样受到了顺时针旋转的力矩，但由于种植体支抗内收的力 F 存在一个垂直向上的分力 F_1，F_1 对前牙段产生的逆时针力矩抵消了一部分顺时针旋转的力矩，因而前牙段弓丝的顺时针弯曲要小于常规滑动法。但是拔牙间隙远中的牙没有受到近中方向的力，还受到一个远中向的摩擦力，使得后牙段也受到了顺时针旋转的力矩，因此整个弓丝发生了顺时针旋转，前牙区覆𬌗加深，后牙区易出现开𬌗（图 4-2-20）。当上下颌同时使用种植体支抗辅助滑动法关闭间隙时，这种效应会加倍，为了对抗前牙深覆𬌗和后牙开𬌗的副作用，可通过使用长牵引钩或将种植体支抗加力点延伸至颊管高度，使牵引力与弓丝平行，消除垂直分力。种植体支抗关闭间隙时，应注意使用持续轻力，否则持续重力下压力侧牙槽骨改建跟不上颌牙根移动的速度，牙根腭侧牙槽骨会发生严重破坏。

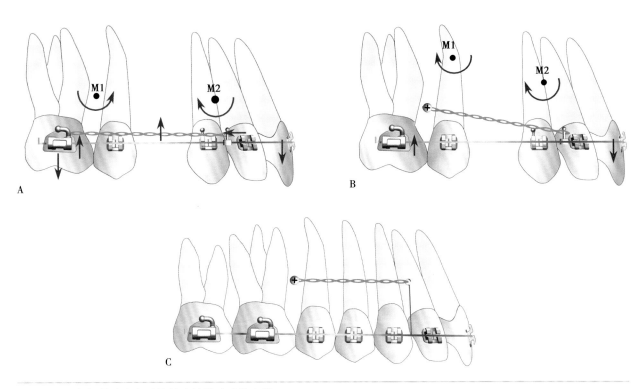

图 4-2-20　常规滑动法与种植体支抗滑动法的比较
A.常规滑动法；B.种植体支抗滑动法（短牵引钩）；C.种植体支抗滑动法（长牵引钩）

（二）临床应用

1. 需要最大限度内收前牙　严重突面畸形，或伴有不同程度拥挤的轻、中度突面畸形，需要实现完全前牙内收而后牙矢状向位置不变时，种植体支抗可植入第二前磨牙和第一磨牙之间，或第一磨牙和第二磨牙之间（图 4-2-21）。

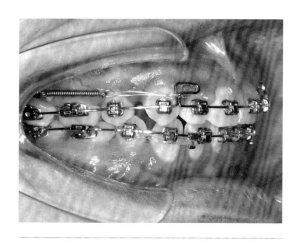

图 4-2-21　种植体支抗辅助内收前牙

2. 需要磨牙远移　严重突面畸形伴中、重度拥挤,或因牙体、牙周问题而不得不拔除第二前磨牙的突面畸形患者,或缺失多年已发生磨牙近中移动的情况,排齐整平后剩余的拔牙间隙小于目标内收量,在关闭拔牙间隙后,需要通过远移磨牙实现进一步的前牙内收(图 4-2-22)。种植体一般植入第一磨牙近中,尽可能靠近第一磨牙,防止第一磨牙前方的牙根在远移过程中与种植体支抗发生碰撞。远移量较大时,也可以将种植体支抗植入颊牙槽嵴,完全避开牙根。

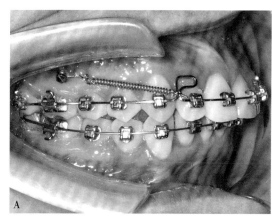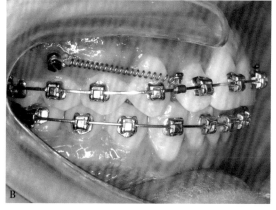

图 4-2-22　种植体支抗辅助远移磨牙
A. 上颌牙列开始整体远移;B. 上颌牙列整体远移完成

3. 中线严重偏斜　不对称缺牙或乳牙早失会引起明显的中线偏斜,偏斜的中线需要在间隙关闭的过程中纠正,会消耗间隙,增加切牙内收的压力。以中线往左偏斜为例,种植体支抗可植入右侧后牙区增强支抗,有利于前牙向右后方内收,也可植入左侧前牙区消耗间隙增加左侧磨牙近中移动。单侧运用种植体支抗时,种植体支抗植入部位应尽可能接近𬌗平面,使牵引力线与𬌗平面平行,避免垂直分力导致的𬌗平面偏斜(图 4-2-23)。

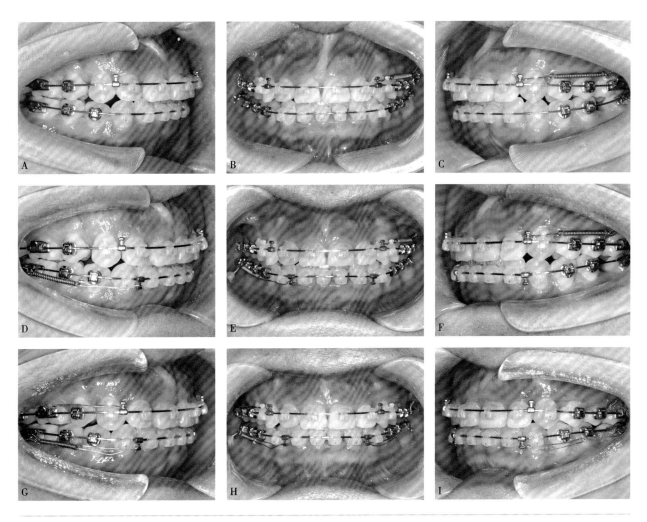

图 4-2-23　种植体支抗辅助纠正中线偏斜

A~C. 左侧上颌种植体支抗纠正上中线右偏；D~F. 右侧下颌种植体支抗同时纠正下中线左偏；G~I. 上下中线对齐，双侧尖牙建立中性关系

　　4. 需要压低牙齿　露龈微笑的患者可在双侧中切牙与侧切牙之间植入种植体支抗用于压低前牙，长期缺牙导致对颌牙伸长的情况可使用种植体支抗实现伸长牙的绝对压低，𬌗平面偏斜的患者可通过种植体支抗压低伸长的牙列，改善偏斜程度（图 4-2-24）。

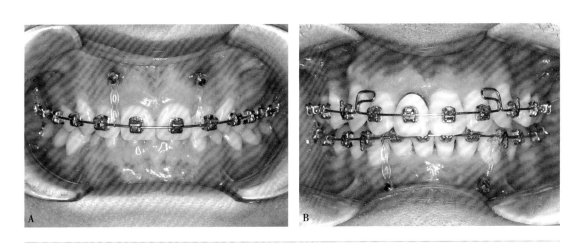

图 4-2-24　种植体支抗辅助压低前牙

A. 种植体支抗辅助压低上颌前牙；B. 种植体支抗辅助压低下颌前牙

（三）种植体支抗辅助内收的拔牙矫治病例

患者，女性，23岁，主诉"门牙前突"。

1. 口外检查　面部基本对称，突面型，均角，鼻唇角小，颏部外形不佳（图4-2-25A~C）。

2. 口内检查　双侧磨牙中性关系，双侧尖牙远中关系，前牙覆盖3.5mm，覆𬌗2mm。上颌牙列轻度拥挤，下颌牙列中度拥挤。Spee曲线曲度4mm（图4-2-25D~H）。

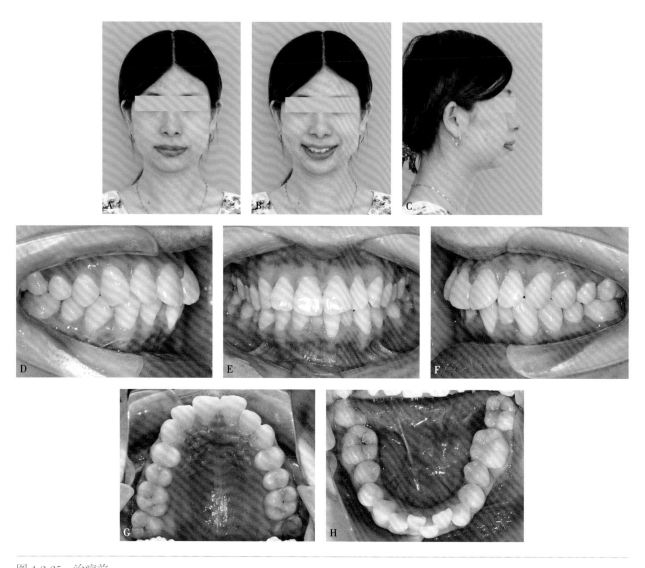

图4-2-25　治疗前

A.正面像；B.正面微笑像；C.侧面像；D.右侧面观；E.正面观；F.左侧面观；G.上颌𬌗面观；H.下颌𬌗面观

3. 影像学及头影测量分析

（1）影像学分析：骨性Ⅱ类，上颌前突，均角，下颌前牙唇倾，下颌后缩。牙槽骨轻度吸收，左侧髁突形态欠佳（图4-2-26）。

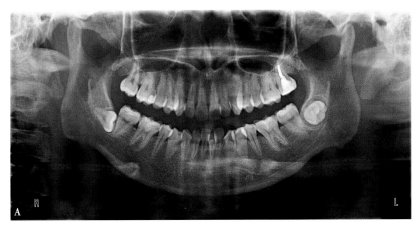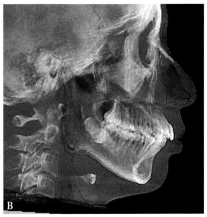

图 4-2-26　治疗前影像学检查

A. 全口牙位曲面体层片；B. X 线头影测量侧位片

（2）头影测量分析（表 4-2-5）

表 4-2-5　头影测量数据

测量项目	测量值	正常值
SNA/°	87.0	83.1±2.7
SNB/°	80.3	80.3±2.6
ANB/°	6.7	2.7±1.8
MP-SN/°	32.3	32.6±6.9
FH-MP/°	24.4	25.5±4.8
OP-SN/°	23.8	16.4±4.1
后前面高比/%	67.9	69.0±4.6
U1-SN/°	110.1	103.4±5.5
L1-MP/°	100.1	96.3±5.4
U1-L1/°	117.4	129.1±7.1
UL-E/mm	1.5	−1.6±1.5
LL-E/mm	4.1	−0.2±1.9

4. 问题列表和治疗计划　患者为骨性Ⅱ类，上颌前突伴下颌后缩，突面型，均角，上颌牙列轻度拥挤，下颌牙列中度拥挤，下颌前牙唇倾，颏部外形不明显。患者 SNA 为 87°，但从 SN 平面、鼻唇角、气道各因素综合分析，患者骨型主要表现为下颌后缩。拔除 14、24、34、44，上颌种植体加强支抗，内收上下颌前牙，建立磨牙及尖牙中性关系，配合肌功能训练，改善鼻唇、颏唇美学。

5. 治疗过程

（1）按顺序更换镍钛弓丝排齐上下颌牙列,随后换至 0.019 英寸×0.025 英寸不锈钢丝,为获得良好的控根效果,用长牵引钩辅助种植体支抗关闭间隙（图 4-2-27 ）。

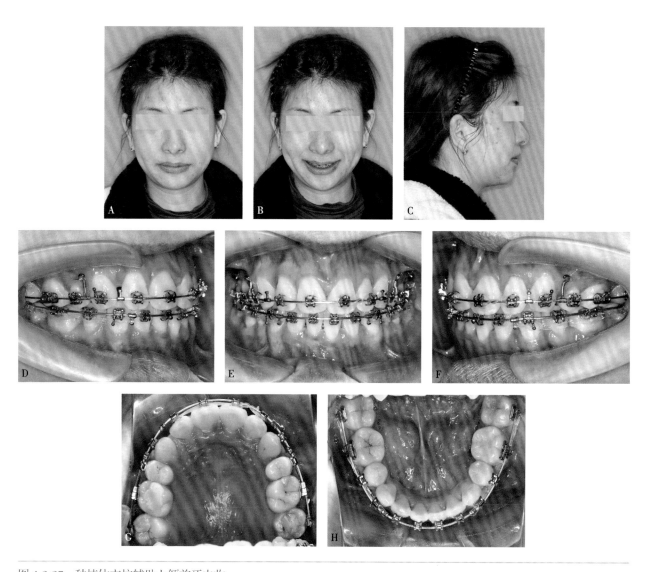

图 4-2-27　种植体支抗辅助上颌前牙内收
A. 正面像；B. 正面微笑像；C. 侧面像；D. 右侧面观；E. 正面观；F. 左侧面观；G. 上颌𬌗面观；H. 下颌𬌗面观

（2）0.019英寸×0.025英寸不锈钢丝关闭间隙,建立磨牙、尖牙的中性关系(图4-2-28)。

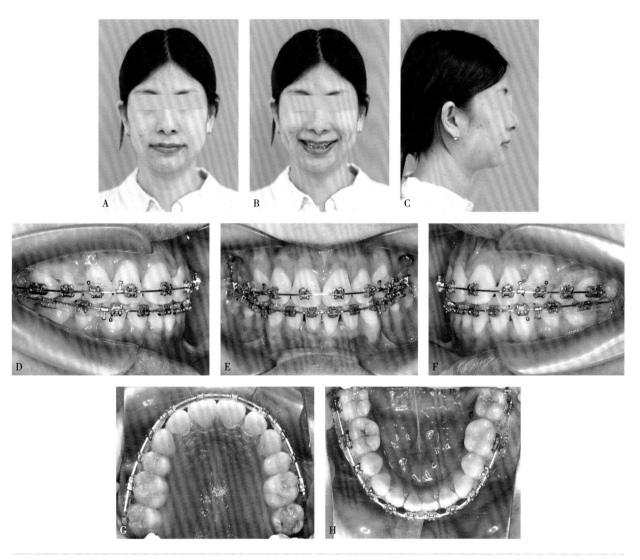

图4-2-28　上下颌前牙内收完成,侧貌明显改善
A.正面像;B.正面微笑像;C.侧面像;D.右侧面观;E.正面观;F.左侧面观;G.上颌𬌗面观;H.下颌𬌗面观

6. 治疗结果 上下颌牙列排齐整平,牙弓中线对正,上颌前牙转矩表达正常,前牙覆𬌗、覆盖正常,双侧磨牙和尖牙为中性关系,患者侧貌明显改善,鼻唇、颏唇美学效果均良好(图 4-2-29)。

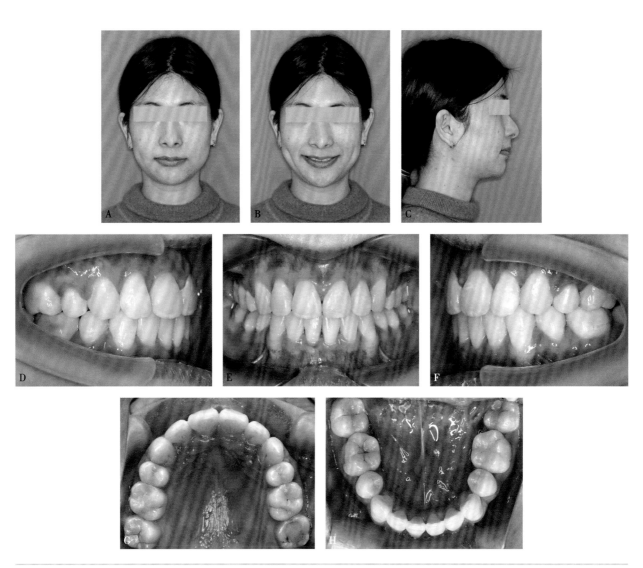

图 4-2-29 矫治结束
A. 正面像;B. 正面微笑像;C. 侧面像;D. 右侧面观;E. 正面观;F. 左侧面观;G. 上颌𬌗面观;H. 下颌𬌗面观

7. 影像学及头影测量分析

（1）影像学分析：牙根平行，牙槽骨、牙根无明显吸收（图 4-2-30）。

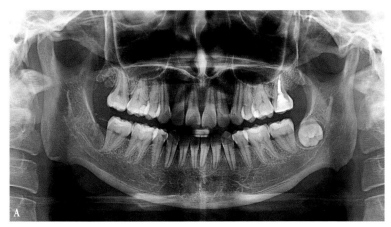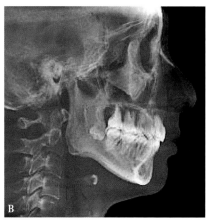

图 4-2-30　治疗后影像学检查
A. 全口牙位曲面体层片；B. X 线头影测量侧位片

（2）头影测量分析（表 4-2-6，图 4-2-31）

表 4-2-6　治疗前后头影测量数据

测量项目	治疗前	治疗后	正常值
SNA/°	87.0	85.2	83.1±2.7
SNB/°	80.3	80.0	80.3±2.6
ANB/°	6.7	5.2	2.7±1.8
MP-SN/°	32.3	32.5	32.6±6.9
FH-MP/°	24.4	25.0	25.5±4.8
OP-SN/°	23.8	24.7	16.4±4.1
后前面高比/%	67.9	67.6	69.0±4.6
U1-SN/°	110.1	97.9	103.4±5.5
L1-MP/°	100.1	92.2	96.3±5.4
U1-L1/°	117.4	141.4	129.1±7.1
UL-E/mm	1.5	−2.0	−1.6±1.5
LL-E/mm	4.1	−0.3	−0.2±1.9

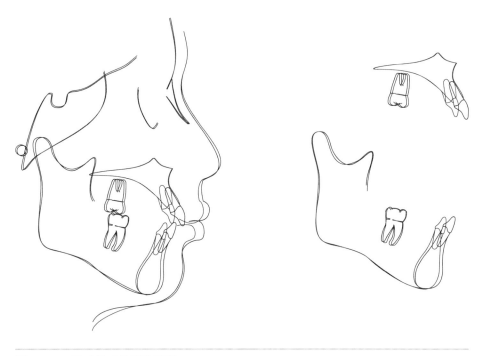

图 4-2-31　治疗前后头影重叠图

蓝色线条示治疗前,红色线条示治疗后

8. 治疗全过程侧貌变化(图 4-2-32)

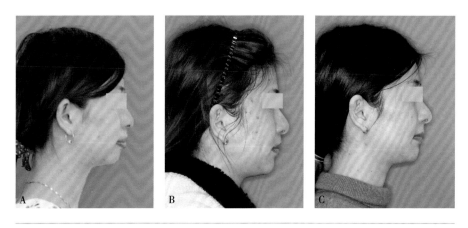

图 4-2-32　治疗全过程侧貌变化

A.治疗前侧面像;B.治疗中侧面像;C.治疗后侧面像

9. 矫治经验与体会　患者突面型,SNA 为 87°,SNB 为 80.3°,ANB 为 6.7°,诊断为骨性Ⅱ类错𬌗畸形;MP-SN 为 32.3°,FH-MP 为 24.4°,均角,颏部形态差。头影测量数据结合侧貌分析,该患者矢状骨面型为上颌前突伴下颌后缩,可通过正畸治疗改善唇突度和颏部形态。在治疗设计上,种植体支抗辅助内收上颌前牙,配合高位牵引钩有利于维持前牙转矩,防止覆𬌗加深,实现前牙整体内收。治疗中应减少颌间牵引的使用,维持下颌平面角,防止颏部发生顺时针旋转。

三、种植体支抗辅助非拔牙病例的牙列整体远中移动

（一）适应证

随着人们对面型美观的要求越来越高,口腔正畸医师对矫治方案的制订应当是严谨而慎重的。从社会心理因素来看,中老年患者和担心"瘪嘴"的患者即便表现为突面畸形,也应谨慎拔牙。除常规的拥挤度、突度分析之外,还要分析整平牙列和改善前后牙转矩需要的间隙,分析患者的主诉、年龄、软组织特点、垂直骨面型、参考患者的疗效期望值,综合评价鼻高度、鼻唇角、唇厚度、颏部形态、颧骨突度等软组织特点。软组织方面,鼻子较挺、鼻唇角偏大、鼻外翻、薄唇、颏部和颧骨突出、颊部存在凹陷的突面畸形患者制订拔牙方案应尽可能保守,在切牙内收量不大的情况下尽量采取不拔牙矫治,并在制订矫治方案时就治疗后发生的软组织变化与患者进行充分沟通。伴有牙周炎且前突不严重的病例应选择不拔牙矫治,必要时邻面去釉解除局部拥挤,还可减小"黑三角"。对于以上不支持拔牙矫治的突面畸形患者,可采用种植体支抗整体远中移动牙列,纠正前突和深覆盖。种植体支抗植入第一磨牙近中颊根根方外侧的颧牙槽嵴下区,可避开牙根,实现上颌牙列的整体远中移动。

对于骨性Ⅱ类患者的掩饰性治疗,磨牙关系为完全远中或接近完全远中,上颌牙弓前突,下颌牙列拥挤度不大的成人患者,仅拔除 2 颗上颌第一前磨牙,利用种植体支抗内收下颌前牙,能建立完全远中的磨牙关系,同时纠正深覆盖、改善侧貌。轻度骨性Ⅲ类患者,上颌牙列无明显拥挤不适合拔牙矫治,下颌牙列拥挤或前突时,可以通过种植体支抗整体远移下颌牙列来建立正常覆𬌗、覆盖。为避开牙根,种植体支抗一般植入下颌第一、第二磨牙颊侧的外斜线处。

（二）种植体支抗辅助非拔牙的上颌牙列整体远移病例

患者,女性,28 岁,主诉"门牙前突",曾在外院正畸治疗,对治疗效果不满意。

1. 口外检查　面部基本对称,突面型,颧骨高,颊部凹陷(图 4-2-33A~C)。

2. 口内检查　左侧磨牙远中尖对尖关系,右侧中性关系,左侧尖牙远中尖对尖关系,右侧尖牙中性偏远中关系,前牙覆盖 3.5mm,覆𬌗 2.5mm。下颌牙列中线左偏 1mm,上下颌牙列轻度拥挤(图 4-2-33D~H)。

3. 影像学及头影测量分析

（1）影像学分析:骨性Ⅰ类,均角,下颌前牙唇倾,牙槽骨轻度吸收(图 4-2-34)。

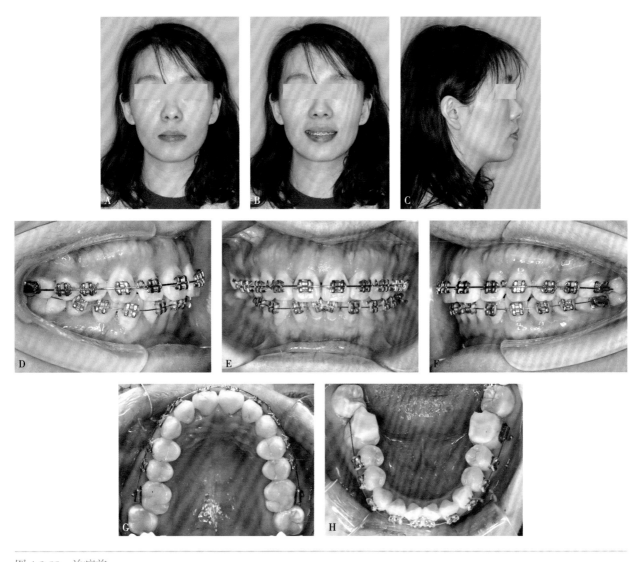

图 4-2-33 治疗前

A. 正面像；B. 正面微笑像；C. 侧面像；D. 右侧面观；E. 正面观；F. 左侧面观；G. 上颌𬌗面观；H. 下颌𬌗面观

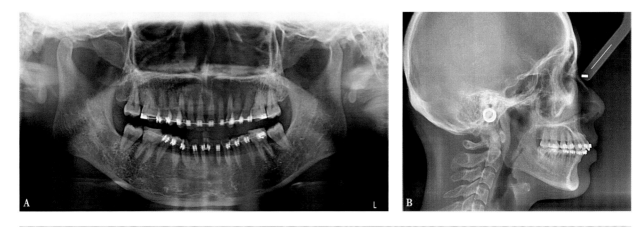

图 4-2-34 治疗前影像学检查

A. 全口牙位曲面体层片；B. X 线头影测量侧位片

（2）头影测量分析（表4-2-7）

表4-2-7　头影测量数据

测量项目	测量值	正常值
SNA/°	79.3	83.1±2.7
SNB/°	75.1	80.3±2.6
ANB/°	4.2	2.7±1.8
MP-SN/°	35.0	32.6±6.9
FH-MP/°	27.7	25.5±4.8
OP-SN/°	17.2	16.4±4.1
后前面高比/%	65.5	69.0±4.6
U1-SN/°	109.4	103.4±5.5
L1-MP/°	102.1	96.3±5.4
U1-L1/°	114.5	129.1±7.1
UL-E/mm	−0.2	−1.6±1.5
LL-E/mm	1.5	−0.2±1.9

4. 问题列表和治疗计划　患者为突面型,颧骨高,颊部凹陷,唇颏关系不佳。采取不拔牙矫治,上颌种植体辅助上颌牙列整体远移,建立磨牙及尖牙中性关系,改善面型,改善颏唇美学。

5. 治疗过程

（1）按顺序更换镍钛弓丝排齐上下颌牙列,随后换至 0.019 英寸×0.025 英寸不锈钢丝,种植体支抗靠近上颌第一磨牙近颊根植入,整体远移上颌牙列（图 4-2-35 ）。

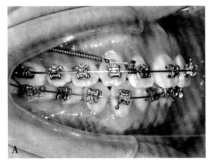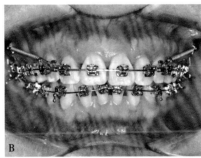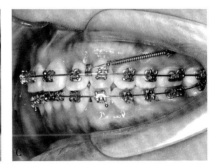
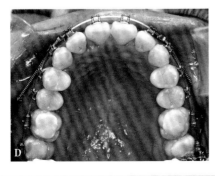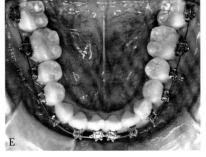

图4-2-35　种植体支抗整体内收上颌牙列,改善磨牙、尖牙关系
A. 右侧面观；B. 正面观；C. 左侧面观；D. 上颌𬌗面观；E. 下颌𬌗面观

（2）患者前牙 Bolton 比偏大，且下颌前牙区解除拥挤后"黑三角"变大，为了协调前牙覆盖和磨牙尖牙关系，下颌切牙片切后用 0.018 英寸不锈钢圆丝弯制带圈关闭曲关闭间隙（图 4-2-36）。

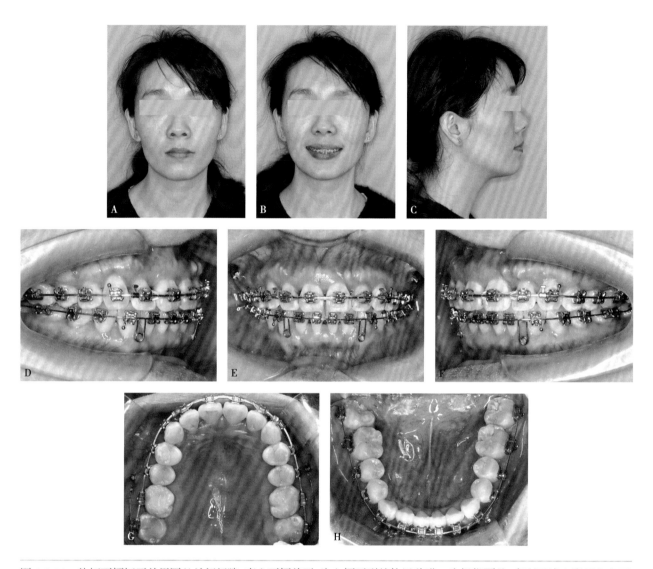

图 4-2-36　片切下颌切牙并用圆丝关闭间隙，直立下颌前牙，为上颌牙列整体远移进一步提供覆盖，有利于建立磨牙和尖牙的中性关系
A. 正面像；B. 正面微笑像；C. 侧面像；D. 右侧面观；E. 正面观；F. 左侧面观；G. 上颌𬌗面观；H. 下颌𬌗面观

6. 治疗结果　上下颌牙列排齐整平，牙弓中线对正，前牙覆𬌗、覆盖正常，双侧磨牙、尖牙均为中性关系，患者侧貌改善，但没有加重颏部凹陷的情况（图 4-2-37）。

7. 影像学及头影测量分析

（1）影像学分析：牙根平行，牙槽骨、牙根无明显吸收（图 4-2-38）。

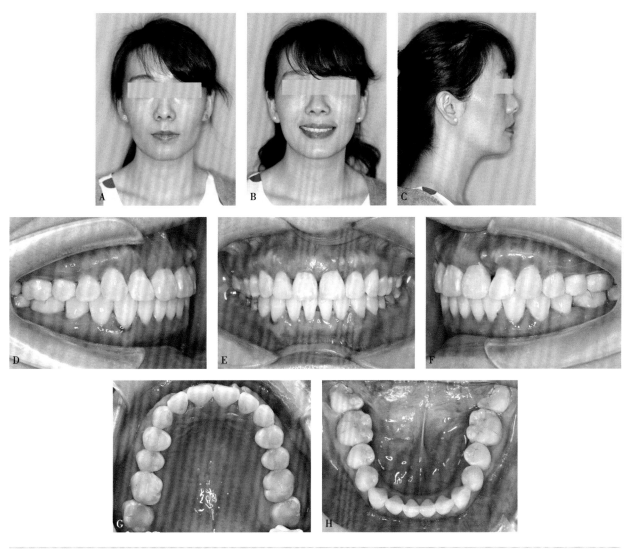

图 4-2-37　治疗后
A. 正面像；B. 正面微笑像；C. 侧面像；D. 右侧面观；E. 正面观；F. 左侧面观；G. 上颌𬌗面观；H. 下颌𬌗面观

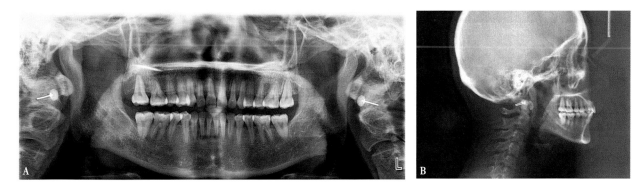

图 4-2-38　治疗后影像学检查
A. 全口牙位曲面体层片；B. X 线头影测量侧位片

（2）头影测量分析（表4-2-8，图4-2-39）

表 4-2-8 治疗前后头影测量数据

测量项目	治疗前	治疗后	正常值
SNA/°	79.3	78.1	83.1±2.7
SNB/°	75.1	75.0	80.3±2.6
ANB/°	4.2	3.1	2.7±1.8
MP-SN/°	35.0	34.2	32.6±6.9
FH-MP/°	27.7	26.5	25.5±4.8
OP-SN/°	17.2	17.4	16.4±4.1
后前面高比/%	65.5	66.5	69.0±4.6
U1-SN/°	109.4	102.3	103.4±5.5
L1-MP/°	102.1	95.8	96.3±5.4
U1-L1/°	114.5	128.3	129.1±7.1
UL-E/mm	−0.2	−2.2	−1.6±1.5
LL-E/mm	1.5	−0.6	−0.2±1.9

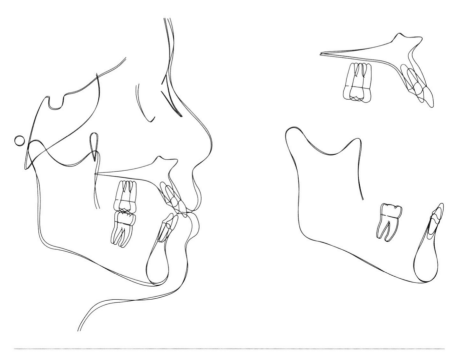

图 4-2-39 治疗前后头影重叠图
蓝色线条示治疗前，红色线条示治疗后

8. 治疗全过程侧貌变化（图 4-2-40）

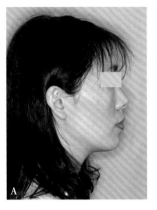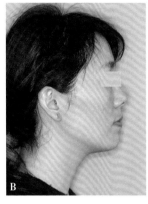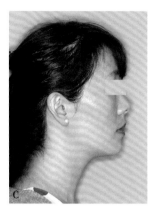

图 4-2-40　治疗全过程侧貌变化
A. 治疗前侧面像；B. 治疗中侧面像；C. 治疗后侧面像

9. 矫治经验与体会　患者上下唇突出，上下颌牙列轻度拥挤，前牙覆盖 3.5mm，治疗目标为内收上下颌前牙，改善侧貌轮廓。分析患者的软组织特征发现，患者鼻唇角正常，颧骨高，颊部凹陷，为了尽可能维持牙弓宽度，该患者应采用不拔牙矫治，矢状向通过种植体支抗整体远中移动上颌牙列，改善磨牙关系，改善牙弓突度和唇突度。

四、常见上颌前牙转矩控制策略

无论采用滑动法还是关闭曲法关闭间隙，都要在间隙关闭的过程中关注前牙转矩的控制，临床上常用以下几种方法加强对前牙转矩的控制。

（一）方丝加转矩

在方丝前牙段弯制第三序列弯曲，可用带转矩的弓丝成形器一次成形，也可用转矩钳在前牙段弓丝上弯制而成，弓丝前牙段转矩的改变会影响后牙段，前牙调整完成，再用转矩钳消除后牙的不利转矩。转矩的性质应根据牙需要移动的方向而定，临床上最常见的控根形式是上颌切牙根舌向转矩（图 4-2-41）。

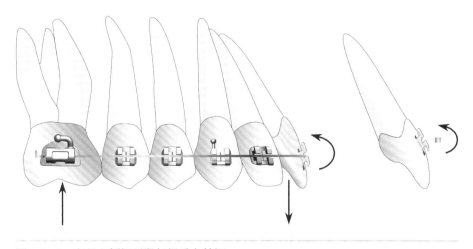

图 4-2-41　方丝上颌切牙段加根舌向转矩

对于治疗前较为直立或舌倾的前牙,在关闭间隙阶段往往需要增加冠唇向根舌向转矩以实现前牙整体移动,当需要增加较多转矩时,前牙正转矩与后牙负转矩的过渡点弓丝形变过大,会出现弓丝入槽困难和入槽后力量过大的情况。为了解决上述问题,可以在需要转矩控制的牙的两侧弯制附加曲,使该牙段形成独立的转矩力系,不同的转矩力系之间的弓丝长度增加,矫治力更柔和、缓慢表达转矩,同时也使弓丝入槽更加容易(图 4-2-42)。

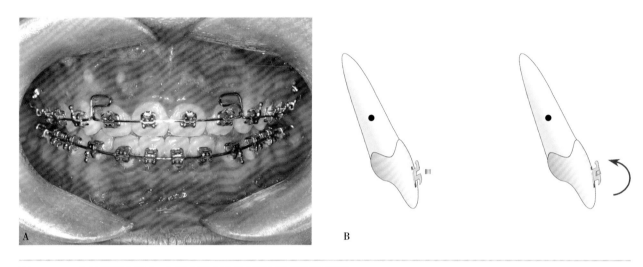

图 4-2-42 方丝弯制水平曲,水平曲近中段增加切牙的根舌向转矩
A. 水平曲的口内像;B. 水平曲对切牙施加根舌向转矩

（二）使用高转矩托槽

现代直丝弓矫治技术通过预成不同倾斜度与转矩的托槽槽沟来实现不同的转矩要求,随着排齐过程中弓丝替换逐渐充满槽沟,托槽中的预置转矩得以充分表达,使得平直弓丝也可以改变前牙的转矩。不仅简化了治疗,而且对不同牙位转矩的控制更加精确(图 4-2-43)。

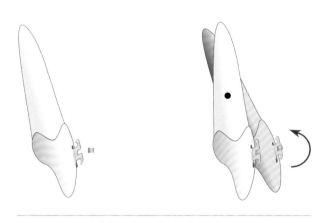

图 4-2-43 使用高转矩托槽增加上颌切牙的根舌向转矩

（三）弓丝加摇椅弓

摇椅弓是临床上在不锈钢方丝上弯制的常用弓形,用于打开咬合、整平Spee曲线,也可在关闭间隙阶段用于维持磨牙直立及前牙转矩控制。切牙受龈向力及冠唇向、根舌向转矩,呈压低唇倾趋势;磨牙受龈向力、根颊向转矩和冠远中倾斜力矩,有压低和远中直立的倾向(图4-2-44)。

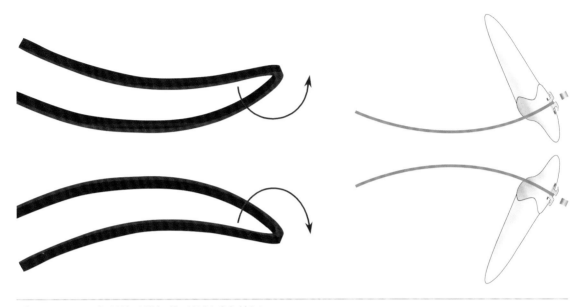

图4-2-44　弓丝加摇椅弓增加前牙的根舌向转矩

（四）高位牵引钩

突面畸形患者关闭间隙阶段常使用种植体支抗,此时配合高位牵引钩,可使力线经过或接近阻抗中心,能有效减小冠舌向转矩,有利于前牙内收过程中维持正常转矩,实现整体移动。常用于前牙需要大幅度内收及前牙容易丢失转矩的病例(图4-2-45)。

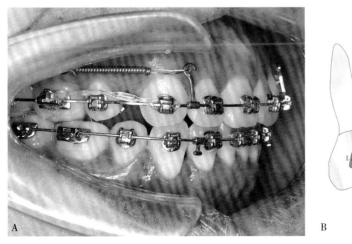
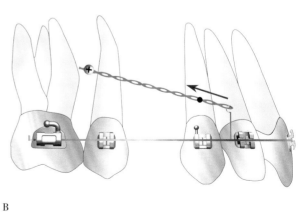

图4-2-45　种植体支抗配合长牵引钩,有利于维持前牙转矩
A. 种植体支抗配合长牵引钩的口内像;B. 种植体支抗配合长牵引钩的力学分析

（五）转矩辅弓

转矩辅弓源于 Begg 矫治系统,主要用于前牙控根,效果良好。转矩辅弓可用圆丝或方丝弯制,用于直丝弓矫治系统,控根效果明显,且不影响主弓丝。前牙转矩辅弓的力臂更长,力量更柔和,不易引起前牙牙根吸收。

（六）种植体支抗

对于前牙垂直向发育过度的患者,特别是伴有露龈微笑者,可以利用前牙区种植体支抗压低伸长的前牙。由于压低的力量位于前牙阻抗中心唇侧,前牙受到冠唇向的转矩会发生唇倾。对于前牙闭锁性深覆𬌗的患者,此效应在压低前牙的同时有利于恢复正常转矩,但要注意弓丝末端回弯以防止出现过度的前牙唇倾（图 4-2-46 ）。

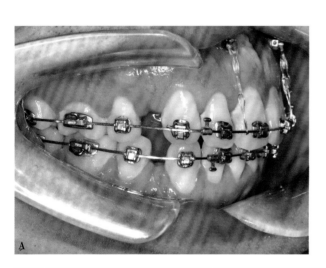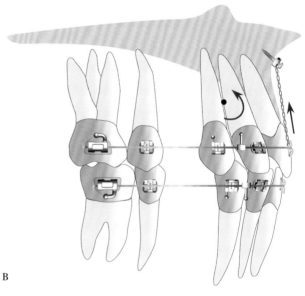

图 4-2-46　种植体支抗压低前牙的同时增加前牙的冠唇向转矩
A. 种植体支抗压低前牙的口内像；B. 种植体支抗压低前牙的力学分析

（七）内收下颌前牙改善颏唇关系的拔牙矫治病例

患者,女性,28 岁,主诉"牙不齐伴前突"。

1. 口外检查　面部不对称,颏部左偏,突面型,均角,下唇前突,颏部外形差（图 4-2-47A~C ）。

2. 口内检查　左侧磨牙远中尖对尖关系,右侧磨牙完全远中关系,双侧尖牙中性关系,15 缺失,22、23、24、25 腭向错位且反𬌗,前牙浅覆盖、浅覆𬌗。下颌牙列中线左偏 1.5mm,上颌牙列中度拥挤（图 4-2-47D~H ）。

3. 影像学及头影测量分析

（1）影像学分析:骨性 I 类,均角,下颌前牙唇倾,牙槽骨轻度吸收（图 4-2-48 ）。

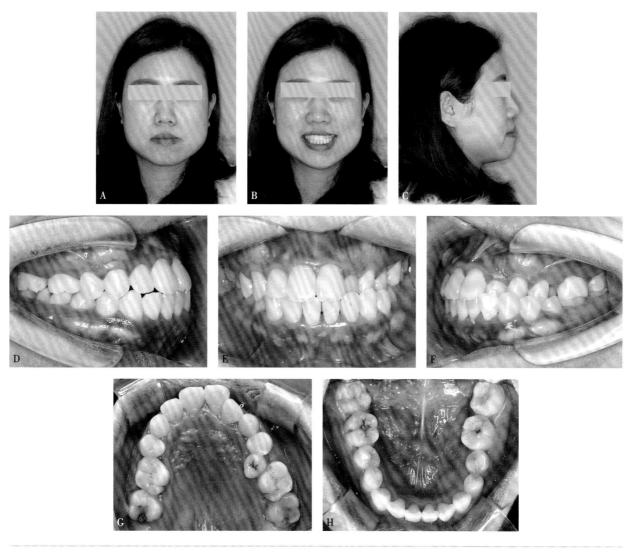

图 4-2-47 治疗前

A. 正面像；B. 正面微笑像；C. 侧面像；D. 右侧面观；E. 正面观；F. 左侧面观；G. 上颌𬌗面观；H. 下颌𬌗面观

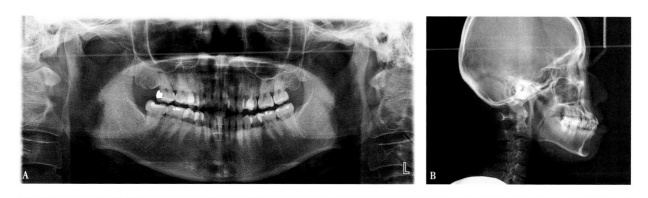

图 4-2-48 治疗前影像学检查

A. 全口牙位曲面体层片；B. X 线头影测量侧位片

（2）头影测量分析（表4-2-9）

表4-2-9　头影测量数据

测量项目	测量值	正常值
SNA/°	80.9	83.1±2.7
SNB/°	79.1	80.3±2.6
ANB/°	1.9	2.7±1.8
MP-SN/°	33.5	32.6±6.9
FH-MP/°	24.3	25.5±4.8
OP-SN/°	19.3	16.4±4.1
后前面高比/%	66.4	69.0±4.6
U1-SN/°	116.2	103.4±5.5
L1-MP/°	100.4	96.3±5.4
U1-L1/°	112.8	129.1±7.1
UL-E/mm	−0.3	−1.6±1.5
LL-E/mm	6.2	−0.2±1.9

4. 问题列表和治疗计划　患者为突面型，上颌发育不足，下唇前突，颏唇关系差。先用活动扩弓器解除22—24反𬌗，再拔除25、34、44，由于上颌间隙不足，上颌用种植体辅助上颌牙列整体远移，下颌颌内支抗内收前牙，建立磨牙及尖牙中性关系，改善面型，改善颏唇美学。

5. 治疗过程

（1）矫治开始，上颌扩弓器推22—24颊向移动（图4-2-49）。

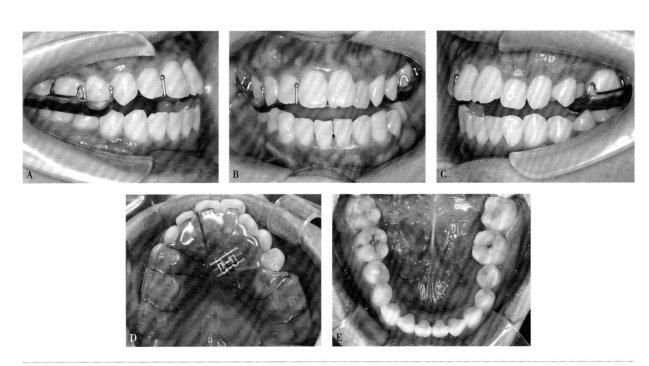

图4-2-49　上颌扩弓器纠正22—24反𬌗
A. 右侧面观；B. 正面观；C. 左侧面观；D. 上颌𬌗面观；E. 下颌𬌗面观

（2）粘接金属自锁托槽,依次更换镍钛弓丝排齐整平,由于上颌排齐整平后25拔牙间隙已基本关闭,为了配合下颌前牙内收,上颌牙列需要在种植体支抗辅助下整体远移。为防止第一磨牙远移过程中牙根被种植体支抗阻挡,先推第二磨牙远中移动,再紧贴远移后的第二磨牙近颊根植入种植体支抗,利用种植体支抗内收前方牙齿(图4-2-50)。

（3）间隙关闭完成,前牙覆𬌗、覆盖正常,双侧磨牙尖牙建立中性关系(图4-2-51)。

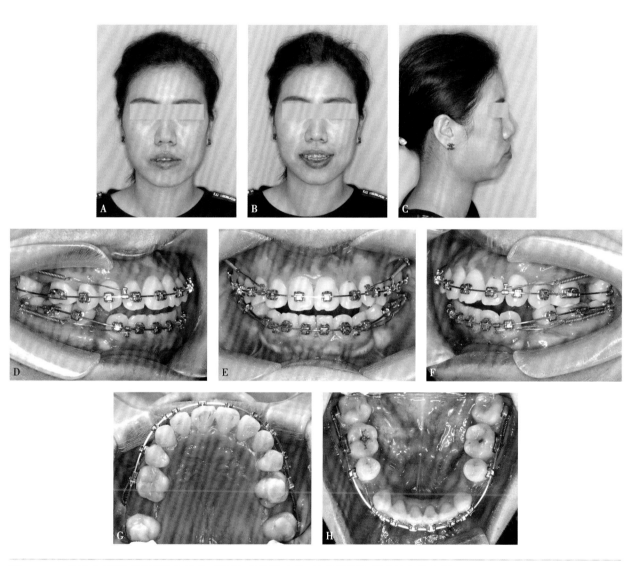

图 4-2-50　先推上颌第二磨牙远中移动,再植入种植体支抗,给前牙创造更多的内收空间
A. 正面像；B. 正面微笑像；C. 侧面像；D. 右侧面观；E. 正面观；F. 左侧面观；G. 上颌𬌗面观；H. 下颌𬌗面观

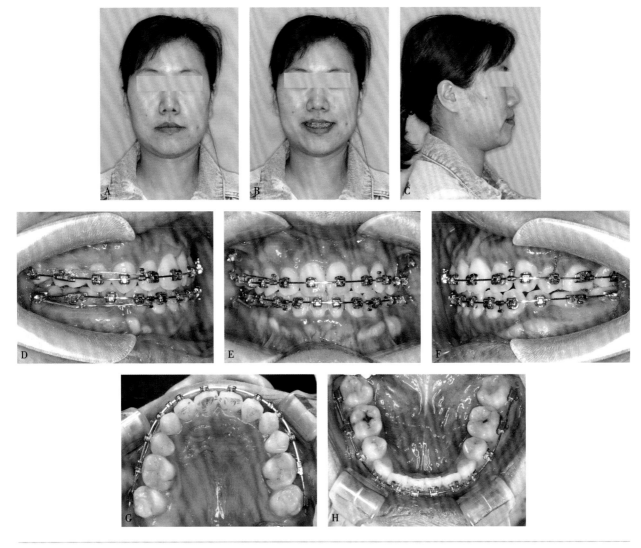

图 4-2-51　间隙关闭完成,双侧磨牙、尖牙建立中性关系

A.正面像;B.正面微笑像;C.侧面像;D.右侧面观;E.正面观;F.左侧面观;G.上颌𬌗面观;H.下颌𬌗面观

6. 治疗结果　上下颌牙列排齐整平,牙弓中线对正,前牙覆𬌗、覆盖正常,双侧磨牙、尖牙均为中性关系,患者颏唇关系显著改善(图 4-2-52)。

7. 影像学及头影测量分析

(1)影像学分析:牙根平行,牙槽骨、牙根无明显吸收(图 4-2-53)。

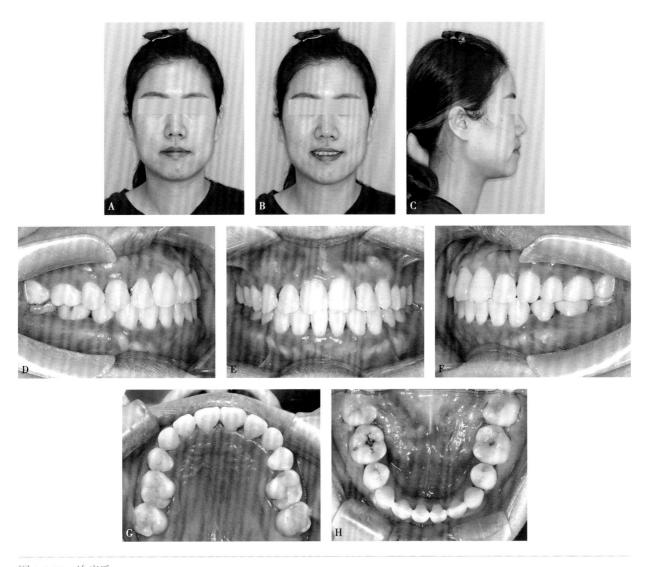

图 4-2-52　治疗后
A. 正面像；B. 正面微笑像；C. 侧面像；D. 右侧面观；E. 正面观；F. 左侧面观；G. 上颌𬌗面观；H. 下颌𬌗面观

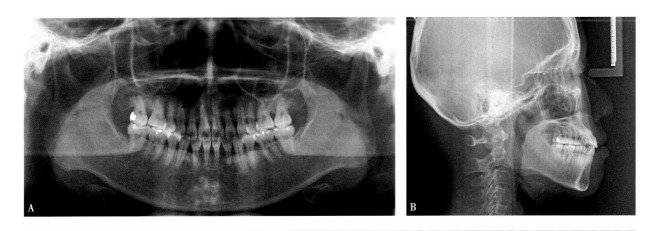

图 4-2-53　治疗后影像学检查
A. 全口牙位曲面体层片；B. X 线头影测量侧位片

（2）头影测量分析（表 4-2-10，图 4-2-54）

表 4-2-10　治疗前后头影测量数据

测量项目	治疗前	治疗后	正常值
SNA/°	80.9	81.5	83.1±2.7
SNB/°	79.1	78.6	80.3±2.6
ANB/°	1.9	2.9	2.7±1.8
MP-SN/°	33.5	34.7	32.6±6.9
FH-MP/°	24.3	25.8	25.5±4.8
OP-SN/°	19.3	23.7	16.4±4.1
后前面高比/%	66.4	66.5	69.0±4.6
U1-SN/°	116.2	104.3	103.4±5.5
L1-MP/°	100.4	90.6	96.3±5.4
U1-L1/°	112.8	131.2	129.1±7.1
UL-E/mm	−0.3	−1.2	−1.6±1.5
LL-E/mm	6.2	2.5	−0.2±1.9

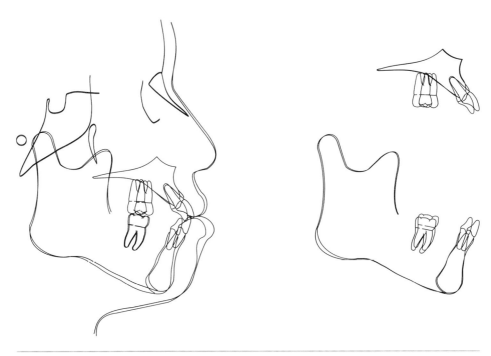

图 4-2-54　治疗前后头影重叠图
蓝色线条示治疗前，红色线条示治疗后

8. 治疗全过程侧貌变化（图4-2-55）

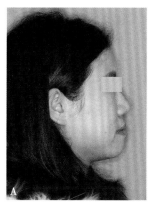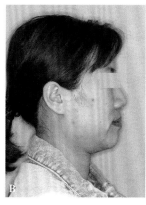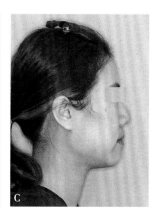

图4-2-55　治疗全过程侧貌变化
A.治疗前侧面像；B.治疗中侧面像；C.治疗后侧面像

9. 矫治经验与体会　患者突面型，下唇突出，颏部外形差，均角。该患者上下颌切牙前突、唇倾，加上颏部形态不佳，因此形成了下唇外翻、颏部不突显的软组织轮廓。通过内收上下颌前牙并减小唇倾度，在改善唇突度的同时获得了较好的颏部轮廓。在治疗程序上，因为左侧上颌前牙区及前磨牙区多颗牙腭向错位、反𬌗，上颌左侧弓形塌陷，采用活动矫治器局部扩弓，纠正牙弓宽度不调后再行固定矫治。

第三节　牙周手术辅助口腔正畸内收上下颌前牙

手术辅助正畸牙移动自19世纪以来开始应用于临床。早在1893年，Bryan首次提出了骨皮质切开术辅助正畸牙移动的概念。而骨皮质切开术加速正畸牙移动是由Kole在1959年提出，牙移动的阻力主要来源于骨皮质，通过破坏骨皮质的连续性，可以在更短的时间内完成正畸治疗。

2001年，Wilcko等结合骨皮质切开术、植骨术和正畸，提出了牙周加速成骨正畸（periodontally accelerated osteogenic orthodontics，PAOO）的概念。该方法将正畸牙根表面软组织全瓣翻开至骨面，牙根周围唇侧骨皮质选择性切开，在骨表面植骨后缝合。Wilcko提出牙周加速成骨正畸相比传统正畸治疗的优势：扩大了正畸治疗的适应证（通过增加骨量，扩大牙移动范围，可在一定程度上避免拔牙矫治）；缩短了正畸治疗时间（增加牙移动速率）；增加牙槽容量并使得牙周支持更为完整（能够修复治疗前的牙槽骨开裂和牙槽骨开窗）；通过重塑牙槽骨细微改善患者侧貌。

2010年，Hassan等提出了骨皮质切开术辅助正畸治疗（corticotomy-assisted orthodontic treatment，CAOT）的概念，并列出其适应证：解除拥挤，缩短治疗时间；加速前磨牙拔除后尖牙的内收；增加治疗稳定性；助萌；骨皮质切开辅助扩弓（corticotomy assisted expansion，CAE）；磨牙压低及开𬌗的纠正等。

一、牙周手术辅助口腔正畸的原理

成年人的牙移动缓慢,一方面,传统观念认为是牙槽骨代谢慢、骨改建慢的原因;另一方面,成年人的牙槽骨存在不同程度的骨开窗、骨开裂,牙根周围的骨质薄,牙槽骨尤其是骨皮质缺陷使得牙槽骨相对牙根的宽度不够,牙根各个移动方向都有骨皮质阻力,移动缓慢甚至受限(图 4-3-1)。

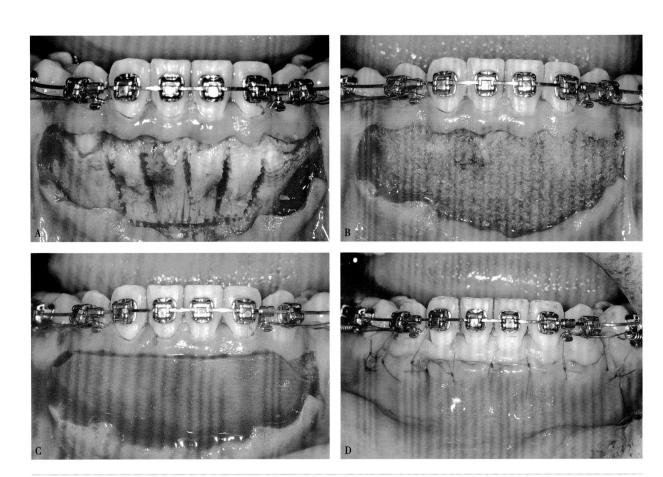

图 4-3-1 牙周加速成骨正畸手术
A. 翻瓣;B. 植骨;C. 盖膜;D. 缝合

牙周手术之所以能加速牙齿移动,是因为骨皮质切开引发的局部加速现象,细胞、组织受到创伤刺激,局部牙槽骨代谢加快,骨改建活跃,从而加速了正畸牙移动。骨皮质切开术后骨改建开始,术后 1~2 个月达到顶峰,此后逐渐消退,整个过程持续 4~6 个月。一般在术前开始加载轻力,或术后即刻加力,根据情况缩短复诊周期。建议每 2 周复诊一次,以充分利用术后 4 个月的加速期,从而缩短正畸治疗时间。骨皮质切开加速牙移动的时间有限,临床上很少单纯为了加速牙移动而选择牙周手术,实施手术主要是出于以下两个方面的考虑:一是通过骨增量扩大牙移动范围,防止牙移动后发生严重的骨开窗和骨开裂,常用于骨性错殆畸形前牙去代偿阶段,以及突面畸形患者关闭间隙阶段;二是通过骨皮质切开减小牙移动阻力,配合植骨增加牙槽嵴宽度,多用于陈旧性拔牙间隙的关闭和异位牙的纠正。因此,牙周加速成骨正畸不仅能加速牙齿移动,还能促进牙周健康。

二、牙周手术辅助口腔正畸的应用

牙周手术辅助拔牙矫治病例

患者,女性,24 岁,主诉"牙齿前突"。

1. 口外检查　面部基本对称,突面型,下唇外翻(图 4-3-2A~C)。

2. 口内检查　双侧磨牙和尖牙中性关系,前牙覆盖 2.5mm,覆𬌗 2.0mm。下颌牙列中线左偏 0.5mm,上下颌牙列轻度拥挤(图 4-3-2D~H)。

3. 影像学及头影测量分析

(1)影像学分析:骨性 I 类,均角,上下颌前牙唇倾,牙槽骨轻度吸收,下颌切牙牙槽骨薄(图 4-3-3)。

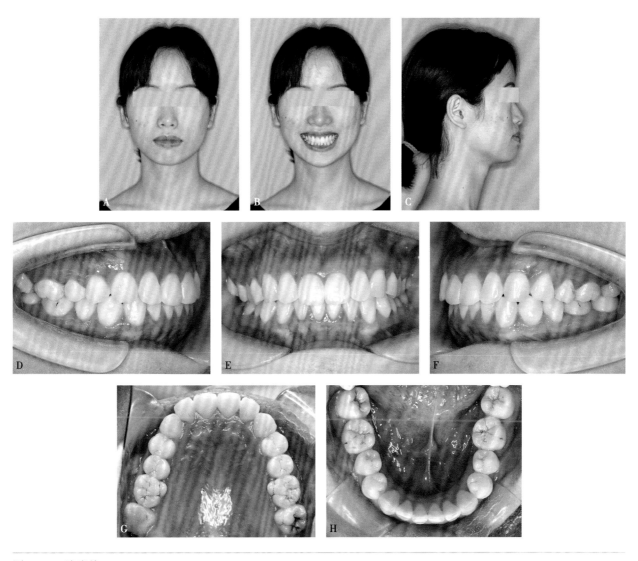

图 4-3-2　治疗前
A. 正面像;B. 正面微笑像;C. 侧面像;D. 右侧面观;E. 正面观;F. 左侧面观;G. 上颌𬌗面观;H. 下颌𬌗面观

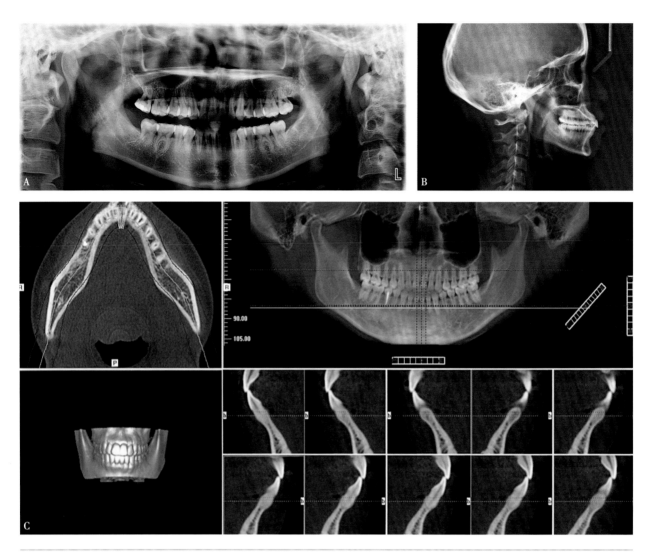

图 4-3-3　治疗前影像学检查

A. 全口牙位曲面体层片；B. X 线头影测量侧位片；C. CBCT

（2）头影测量分析（表 4-3-1）

表 4-3-1　头影测量数据

测量项目	测量值	正常值
SNA/°	82.0	83.1±2.7
SNB/°	79.2	80.3±2.6
ANB/°	2.8	2.7±1.8
MP-SN/°	30.9	32.6±6.9
FH-MP/°	26.1	25.5±4.8
OP-SN/°	18.9	16.4±4.1
后前面高比/%	65.0	69.0±4.6
U1-SN/°	105.8	103.4±5.5
L1-MP/°	105.2	96.3±5.4
U1-L1/°	118.1	129.1±7.1
UL-E/mm	−0.1	−1.6±1.5
LL-E/mm	4.1	−0.2±1.9

4. 问题列表和治疗计划　患者为突面型,下唇外翻,唇颏关系不佳。拔除14、24、34、44,上颌种植体辅助上颌牙列内收,维持磨牙及尖牙中性关系,改善面型,改善颏唇美学。

5. 治疗过程

（1）按顺序更换镍钛弓丝排齐上下颌牙列,随后换至 0.019 英寸×0.025 英寸不锈钢丝,内收下颌前牙（图 4-3-4）。

（2）下颌前牙内收 1 个月后,前牙覆盖增加,拔除 14、24,种植体支抗辅助下即刻关闭拔牙间隙,内收上颌前牙（图 4-3-5）。

（3）间隙关闭 6 个月,下颌切牙显著内收,行牙周加速成骨正畸手术,增加下颌前牙舌侧骨量（图 4-3-6）。

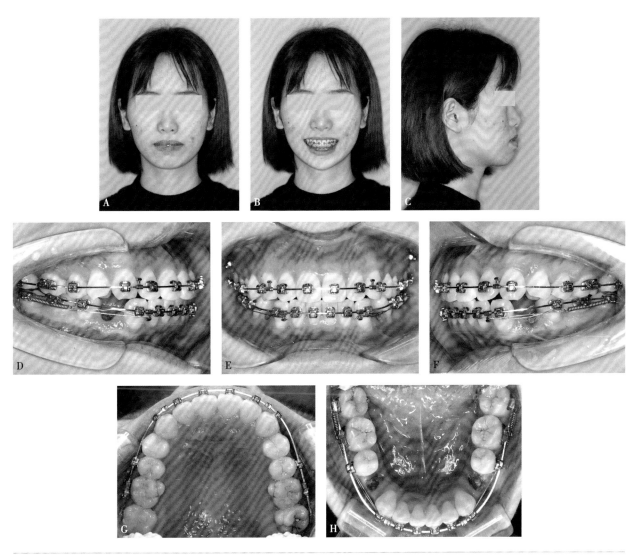

图 4-3-4　内收下颌前牙,为上颌前牙内收提供覆盖
A. 正面像;B. 正面微笑像;C. 侧面像;D. 右侧面观;E. 正面观;F. 左侧面观;G. 上颌𬌗面观;H. 下颌𬌗面观

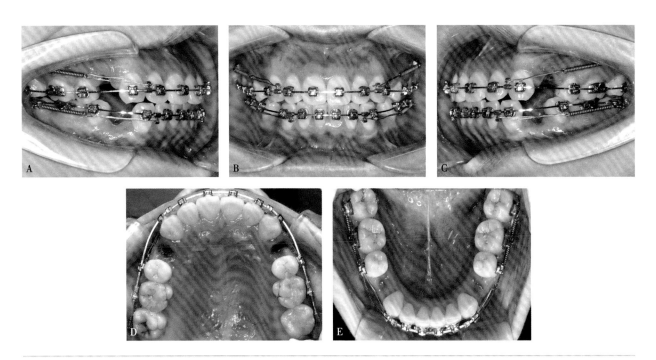

图 4-3-5　14、24 拔除后即刻关闭拔牙间隙

A. 右侧面观；B. 正面观；C. 左侧面观；D. 上颌𬌗面观；E. 下颌𬌗面观

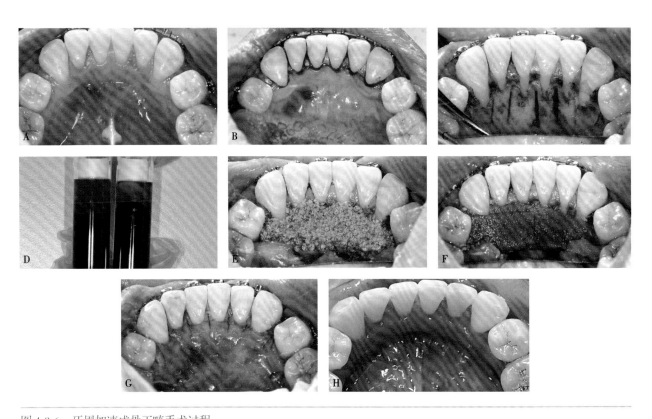

图 4-3-6　牙周加速成骨正畸手术过程

A. 术前；B. 龈乳头保护瓣切口；C. 骨皮质切开；D. 富血小板纤维蛋白（platelet rich fibrin，PRF）技术；E. 植骨；F. 盖膜；G. 缝合；H. 术后愈合

（4）牙周加速成骨正畸手术后,继续关闭间隙,下颌前牙内收基本完成,侧貌显著改善(图 4-3-7)。

6. 治疗结果　上下颌牙列排齐整平,牙弓中线对正,前牙覆𬌗、覆盖正常,双侧磨牙、尖牙均为中性关系,患者颏唇关系改善,颏部形态显著(图 4-3-8)。

7. 影像学及头影测量分析

（1）影像学分析:牙根平行,下颌前牙舌侧牙槽骨显著增厚(图 4-3-9)。

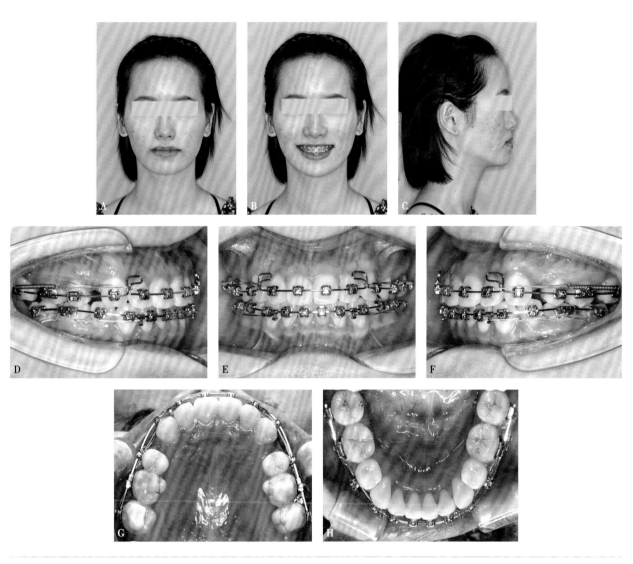

图 4-3-7　拔牙间隙基本关闭,侧貌显著改善
A. 正面像;B. 正面微笑像;C. 侧面像;D. 右侧面观;E. 正面观;F. 左侧面观;G. 上颌𬌗面观;H. 下颌𬌗面观

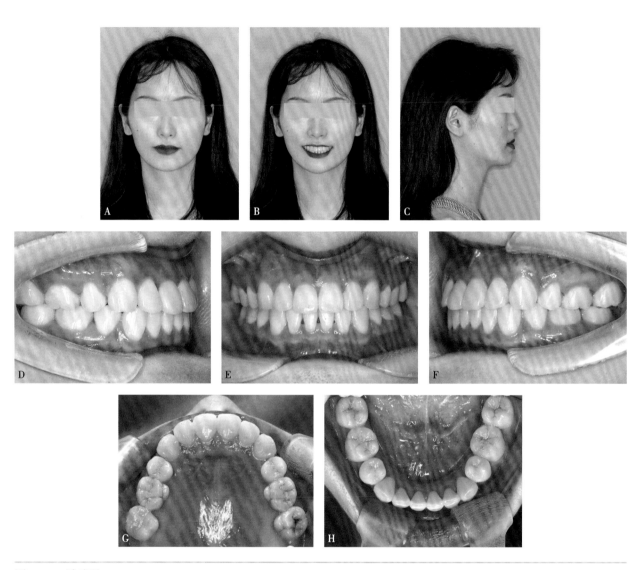

图 4-3-8　治疗后

A. 正面像；B. 正面微笑像；C. 侧面像；D. 右侧面观；E. 正面观；F. 左侧面观；G. 上颌𬌗面观；H. 下颌𬌗面观

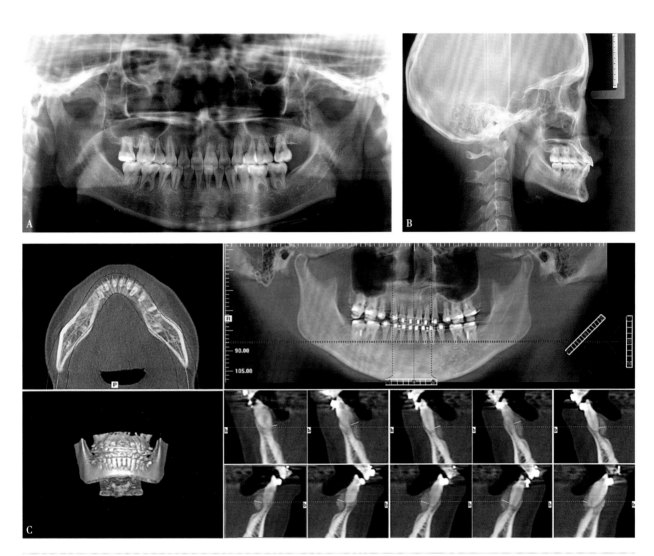

图 4-3-9　治疗后影像学检查

A. 全口牙位曲面体层片；B. X 线头影测量侧位片；C. CBCT

（2）头影测量分析（表 4-3-2，图 4-3-10）

表 4-3-2　治疗前后头影测量数据

测量项目	治疗前	治疗后	正常值
SNA/°	82.0	81.9	83.1±2.7
SNB/°	79.2	80.0	80.3±2.6
ANB/°	2.8	1.9	2.7±1.8
MP-SN/°	30.9	29.8	32.6±6.9
FH-MP/°	26.1	25.1	25.5±4.8
OP-SN/°	18.9	15.5	16.4±4.1
后前面高比/%	65.6	68.3	69.0±4.6
U1-SN/°	105.8	108.4	103.4±5.5
L1-MP/°	105.2	90.7	96.3±5.4
U1-L1/°	118.1	131.1	129.1±7.1
UL-E/mm	−0.1	−1.8	−1.6±1.5
LL-E/mm	4.1	−0.6	−0.2±1.9

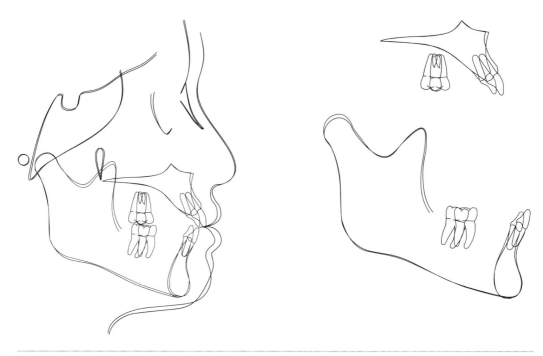

图 4-3-10　治疗前后头影重叠图
蓝色线条示治疗前，红色线条示治疗后

8. 治疗全过程侧貌变化（图 4-3-11）

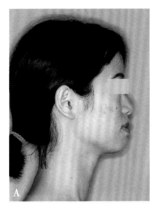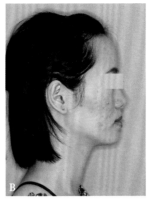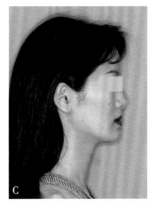

图 4-3-11　治疗全过程侧貌变化
A. 治疗前侧面像；B. 治疗中侧面像；C. 治疗后侧面像

9. 矫治经验与体会　患者突面型，下唇突出，唇闭合时颏肌紧张，颏部形态差。下颌前牙区为薄龈生物型，CBCT 显示下颌前牙颊侧和舌侧均存在骨开裂情况。该患者的主要治疗目标是通过内收前牙来改善侧貌。在需要大量内收前牙的情况下，应仔细考虑牙槽骨宽度和支持组织的完整性。治疗计划包括拔除 4 颗第一前磨牙、行下颌前牙区舌侧骨皮质切开术。治疗后获得了良好的咬合和美学效果，头影测量分析显示 SNB 值增加 0.8°，ANB 值减少 0.9°，MP-SN 减少了 1.1°，表明下颌发生了少量的逆时针旋转。本病例并没有采用垂直向控制措施，这种旋转主要与种植体支抗内收上颌前牙时产生的上颌牙弓整体压入和下颌磨牙直立及近中移动造成的面下 1/3 高度降低有关。

（卢　芸）

第五章 突面畸形矫治——导下颌向前改善颏部形态

第一节 概 述

骨性Ⅱ类错𬌗畸形是临床常见的畸形种类之一,可表现为上颌发育过度、下颌发育不足或两者兼有,在我国主要以下颌发育不足导致的骨性Ⅱ类畸形为主。对于下颌骨严重后缩导致颏部形态欠佳的具有生长潜力的青少年患者,可应用相对无创的功能矫治促进下颌生长、改良生长型,从而在改善颏部软组织外形上取得一定类似成人正颌手术治疗的效果(图5-1-1)。

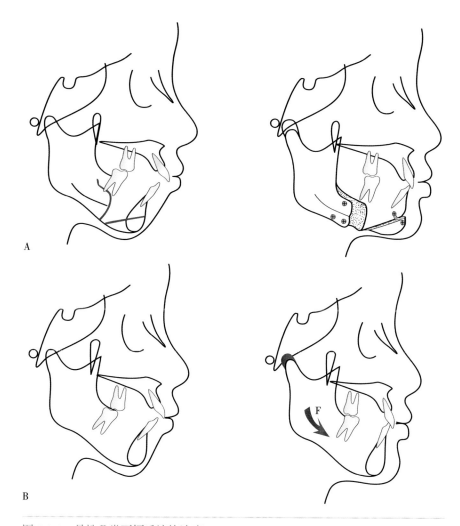

图 5-1-1 骨性Ⅱ类下颌后缩的治疗
A. 成人正颌手术:下颌骨双侧矢状劈开术+颏成形术前移;B. 青少年功能矫治:下颌骨生长改良

一、功能矫治的生物学基础及原理

功能矫治器通过咬合重建改变下颌位置,从而引发一系列神经肌肉变化,产生的收缩力传递到整个口颌系统,包括上下颌骨、颞下颌关节、牙槽骨、牙周膜及牙等,促进软硬组织发生适应性改建。在这一过程中,口颌系统的软硬组织发挥良好的交互作用,机体的自然生长潜力充分发挥,从而获得矫治效果,达到生长改良的目的。

下颌骨的生长改良是三维方向的,除了矢状向的前移,还伴有垂直向及水平向的调整。虽然下颌发育不足的骨性Ⅱ类功能矫治主要通过前移下颌位置改善颏部外形,但理想的治疗效果(尤其是高角型患者的)往往有赖于垂直向及水平向的调整控制,因而从这个角度上讲,"导下颌向前"的概念不完全准确。下颌功能矫治是口腔正畸医师对患者口颌系统综合评估后对下颌骨进行重定位,确定其三维方向终末位置,通过治疗使机体发生改建并最终稳定的过程。

在功能矫治器作用下,神经肌肉变化产生的力量经过传导,最终作用方式主要表现在颌骨和牙两个方面。

(一)下颌重定位及颌骨矫形

功能矫治器使牙脱离接触,向前下方重新定位下颌骨。颌面部肌肉在牵拉状态产生的力量可以促进下颌骨发育,同时一定程度上抑制上颌骨的发育。动物实验也印证了改变下颌位置,能产生明显的骨性改变,包括髁突生长量、生长方向,以及生长时间。另外,颞下颌关节窝的适应性改变及肌肉附着处的骨也有明显的改建。

众多研究表明,用下颌功能矫治器治疗骨性Ⅱ类青少年患者效果良好;也有一些研究证实,该治疗对年轻成人患者有一定疗效。下颌骨的生长改良涉及许多方面,包括下颌支、下颌体、髁突、关节盘、韧带和肌肉等,其中髁突是下颌骨中最活跃的生长区,而继发性下颌髁突软骨改建是下颌骨矫形治疗关键的生物学基础。功能矫治期结束,上下颌骨适应了新的功能结构关系,完成全方位的改建并与整个口颌系统协调统一,最终获得稳定的疗效。

(二)引导牙移动及𬌗重建

功能矫治器通过引导牙齿移动,控制牙的垂直向,从而改善𬌗关系。通常可以通过调磨缓冲相对应的牙引导面或设计调整𬌗垫厚度来实现。比如对于Ⅱ类患者的上颌前牙,可通过唇弓加力并调磨腭侧基托,引导其向腭侧移动;对于上颌后牙,可通过调磨远中面对应的基托,引导其向远中移动,从而改善磨牙关系。研究表明,牙的垂直萌出常伴有一定的近中移动,因此也成为矫治Ⅱ类错𬌗常用的机制,即抑制上颌后牙的萌出同时引导下颌后牙向近中自由萌出,临床上可通过调磨矫治器𬌗垫的下颌后牙接触面实现。需要注意的是,在引导牙移动纠正𬌗关系时必须先考虑上下颌骨关系,在充分发挥下颌骨生长潜力的前提下,再进行一定程度的牙代偿。

在垂直方向上,对于深覆𬌗患者,可以抑制其前牙垂直向萌出,同时调磨后牙𬌗垫,促进后牙萌出来改善深覆𬌗。然而,对于骨性Ⅱ类高角型患者,应极力避免后牙过度萌出导致的下面高增加。因此,这类深覆𬌗患者在功能矫治时不宜调磨后牙区𬌗垫接触面。在用𬌗垫控制后牙萌出的同时,必要时可在一期提前对前牙进行压低,如此,在下颌向前方重定位时,可减少前牙干扰导致的后牙不可避免地垂直向打开;而在功能矫治结束后𬌗垫去除时,可以获得下颌骨整体的逆旋,从而获得更多有效的下颌生长及理想的颏部形态。可见,垂直向是疑难骨性Ⅱ类下颌功能矫治必须考虑的关键因素。

二、骨性Ⅱ类功能矫治的垂直向考量

下颌向前下的生长总量对个体而言是一定的,而功能矫治的关键在于尽可能获得有效的下颌前导,即根据患者的情况,获得理想的矢状向及垂直向生长分量。在这一过程中,引导下颌的生长方向至关重要,口腔正畸医师应根据患者的垂直骨面型制订适宜的功能矫治策略。总体来说,对于高角型患者,应当尽可能增加下颌的矢状向前伸,减小垂直向增加,从而控制面下 1/3 高度;对于低角型患者,应当在增加下颌矢状向前伸的同时,适当引导垂直向的改建,以增加面下 1/3 高度。

根据垂直骨面型(低角型、高角型)及覆𬌗程度(深覆𬌗、开𬌗)可将Ⅱ类错𬌗分为四种(图 5-1-2),分别是低角深覆𬌗、低角开𬌗、高角深覆𬌗,以及高角开𬌗。制订治疗方案时还应充分考虑上颌前牙的垂直向位置与上唇的关系。在临床应用功能矫治时,应始终贯彻三维方向的概念,其中垂直向的控制往往对疗效起到关键作用。

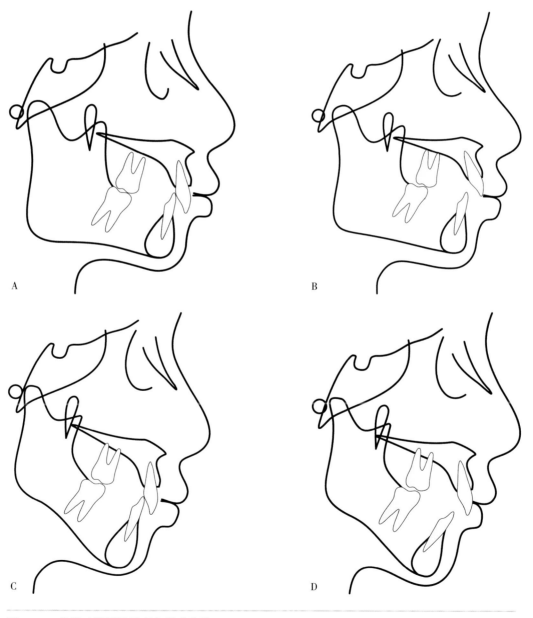

图 5-1-2　Ⅱ类功能矫治垂直向模式分类
A. 低角深覆𬌗;B. 低角开𬌗;C. 高角深覆𬌗;D. 高角开𬌗

（一）低角深覆𬌗

对于该类患者，功能矫治时应引导后牙萌出，以增加面下 1/3 高度。因此，前导下颌的同时需要垂直向打开，并在矫治期间引导后牙萌出重新建𬌗，从而在增加面下 1/3 高度改善生长型的同时，解除前牙深覆𬌗。此外，应尽量避免该类患者上颌前牙的压低；对于露齿过多的患者，可适当压低上颌前牙。

（二）低角开𬌗

该类患者临床上较为罕见，可能伴有不良口腔习惯（如吮下唇）。应先破除可能的不良习惯，在功能矫治重定位时应当优先考虑垂直向打开咬合改善骨面型，如咬合重建后开𬌗加重且露齿不足，可通过交互牵引或微种植体支抗适当伸长前牙。

（三）高角深覆𬌗

通常伴有上颌垂直向发育过度并露齿过多。对于该类疑难患者，在功能矫治时应优先控制后牙垂直向。然而，单纯进行后牙的压低会进一步加深前牙覆𬌗，且严重的深覆𬌗将导致功能矫治时无法获得有效的下颌前伸，因此，可在功能矫治前，通过一期前矫治率先压低上下颌前牙，控制𬌗平面角度，这样在咬合重定位时，可以将原本不期望的垂直向打开转化为有效的下颌矢状向前导，同时降低二期固定矫治的治疗难度。

（四）高角开𬌗

对于该类患者，在功能矫治时应尽量控制后牙垂直向，必要时主动压低后牙，控制面下 1/3 高度，同时关闭前牙开𬌗。前牙的垂直向移动需要兼顾后牙的压低，以及切牙暴露量。对于后牙不需要压入且露齿不足的病例，可适当伸长前牙关闭开𬌗；如需要大量压低后牙且露齿过多，应在矫治期间避免前牙伸长，并在后续的固定矫治中通过垂直向控制压低后牙关闭开𬌗。值得一提的是，由于楔形效应，有些后牙垂直向控制良好的前牙开𬌗病例，在后期甚至可能转变为深露𬌗，因而需对前牙进行适当压低。

第二节　青少年下颌后缩畸形的矫治程序

功能矫治器和固定矫治器有各自的特点，临床上通常将两者配合使用，以获得最佳的治疗效果。

一、传统双期矫治程序

目前针对青少年下颌后缩患者，双期矫治程序被普遍认可，即第一期在替牙期或恒牙列早期用功能矫治器矫治颌骨畸形，引导下颌骨向前下生长；第二期用固定矫治器，在新的颌骨关系上建立良好稳定的咬合关系。

历年来的多项研究表明，双期矫治可以显著改善下颌后缩青少年患者的面型及咬合，获得良好稳定的治疗效果。然而，传统的双期矫治模式单一，往往仅关注下颌矢状向前导量，而没有对下颌重定位的三维方向尤其是垂直向进行充分的考量及管理，使得部分患者尤其是高角型患者效果局限。

二、颜部美学引导的功能矫治

理想的正畸治疗应使口颌系统的健康、功能及美观相互协调统一，合理应用美学可以引导我们制订适宜的治疗目标,并获得理想的治疗效果。下颌重定位是功能矫治疗效的关键,新的下颌位置应当充分考虑三维方向,尤其应关注垂直向的变化。美学引导的青少年下颌功能矫治,首先根据患者垂直向面部比例及唇齿关系制订个性化的下颌目标位,通过一期前矫治去除可能的𬌗干扰,继而在一期治疗获得理想的下颌位置,而后再通过二期固定矫治获得理想的咬合关系并稳定下颌位置。

（一）一期前矫治

研究表明,功能矫治下颌骨改建的总量是有限度的,下颌矢状向前伸和垂直向打开总量为8~10mm。本章第一节讨论到,需要根据患者临床垂直向分型来确定下颌向前下方重定位时的矢状向和垂直向分量,从而充分利用生长潜能获得最有效的下颌前导。但由于直接进行咬合重定位时前牙区往往存在干扰,导致无法直接获得理想的下颌位置,因此需要先行一期前矫治去除可能的𬌗干扰。

骨性Ⅱ类均低角或深覆𬌗,面下1/3高度不足需要打开咬合,因此在下颌重定位时可向前下方,适当增加垂直距离。这类患者前牙的干扰主要由于拥挤异位或上颌前牙内倾,可能限制下颌矢状向位置,或使垂直向打开量占比过大,或造成下颌前导位的妥协性偏斜。例如,扭转的上颌切牙往往会使下颌前伸产生干扰,直接下颌前导无法获得稳定理想的下颌位置;而内倾性深覆𬌗前牙闭锁、覆盖不足,直接下颌重定位前伸量有限等。此类患者可先对前牙区进行固定矫治初步排齐,疗程约为3~6个月,目的是去除下颌重定位时产生的前牙区咬合干扰,避免咬合干扰造成的妥协性偏斜,最大程度获得颏部对称性,或尽可能获得更多有效前伸,同时避免不必要的垂直向打开(图5-2-1)。

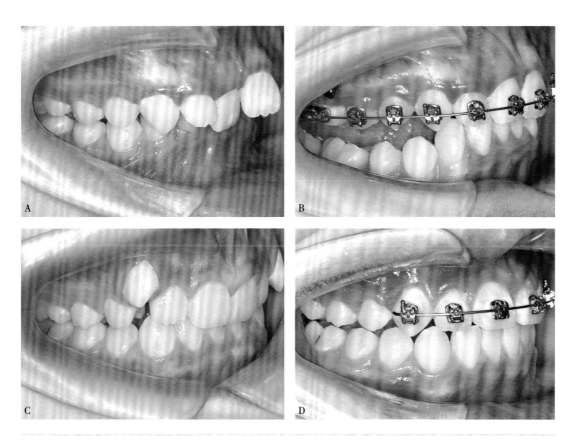

图5-2-1　一期前矫治去除𬌗干扰

A.上颌前牙内倾影响下颌前伸;B.内倾改善后,获得理想的下颌位置;C.前牙拥挤,覆盖不足,影响下颌前伸;D.排齐前牙创造覆盖后,获得理想的下颌位置对于骨性Ⅱ类高角或上颌𬌗平面过陡的患者，为获得理想的下颌目标位，可在一期前矫治压低前牙，提前整平上下颌牙列，尽可能逆旋𬌗平面，去除下颌前伸时前牙的阻挡干扰，从而获得更多有效前伸，并减小面下 1/3 比例。牙压低和牙弓整平的过程需要消耗间隙。这些间隙通常可通过适度的前牙唇倾、扩弓、磨牙远移等手段获得。获得足够间隙初步排齐整平后，可根据咬合重定位后的目标位确定牙齿的压入量，以及上下颌牙弓整平的程度，可采用摇椅弓、多用途弓、微种植体支抗等方法。针对这类疑难高角型病例，通过早期主动矫治将𬌗平面端平，进而在咬合重定位时使下颌向前上逆旋，减小面下 1/3 比例的同时获得有效前伸，达到改善颏部形貌的效果。

（二）咬合重定位

功能矫治中的咬合重定位，指借助功能矫治器使下颌向前下方移动重新定位，从而通过神经肌肉反射带动颌面部软硬组织改建，最终建立新的上下颌骨关系及咬合关系。这是一期功能矫治的终点，也是二期固定矫治的起点。青春期骨性Ⅱ类患者可以通过咬合重定位大幅调整颌骨关系，理想的重定位可使整个治疗事半功倍。咬合重定位后𬌗重建的过程是不可逆的，并且患者一旦度过青春发育期，软硬组织改建能力将大大降低，颌骨关系不调只能在成年后通过正颌手术调整。因此，咬合重定位是下颌功能矫治中的关键。

1. 咬合重定位的多维度考量　咬合重定位需要综合考虑空间三维方向，即前伸距离（矢状向）、咬合打开量（垂直向），以及对称性（横向）。

（1）矢状向：功能矫治前患者的磨牙关系一般为完全远中或远中尖对尖，而前牙多为深覆盖。重定位应考虑一定程度的过矫治，一般下颌前伸后建立后牙中性偏近中关系和前牙浅覆盖或对刃𬌗。

（2）垂直向：应考虑患者的垂直骨面型，以及覆𬌗程度等。一般而言，低角型患者可打开超过息止𬌗间隙，并在后续治疗引导后牙萌出，通过𬌗重建增加面下 1/3 高度；而高角型患者咬合重定位时，应控制咬合打开在息止𬌗间隙以内，尽量减少垂直向打开或提前进行垂直向控制。

（3）横向：咬合重定位在横向上应考量的两个关键点是中线和宽度问题。首先，中线需要考虑重定位后上下颌牙列中线，以及颏中点与面中线的关系。一般情况下，应使重定位后的上下颌牙列中线对齐；而当上中线明显偏斜时，应使下颌颏中点落在面中线上，上下颌牙列中线的不调留到二期固定矫治再行纠正。安氏Ⅱ类亚类往往存在下颌偏斜，即一侧下颌明显后缩，另一侧接近正常。咬合重定位时下颌中线应向原Ⅱ类关系侧过矫治 0.5~1.0mm。其次，要考虑宽度问题。下颌前伸后上下颌牙弓宽度匹配的区域将发生变化，如咬合重定位后，上下颌牙弓宽度不匹配将影响治疗稳定性，甚至引发颞下颌关节问题。因此，在下颌功能矫治的同时，往往需要对上颌进行扩弓。通常下颌前移 4mm 时，尖牙磨牙区需要扩弓 2.0~2.5mm；而下颌前移 8mm 时，尖牙磨牙区需要扩弓 3.5~4.0mm（图 5-2-2）。一般情况下可在一期配合上颌扩弓，必要时也可在一期前矫治阶段先行扩弓。值得注意的是，由于骨性Ⅱ类错𬌗后牙往往存在明显的颊舌向代偿（上颌后牙舌倾而下颌后牙直立），因此可允许对上颌进行一定程度的牙性扩弓，并且一般情况下不需要过矫治。

除了空间三维方向，还应考虑时间维度，包括治疗稳定性、后续治疗（二期矫治）的影响，如为了防止复发在三维方向进行一定的过矫治。此外，随着年龄增长，患者的心理、审美需求也可能发生变化。

2. 咬合重定位的蜡𬌗记录制作　首先确定新的咬合关系及下颌终末位置，嘱患者放松，对着镜子前

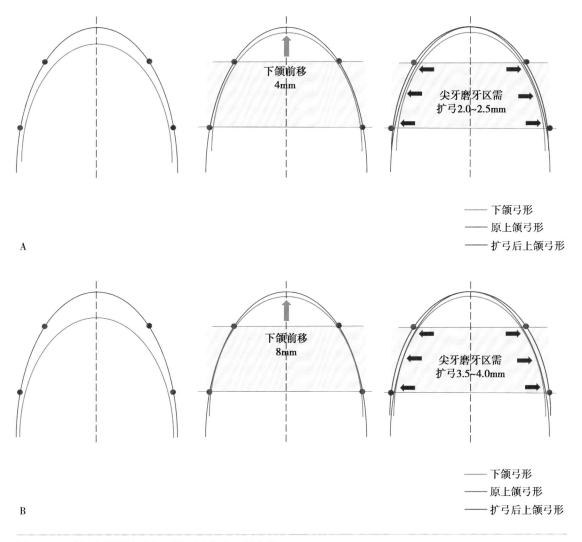

图 5-2-2　下颌功能矫治后上下颌牙弓宽度匹配变化
A. 下颌前移 4mm 时上下颌牙弓宽度匹配变化；B. 下颌前移 8mm 时上下颌牙弓宽度匹配变化

伸下颌至该位置,与患者确认上下颌牙中线关系(横向)及前牙覆𬌗(垂直向)、覆盖(矢状向)。重复练习多次,过程尽量稳定缓慢,避免下颌回退或左右移动,确保患者下颌能准确稳定前伸至该位置。根据口内情况预估咬合重定位后的后牙打开量,在患者练习前伸动作时,用酒精灯把蜡片烤软,制成厚度合适的马蹄形蜡堤,待温度适中时将蜡堤放置于下颌牙弓𬌗面,嘱患者按之前练习的方法缓慢咬至终末位置。随即取出蜡堤用凉水冲洗冷却,适当修整蜡堤后在模型上仔细核对新的咬合关系在三维方向上是否准确,如与设计不符,应重新制取蜡𬌗记录。将最终取好的蜡𬌗记录转移至𬌗架固定,用于矫治器的制作。

三、下颌序列前导性矫治

下颌严重发育不足患者的功能矫治有两种方式,即一次性下颌前导与分次序列前导。一次性下颌前导的方式操作便捷并节约椅旁操作时间,因此被多数口腔正畸医师采用。研究表明,两者在下颌前移量的疗效上并无显著差异。然而,有学者认为分次序列前导可促进更多下颌生长,同时能减少牙性副作用并提高治疗稳定性。

根据与二期固定矫治的顺序关系,分次序列前导主要又分为两种模式。一种是多段前导在二期固定矫治前完成,即在一期进行两次以上的下颌前导。另一种是在第一次下颌前导后进入二期固定矫治,配合使用 Forsus 等矫治器再次前导下颌。口腔正畸医师应结合患者生长潜力、替牙情况、咬合关系及矫治器特点等因素,选择合适的方式。

四、矫治时机的选择

理论上不管使用什么矫治器或期待出现何种生长效应,对患者进行生长改良都必须发生在生长发育期,即只要在生长发育结束之前的任何时间点都可以进行。因此有学者提倡骨性不调应及早进行干预,甚至应提前到第二快速期。然而,相当一部分患者颌骨畸形会在之后的生长发育过程中复发,想要维持前期矫治效果可能需要持续的干预,直至生长发育完成。因此有相当一部分学者认为,既然青春期乃至之后的恒牙列均需要治疗,就不必过早进行干预,而是主张将矫治开始的时机推迟至青春前期。然而,推迟的治疗也存在潜在的问题。首先,尖牙、前磨牙的萌出,确实有利于使用固定式的功能矫治器,并且双期治疗的衔接会更顺畅,但部分患者尤其女孩的生长潜力可能不足;其次,对于较严重的颌骨畸形,推迟治疗可能导致较为敏感的患者无法及时完善社会心理和功能,不利于其身心发育。因此,必须对患者颅颌面畸形和心理进行充分评估,结合其自身特点,在考虑提前或推迟干预各自利弊的同时,还要考虑整个疗程的风险和代价,对每一位患者来说,在治疗程序上不应过于教条,应当一人一方案。

第三节　常用功能矫治器及临床应用

针对下颌后缩为主的 II 类错𬌗,临床上有各种功能矫治器,按患者是否可以自行摘戴,可分为活动矫治器和固定矫治器。目前较常用的活动矫治器有肌激动器(activator)和双𬌗垫矫治器(Twin-Block),半固定矫治器以 Twin-Block 较为常用,固定矫治器有 Herbst 和 Forsus 等。相比之下,活动矫治器在特殊社交场合都可随时取下,因而在治疗初期患者更容易接受;此外,活动矫治器的设计相对灵活,可以在替牙期就使用,有利于尽早干预。然而,活动矫治器也存在明显的缺陷,例如治疗效果很大程度上有赖于患者的配合;另外,随着牙及颌骨的移动改建,矫治器的固位效果和矫治效率往往会变差。而固定矫治器最大的优势在于可以确保患者 24 小时配戴,确保治疗效果,因而近年来随着固定矫治器的改良,口腔正畸医师们往往会选择可粘接的功能矫治器。

经典的功能矫治器多具有以下特点:利用口面肌力影响牙和骨骼;上下颌牙列分开,达到咬合分离;促进下颌移至新位置;吞咽时上下唇紧密闭合;选择性地改变牙的萌出道。其中,肌激动器是通过改变下颌位置刺激咀嚼肌产生矫治力并传递至牙、颌骨,从而起到功能性颌骨矫形作用,因此又称为颌骨功能矫形器。目前临床上应用较广泛的如 Herbst 矫治器、粘接式双𬌗垫矫治器等,可使颌骨在前伸位的状态下进行各种功能运动,因此称为功能运动型矫治器。前者通过配戴矫治器先刺激咀嚼肌,再使激活的咀嚼肌带动牙、颌骨行使各种功能运动;而后者通过矫治器将下颌稳定在新的位置行使各种功能,直接使神经肌肉等在功能中发生改建。

一、肌激动器

肌激动器（activator）最早由 Andresen 于 1908 年设计,因此又称为 Andresen 肌激动器。Andresen 和 Haupl 认为该矫治器将下颌引导至前伸位置,附着于下颌骨上的肌肉被激活后试图将下颌带回到该位置,从而产生矫治力。力通过矫治器的翼板和唇弓传递到上下颌牙,继而再传递至骨,引起上下颌牙槽骨的改建,刺激下颌骨向前发育,并一定程度上抑制上颌骨的向前生长。

（一）矫治器原理

矫治器由整块塑料基托构成,上下基托相连,上颌部分覆盖整个腭盖,下颌部分向下延伸至口底。可根据需要设计上颌唇弓,贴紧上颌前牙唇侧传递肌力。也可在下颌前牙区设计切牙帽盖住下颌前牙,防止其垂直萌出和唇向倾斜。后牙区基托有牙齿导面,通过调整塑料导面,可控制引导后牙的垂直萌出,重新建𬌗（图 5-3-1）。

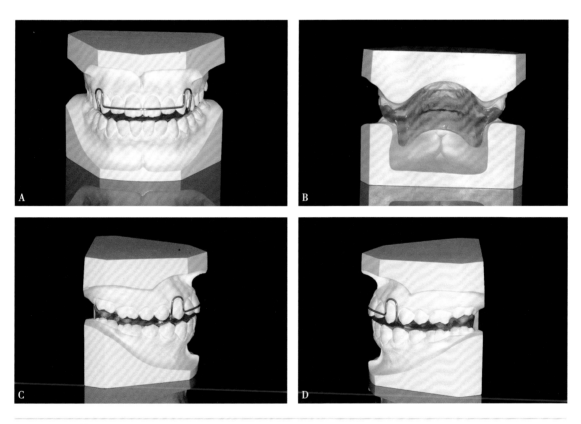

图 5-3-1　肌激动器
A. 正视图；B. 后视图；C. 右侧视图；D. 左侧视图

肌激动器的矫治力来源于咀嚼肌,是一种矫形力。未戴入矫治器时,咀嚼肌群处于平衡状态,而戴入后下颌处于新的位置,打破了咀嚼肌原有的平衡,原先较松弛的前伸肌和提下颌肌群功能活动增加,而原先功能亢进的后收肌和降下颌肌松弛,从而使异常的上下颌骨关系得到矫治。

（二）临床应用

1. 病例选择　适用于下颌后缩为主的安氏Ⅱ类 1 分类无严重拥挤病例,患者在青春快速期前 1~2 年为最佳矫治期。

2. 临床治疗期

（1）初戴前准备：模型及蜡殆记录的制取，根据需要设计固位卡环、扩弓器、唇弓，以及矫治器与下颌前牙的关系（图5-3-2），并送技工室制作。

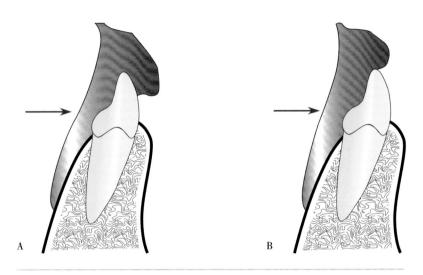

图5-3-2　肌激动器与下颌前牙的关系
A.有切牙帽，防止下颌前牙唇侧倾斜；B.无切牙帽，下颌前牙可向唇侧倾斜

（2）初戴：教会患者摘戴方法，调整固位力。2周内使患者每日戴用时间逐渐从4小时增加至14小时，使其逐步适应。再次复诊时应注意颞下颌关节区、咬肌、颞肌及口内唇舌黏膜牙龈有无不适或压痛，必要时调整基托，缓冲组织面。

（3）复诊：嘱患者除进食、上课发言外，其余时间尽可能多戴，至少每天戴用12小时。常规可4~6周复诊。复诊时应取下矫治器，检查牙排列情况有无改善，牙弓长度宽度有无变化，前牙覆殆、覆盖是否减小，后牙咬合关系是否改善，关注可能的替牙情况并调整固位。根据需要调整诱导面和诱导丝，引导颌骨与牙发生需要的移动。如期望上颌前牙向腭侧移动，可调磨上颌前牙腭侧基托，同时唇弓加力。如期望引导下颌后牙萌出，则可调磨后牙区对应基托导面。另外，可通过缓冲上颌后牙远中基托引导上颌后牙向远中移动，有利于改善磨牙远中关系（图5-3-3）。

（4）用带有斜面的Hawley保持器保持，或直接进入二期固定矫治。

二、双殆垫矫治器

双殆垫矫治器（Twin-Block）是Schwartz发明的双殆板装置的改形，而后于1982年被Clark J W所推广。它是一种固定或可摘的矫治器，但前者更为有效，因此目前临床上多用上颌粘接固定式矫治器。该矫治器通过上下两部分殆垫相互作用，控制下颌前移和上下颌垂直向打开量。

（一）矫治器原理

矫治器分为上下颌两部分。当戴入上下矫治器后，上下颌殆垫的斜导面接触并滑动，将下颌引导至前伸位。由上下殆垫及其殆导面传递的殆力产生持续的功能刺激，从而促进颌骨生长，因此称为双殆垫矫治器。

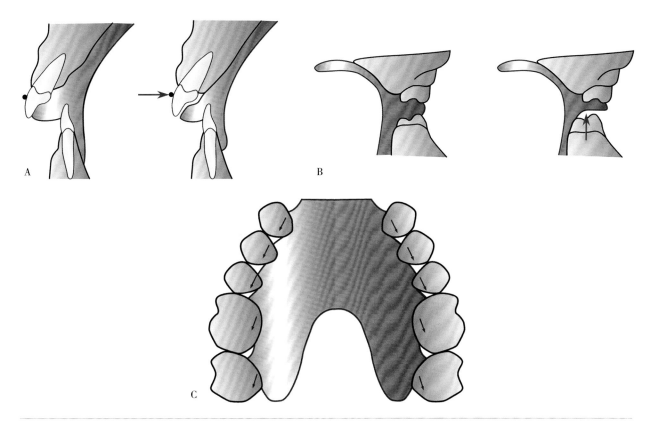

图 5-3-3 肌激动器诱导面的调整

A.缓冲上颌前牙舌侧基托,唇弓加力引导上颌前牙向舌侧移动;B.调磨后牙区对应基托导面,引导下颌后牙萌出;C.缓冲上颌后牙远中基托引导上颌后牙向远中移动

双𬌗垫矫治器是一种功能运动型矫治器,可使颌骨在处于前伸位的状态下进行各种功能运动。其中,主动咀嚼运动产生的强大功能力是刺激生长的关键力源。通过𬌗面的本体接触,咀嚼肌、牙及周围组织内部感受器会在支持骨组织内部产生相应的功能性反应,使下颌在新的位置重建功能平衡状态,矫治异常的上下颌骨关系(图 5-3-4,图 5-3-5)。

(二)临床应用

1. 病例选择 适用于替牙期或恒牙初期所有安氏 Ⅱ 类错𬌗畸形的治疗。

2. 临床治疗期

(1)初戴前准备:进行必要的一期前矫治为咬合重定位创造条件,取模并制作重定位时的蜡𬌗记录,送技工室制作。

(2)初戴:教会患者如何摘戴。当上下颌矫治器咬合时,教患者下颌沿导斜面前伸。向患者解释矫治器的作用原理,告知可能的效果及反应,争取患者的配合。与患者充分沟通解释,配戴矫治器进食可增加矫治力,提高疗效。如上颌为活动式,第一周进食时可取下矫治器,第二周适应后再配戴进食。

(3)常规 4~6 周复诊。应关注矫治器固位情况、黏膜及牙龈有无压痛,调整固位,必要时缓冲。根据临床需要调磨后牙𬌗垫,如为低角或深覆𬌗期望后牙垂直萌出,引导垂直向生长改良,则调磨降低上颌矫治器磨牙区𬌗面𬌗垫,每次可预留约 1~2mm 空间(图 5-3-6);如为高角或开𬌗,则不调磨𬌗垫。

(4)用带有斜面的 Hawley 保持器保持,或直接进入二期固定矫治。

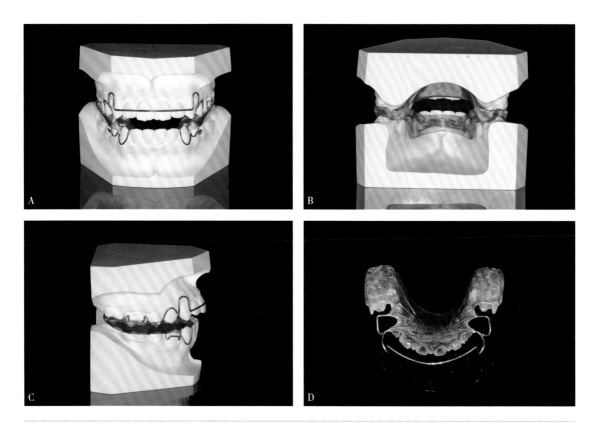

图 5-3-4　双𬌗垫矫治器（上颌活动式）
A. 正视图；B. 后视图；C. 侧视图；D. 上𬌗垫

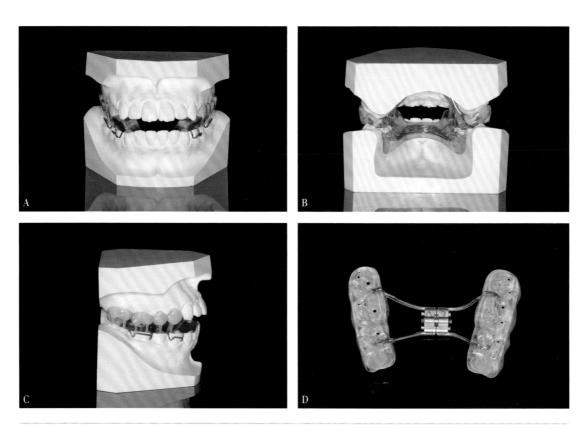

图 5-3-5　双𬌗垫矫治器（上颌粘接式）
A. 正视图；B. 后视图；C. 侧视图；D. 上𬌗垫（带扩弓器）

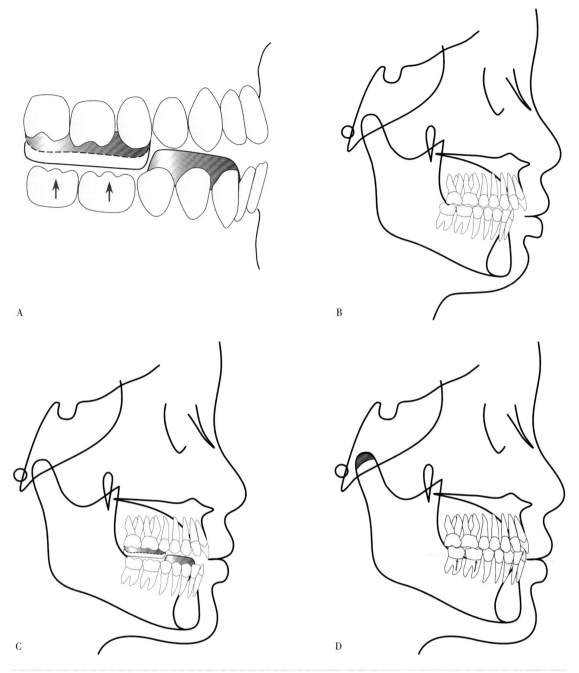

图 5-3-6　低角型病例通过调磨双𬌗垫矫治器𬌗垫，实现生长改良
A. 调磨后牙区𬌗垫，引导后牙萌出；B. 双𬌗垫矫治器矫治前；C. 双𬌗垫矫治器矫治中，面型改善；D. 双𬌗垫矫治器矫治后，咬合稳定

三、Herbst 矫治器

Emil Herbst 基于 Kingsley 于 1880 年创立的咬合跳跃理论，在 1905 年提出 Herbst 矫治器。治疗Ⅱ类错𬌗的功能矫治器有很多种，Herbst 矫治器凭借其非依从性、相对短的疗程，以及稳定的疗效等优势，成为目前比较流行的矫治器。

（一）矫治器原理

Herbst 矫治器可以看作是在上下颌间滑动的人工关节,安装在左右两侧的伸缩装置各由 1 个金属套管、1 根活塞杆、2 个螺丝和枢轴组成,两侧套管的枢轴分别焊接在上颌磨牙带环或铸造冠上,而两侧活塞杆的枢轴一般焊接在下颌第一前磨牙带环或铸造冠上。活塞杆插入套管后,套管和活塞杆再通过螺丝连接在各自对应的枢轴上。通过设计调整活塞杆和套管的长度并将矫治器安装粘接于上下颌牙列后,Herbst 矫治器可使下颌维持在前伸位。套管和活塞杆除了自由伸缩又能在各个方向有一定程度的活动度,这样既保证了下颌做开闭口运动,又能允许下颌有一定量的侧方运动(图 5-3-7)。

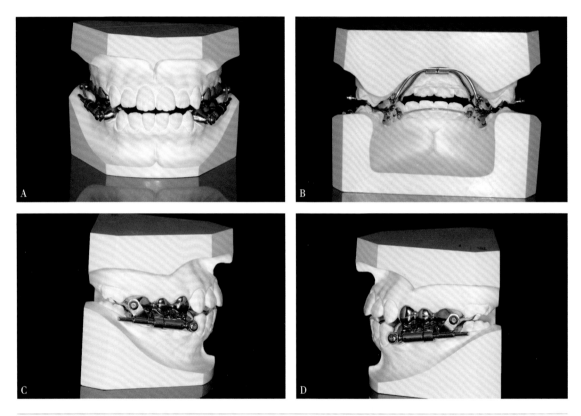

图 5-3-7　Herbst 矫治器（铸造冠式）
A. 正视图;B. 后视图;C. 右侧视图;D. 左侧视图

（二）临床应用

1. 病例选择　适用于恒牙期安氏Ⅱ类错𬌗,特别是下颌后缩为主的骨性Ⅱ类患者。对于下颌后缩同时伴有严重上颌前突的骨性Ⅱ类错𬌗,可与头帽联合应用。

2. 临床治疗期

（1）初戴前准备:进行必要的一期前矫治为咬合重定位创造条件,上下颌模型及咬合重定位时的蜡𬌗记录制取,送技工室制作。对于上颌无须扩弓者,可设计横腭杆连接矫治器的左右部分。个别下颌严重狭窄的病例也可在下颌前牙舌侧连接处设计快速螺旋扩弓器。

（2）初戴

1）安装:事先把两侧金属套管、活塞杆、4 个固位螺丝拆卸,分别使用高强度粘接剂粘接上下颌部分矫治器后,安装上颌金属套管,然后将活塞杆放入套管中,用螺丝固位。对于张口度较小、颊部操作空间狭小的患者,可事先在口外安装上颌金属套管并用螺丝固位,而后粘接上下颌矫治器于上下颌牙列,再将活塞杆放入套管中并用螺丝固位于下颌矫治器。

2)调整活塞杆长度:通常两侧活塞杆长度大于套管长度,为避免患者闭口时刺激颊黏膜,可用记号笔标记后调磨抛光活塞杆末端,同时记录大张口时活塞杆末端位置,确保活塞杆在张闭口过程中无脱出和卡顿。通常以闭口时活塞杆长出套管 2~3mm 为宜。

3)医嘱:Herbst 矫治器初戴后患者常不适应,可出现咀嚼困难,有时甚至出现颞下颌关节区和咀嚼肌暂时性疼痛。应嘱患者适应期内进软食,做好解释工作,同时让患者尽量避免大张口等动作,防止活塞杆从套管意外脱出。

(3)复诊:常规 4~8 周复诊,疗程通常 8 个月左右。注意检查矫治器有无断裂,是否松动。对于前导幅度不足的患者,可在活塞杆上增加一小段套管,使下颌再向前伸(图 5-3-8)。单侧加套管这一方法也可用于治疗中后期有少量下颌偏斜或中线不调的病例,以此获得更理想的下颌位置。

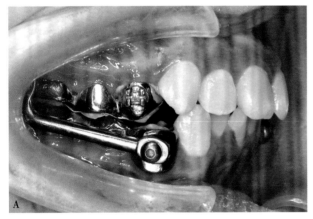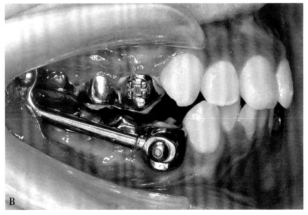

图 5-3-8　Herbst 矫治器加力套管
A. 尖牙磨牙关系处于远中关系;B. 套管加力后下颌进一步前伸,尖牙磨牙关系改善

(4)治疗后:一般可直接进入二期固定矫治或使用肌激动器保持半年至 1 年。少数患者如产生双重咬合,可能是由于治疗时间不足引起,可适当延长治疗时间。

四、Forsus 矫治器

虽然 Herbst 矫治器的临床效果获得了广泛的认可,但由于其限制无法同时进行后牙段的固定矫治,且需要较大的制作成本(时间和经济),以及提供的矫治刚性力不够柔和等不足,所以仍有一些正畸专家持保留态度。Forsus 矫治器是 Herbst 矫治器和 Jasper Jumper 矫治器的结合,在保证疗效的同时避免了两者的不足。Forsus 矫治器是在其基础上改进而成的弹性成品固定式功能矫治器,最大的特点和优势是可以方便地与固定矫治器相连,功能矫治与固定矫治得以同期进行,使传统的双期矫治融合成一期,从而提高矫治效率。

（一）矫治器原理

与 Herbst 矫治器相似，Forsus 矫治器也可看作是上下颌之间的一个人工关节，主要部件包括两侧的推杆和弹簧。安装时，先将弹簧末端以 L 形针或 EZ2 模式插入上颌磨牙口外弓管并固定，再把推杆插入与上颌连接的弹簧中，最后通过夹紧推杆末端开口的蛇形曲与下颌弓丝连接完成安装（图 5-3-9）。

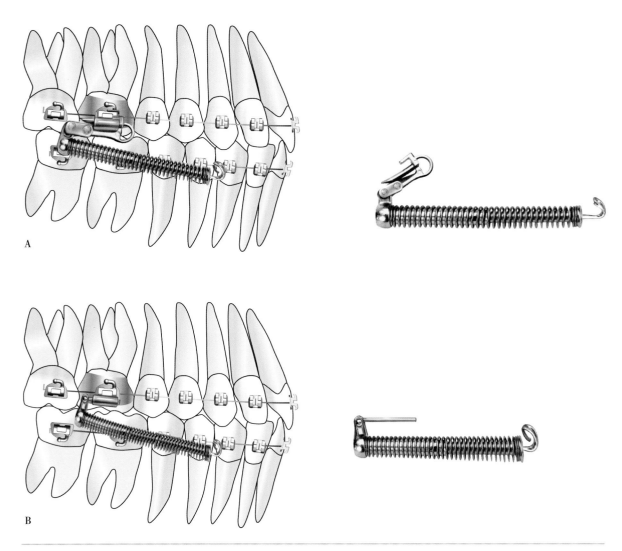

图 5-3-9　Forsus 矫治器
A. 推簧用 EZ2 夹卡固定；B. 推簧用 L 形针回弯固定

（二）临床应用

1. 病例选择　配合固定矫治同期进行，适用于轻、中度骨性Ⅱ类错𬌗的矫治或用于严重下颌后缩的二次前导。

2. 临床治疗期

（1）安装前准备：左右侧上颌第一磨牙或第二磨牙粘接带口外弓管的带环，通常固定在上颌第一磨牙而非第二磨牙上，避免引起颊侧空间较小患者的黏膜反应，甚至无法闭口。选择长度合适的推杆型号。排齐整平上下颌牙弓后，换至 0.018 英寸 ×0.025 英寸以上的不锈钢方丝，且在末端回弯。

（2）安装

1）正确区分左右侧推杆和弹簧。

2）放置弹簧部分：如为 EZ2 模式，则把夹卡从近中向远中插入上颌磨牙口外弓管中；如为 L 形针，则先将其穿过弹簧末端而后从远中向近中插入口外弓管后回弯固定。

3）放置推杆部分：将推杆的蛇形曲从殆方跨在下颌弓丝上，一般放置在尖牙或第一前磨牙远中，可抵在托槽弹性结扎圈上，也可抵在牵引钩或 Ω 曲上（图 5-3-10）。由于 Forsus 矫治器安装灵活的特性，临床上可根据实际情况固位在下颌需要的位置，如需要对患者进行上颌后牙的垂直向控制，或尽可能让下颌牙弓做相对整体前移，则可以把蛇形杆末端固定在下颌相对远中的位置，以此获得对上颌后牙的垂直向分力，同时对下颌的力量更接近下颌牙弓的阻抗中心，从而使下颌牙弓发生整体移动（图 5-3-11）。嘱患者张口压缩弹簧即可插入推杆。检查牙尖交错位力值合适后，夹紧推杆的蛇形曲完成安装。

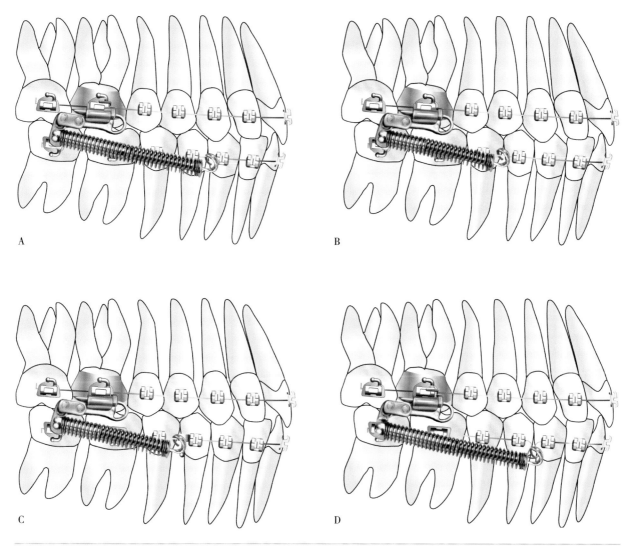

图 5-3-10　Forsus 矫治器推杆蛇形曲放置方式
A. 抵在尖牙远中；B. 抵在第一前磨牙远中；C. 抵在牵引钩远中；D. 挂在 Ω 曲上

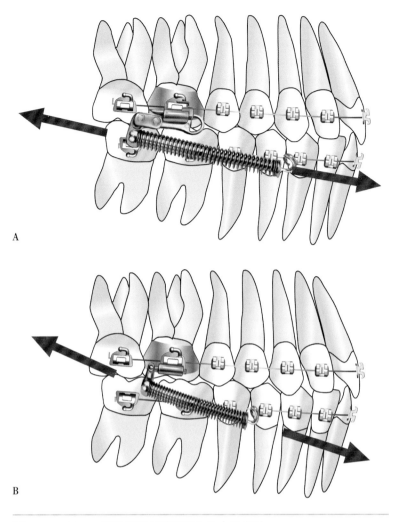

图 5-3-11 Forsus 矫治器推杆放置的生物力学考量

A. 推杆放在下颌尖牙远中,对上下颌牙列主要产生水平向推力;B. 推杆放在下颌第一前磨牙远中,对下颌牙列的推力更接近阻抗中心,同时对上颌后牙产生垂直向压入力

4)医嘱:Forsus 矫治器安装后可能引起患者不适,应予以解释,嘱其适应期内进软食,同时让患者尽量避免大张口等动作,防止推杆从弹簧脱出。另外,应当嘱患者避免闭口或进食用力过猛,防止推杆使托槽脱落。

(3)复诊:和固定矫治相同,常规 4 周左右复诊。注意检查带环有无松动,推杆附近托槽有无脱落,矫治器推力是否合适等。对于不能一次前伸到位的患者,可在推杆上增加一小段加力环,使下颌再向前伸(图 5-3-12)。单侧加套管这一方法也可用于治疗中后期有少量下颌偏斜或中线不调的病例,以此获得更理想的下颌位置。此外,还应检查 Forsus 矫治器对牙可能产生的副作用,例如观察下颌前牙唇倾是否增加,必要时可加大下颌前牙负转矩或在下颌后牙区植入微种植体支抗;观察上颌后牙宽度及转矩,必要时及时进行调整。

(4)治疗后:拆除 Forsus 矫治器,继续固定矫治,精细调整后保持。

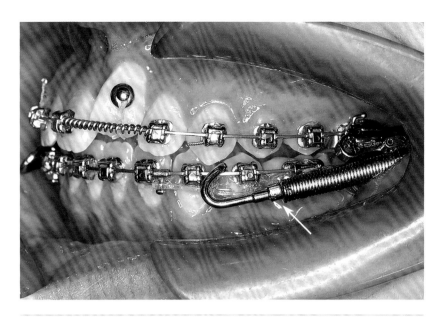

图 5-3-12　Forsus 矫治器加力环加力,通过加力环进一步前导下颌,改善尖牙磨牙关系

五、典型病例:引导下颌向前生长改建

(一)双𬌗垫矫治器典型病例

患者,女性,12 岁,主诉"下巴短且牙不齐"。

1. 口外检查　患者面部左右基本对称,突面型,面下 1/3 短,下颌后缩,上唇略前突,颏唇沟深(图 5-3-13A~C)。

2. 口内检查　左侧磨牙关系为远中尖对尖,右侧磨牙关系为中性偏远中。左侧尖牙关系为远中尖对尖,右侧尖牙关系为中性偏远中。前牙Ⅲ度深覆盖,Ⅱ度深覆𬌗。上颌牙列中线与面中线基本一致,下颌牙列中线左偏 1.5mm。上颌牙弓略狭窄,轻度拥挤,拥挤度为 1.5mm;下颌牙列中度拥挤,拥挤度为 5.5mm。Spee 曲线深,为 4mm(图 5-3-13D~H)。

3. 影像学及头影测量分析

(1)影像学分析:骨性Ⅱ类,下颌发育不足,均角偏高。上颌前牙唇倾,下颌前牙舌倾。处于生长高峰期前(CS3 期)。18、28、38、48 牙胚在位,未见其他明显异常(图 5-3-14)。

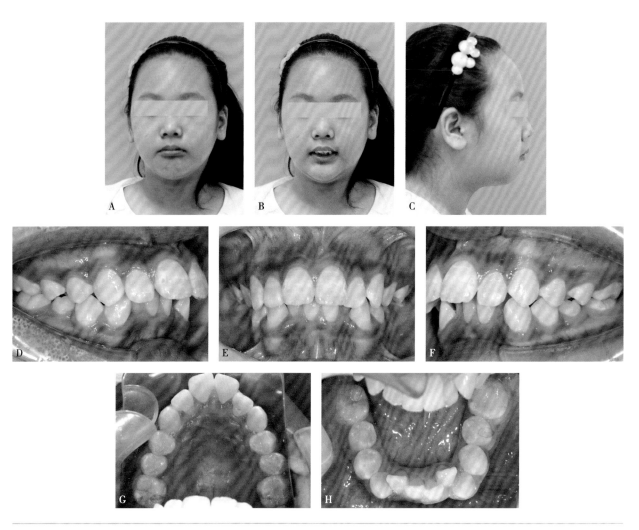

图 5-3-13　治疗前

A. 正面像；B. 正面微笑像；C. 侧面像；D. 右侧面观；E. 正面观；F. 左侧面观；G. 上颌𬌗面观；H. 下颌𬌗面观

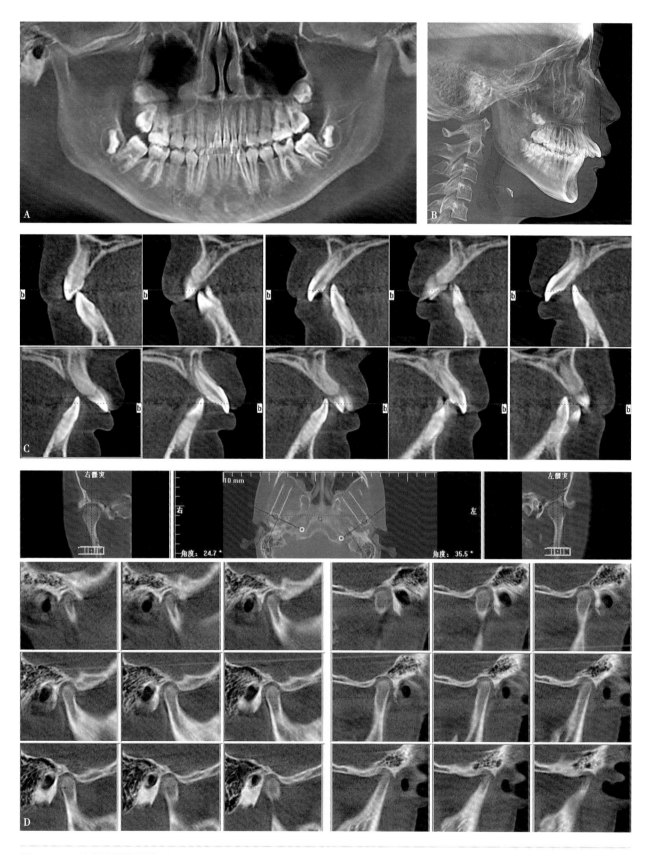

图 5-3-14　治疗前影像学检查

A. 全口牙位曲面体层片；B. X 线头影测量侧位片；C. 上下颌前牙 CBCT 影像；D. 颞下颌关节区域 CBCT 影像

（2）头影测量分析（表5-3-1）

表5-3-1　头影测量数据

测量项目	治疗前	正常值
SNA/°	77.4	83.1±2.7
SNB/°	71.9	80.3±2.6
ANB/°	5.5	2.7±1.8
MP-SN/°	44.0	32.6±6.9
FH-MP/°	30.6	25.5±4.8
OP-SN/°	13.4	16.4±4.1
后前面高比/%	54.8	69.0±4.6
U1-SN/°	117.0	103.4±5.5
L1-MPª/°	73.6	96.3±5.4
U1-L1/°	125.4	129.1±7.1
U1-PP/mm	29.7	28.4±3.1
U6-PP/mm	22.9	23.6±2.2
L1-MPᵇ/mm	43.0	40.9±3.3
L6-MP/mm	26.6	33.0±3.1
UL-E/mm	0.7	−1.6±1.5
LL-E/mm	0.3	−0.2±1.9

注：a. 下颌中切牙长轴与下颌平面相交的上内角，单位为°；b. 下颌中切牙切端与下颌平面的垂直距离，单位为mm。

4. 问题列表和治疗计划　患者为骨性Ⅱ类均角偏高角，下颌发育不足，面下1/3短；安氏Ⅱ类错𬌗，上颌牙槽前突，下颌前牙直立；上颌牙列轻度拥挤，下颌牙列中度拥挤，下中线左偏；Ⅲ度深覆盖，Ⅱ度深覆𬌗，Spee曲线深。

治疗计划为双期矫治。

一期前矫治：上颌前牙固定矫治初步排齐，以去除下颌前伸时的前牙干扰。

一期功能矫治：上颌固定式双𬌗垫矫治器导下颌向前，上颌扩弓。

二期固定矫治：重新评估面型咬合，拟非拔牙固定矫治，排齐整平上下颌牙列，精细调整咬合关系。

5. 治疗过程

（1）经过3个月的一期前矫治，上颌初步排齐，下颌前伸过程中咬合干扰点去除。

（2）配戴上颌固定式双𬌗垫矫治器1个月，上颌快速扩弓7mm后保持（图5-3-15）。

（3）配戴双𬌗垫矫治器10个月，下颌位置稳定，颏唇关系良好，双侧磨牙为近中关系，前牙浅覆盖，一期治疗结束（图5-3-16）。

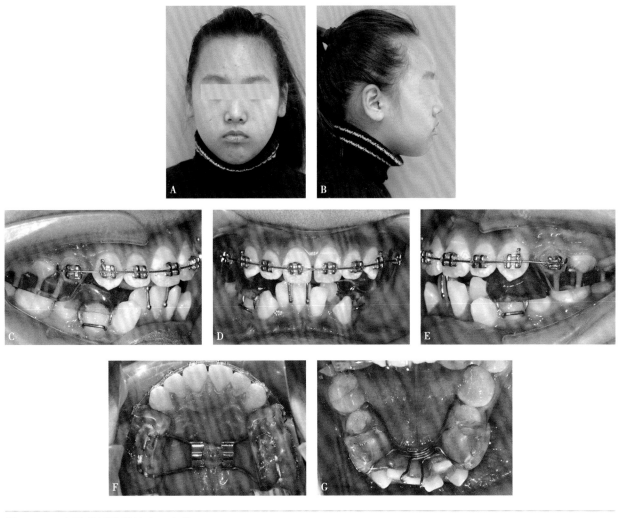

图 5-3-15　双𬌗垫矫治器治疗 1 个月

A. 正面像；B. 侧面像；C. 右侧面观；D. 正面观；E. 左侧面观；F. 上颌𬌗面观；G. 下颌𬌗面观

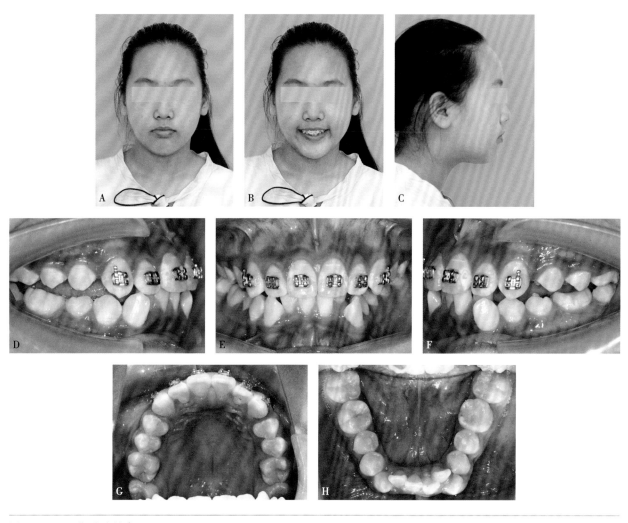

图 5-3-16　一期治疗结束

A. 正面像；B. 正面微笑像；C. 侧面像；D. 右侧面观；E. 正面观；F. 左侧面观；G. 上颌𬌗面观；H. 下颌𬌗面观

（4）一期结束时影像学及头影测量分析（图 5-3-17，表 5-3-2）显示下颌后缩明显改善，同时面部突度良好，上下颌前牙角度有明显改善。确定二期固定矫治方案为非拔牙矫治。

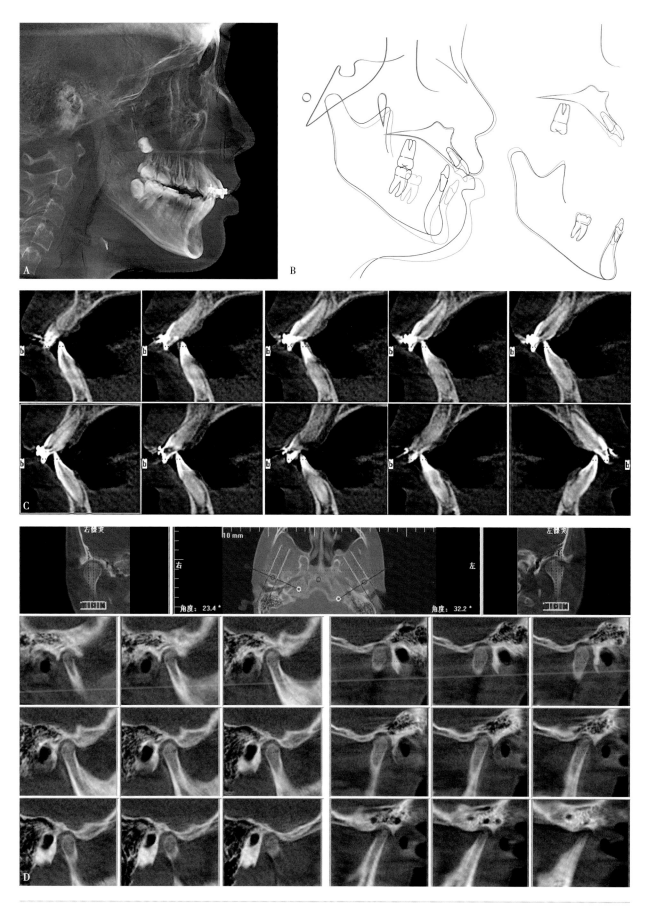

图 5-3-17　一期治疗结束时影像学分析

A. X 线头影测量侧位片；B. 头影重叠图（蓝色线条示治疗前，绿色线条示一期结束）；C. 上下颌前牙 CBCT 影像；D. 颞下颌关节区域 CBCT 影像

表 5-3-2　治疗前中头影测量数据

测量项目	治疗前	一期结束	正常值
SNA/°	77.4	77.9	83.1±2.7
SNB/°	71.9	74.6	80.3±2.6
ANB/°	5.5	3.3	2.7±1.8
MP-SN/°	44.0	45.5	32.6±6.9
FH-MP/°	30.6	32.2	25.5±4.8
OP-SN/°	13.4	19.2	16.4±4.1
后前面高比/%	54.8	54.0	69.0±4.6
U1-SN/°	117.0	106.8	103.4±5.5
L1-MP[a]/°	73.6	86.8	96.3±5.4
U1-L1/°	125.4	120.9	129.1±7.1
U1-PP/mm	29.7	29.8	28.4±3.1
U6-PP/mm	22.9	22.5	23.6±2.2
L1-MP[b]/mm	43.0	41.3	40.9±3.3
L6-MP/mm	26.6	29.3	33.0±3.1
UL-E/mm	0.7	−1.4	−1.6±1.5
LL-E/mm	0.3	3.2	−0.2±1.9

注：a. 下颌中切牙长轴与下颌平面相交的上内角，单位为°；b. 下颌中切牙切端与下颌平面的垂直距离，单位为 mm。

（5）下颌前牙区推簧开展足够间隙后，主弓丝维持，辅弓丝排齐 32、42（图 5-3-18）。

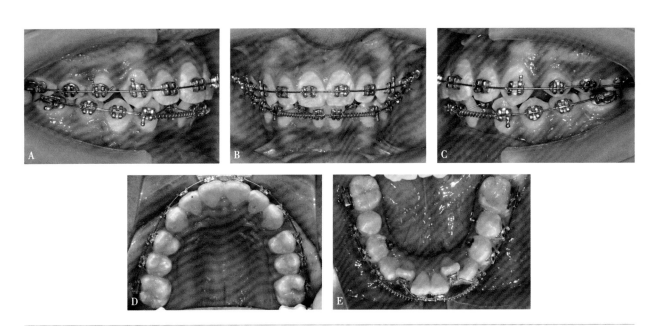

图 5-3-18　固定矫治 2 个月
A. 右侧面观；B. 正面观；C. 左侧面观；D. 上颌𬌗面观；E. 下颌𬌗面观

6. 治疗结果　经过 15 个月的固定矫治，治疗结束。患者面型良好，颏部形态明显改善，颏唇关系、鼻唇关系协调（图 5-3-19A~C）。双侧尖牙磨牙关系为中性，覆𬌗、覆盖正常（图 5-3-19D~H）。

7. 影像学及头影测量分析

（1）影像学分析：牙根平行度良好，上下颌前牙角度基本正常。CBCT 显示颞下颌关节区前中后间隙比例协调，未见明显异常（图 5-3-20）。

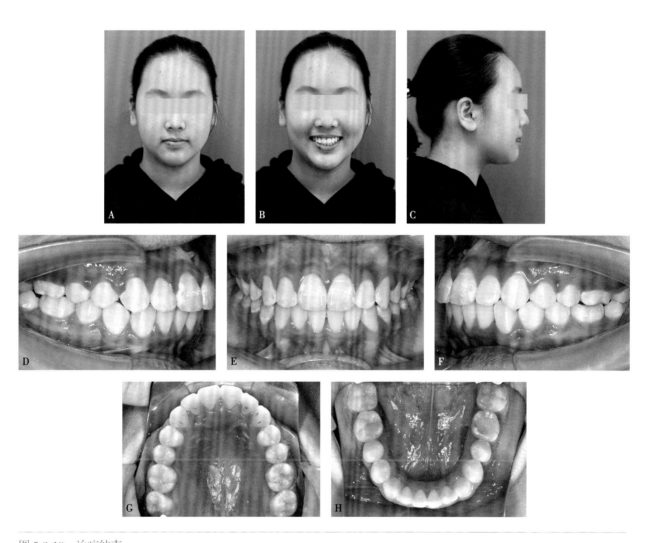

图 5-3-19　治疗结束
A. 正面像；B. 正面微笑像；C. 侧面像；D. 右侧面观；E. 正面观；F. 左侧面观；G. 上颌𬌗面观；H. 下颌𬌗面观

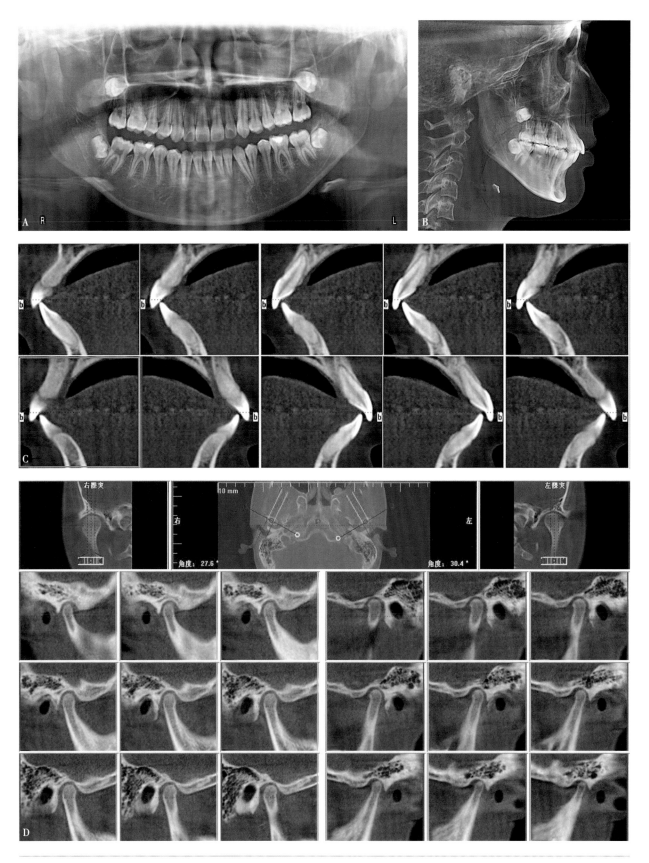

图 5-3-20　治疗结束影像学检查

A. 全口牙位曲面体层片；B. X 线头影测量侧位片；C. 上下颌前牙 CBCT 影像；D. 颞下颌关节区域 CBCT 影像

（2）头影测量分析（表 5-3-3，图 5-3-21）

表 5-3-3　治疗前中后头影测量数据

测量项目	治疗前	一期结束	治疗后	正常值
SNA/°	77.4	77.9	76.8	83.1±2.7
SNB/°	71.9	74.6	75.3	80.3±2.6
ANB/°	5.5	3.3	1.5	2.7±1.8
MP-SN/°	44.0	45.5	47.1	32.6±6.9
FH-MP/°	30.6	32.2	34.8	25.5±4.8
OP-SN/°	13.4	19.2	17.3	16.4±4.1
后前面高比/%	54.8	54.0	52.0	69.0±4.6
U1-SN/°	117.0	106.8	106.3	103.4±5.5
L1-MP[a]/°	73.6	86.8	89.4	96.3±5.4
U1-L1/°	125.4	120.9	117.2	129.1±7.1
U1-PP/mm	29.7	29.8	28.0	28.4±3.1
U6-PP/mm	22.9	22.5	23.0	23.6±2.2
L1-MP[b]/mm	43.0	41.3	40.0	40.9±3.3
L6-MP/mm	26.6	29.3	31.0	33.0±3.1
UL-E/mm	0.7	−1.4	−2.3	−1.6±1.5
LL-E（/mm）	0.3	3.2	1.0	−0.2±1.9

注：a. 下颌中切牙长轴与下颌平面相交的上内角，单位为°；b. 下颌中切牙切端与下颌平面的垂直距离，单位为 mm。

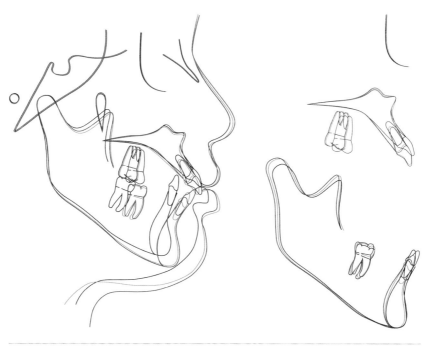

图 5-3-21　治疗前中后头影测量重叠图
蓝色线条示治疗前，绿色线条示一期结束，红色线条示治疗后

8. 治疗全过程侧貌变化（图 5-3-22）

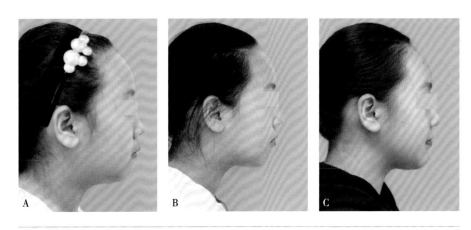

图 5-3-22　治疗全过程侧貌变化
A. 治疗前；B. 一期治疗结束；C. 二期治疗结束

9. 矫治经验与体会　该患者为突面型、骨性Ⅱ类（ANB 为 5.5°）、下颌后缩（SNB 为 71.9°），X 线头影测量侧位片显示有充分的生长潜力，符合双期矫治适应证。

由于治疗前下颌前伸时前牙区存在咬合干扰并且为均角偏高角，为获得稳定的下颌前伸位并尽量减少垂直向打开量，在一期前矫治先行排齐上颌前牙。一期采用双𬌗垫矫治器进行下颌功能矫治，咬合重定位将磨牙关系调整为中性偏近中。虽然该病例为均角偏高角，但其面下 1/3 短，因此不必做主动的垂直向控制，一期不对后牙区𬌗垫进行调磨。上颌粘接式𬌗垫设计快速扩弓器，以匹配上下颌牙弓宽度。

一期结束后上颌尖牙远中出现少量间隙，且此时上颌前牙角度已较治疗前明显减小，这是因为前导下颌对上颌牙列的反作用，一期在上颌第一前磨牙颊侧粘接托槽配合前牙区固定矫治，在排齐上颌前牙的同时可有效控制上颌前牙突度。一期结束后上唇及颏部突度良好，此时下颌前牙依然较为舌倾，同时颏唇沟较深，适当唇倾下颌前牙将有利于面型（颏唇关系）及咬合，因此二期选择非拔牙固定矫治。经过 1 年余的二期固定矫治，最终取得了理想的面型和咬合关系。

（二）Herbst 矫治器典型病例

患者，女性，11 岁，主诉"嘴突，下巴小"。

1. 口外检查　患者突面型，双唇前突，面下 1/3 偏短。下颌后缩，颏部形态差（图 5-3-23A~C）。

2. 口内检查　双侧磨牙完全远中关系，前牙Ⅱ度深覆𬌗，Ⅲ度深覆盖，上下颌牙列轻度拥挤，上颌牙列中线与面中线一致（图 5-3-23D~H）。

3. 影像学及头影测量分析

（1）影像学分析：骨性Ⅱ类下颌发育不足，高角，上颌前牙唇倾。处于生长高峰期。18、28、38、48 牙胚在位，未见其他明显异常（图 5-3-24）。

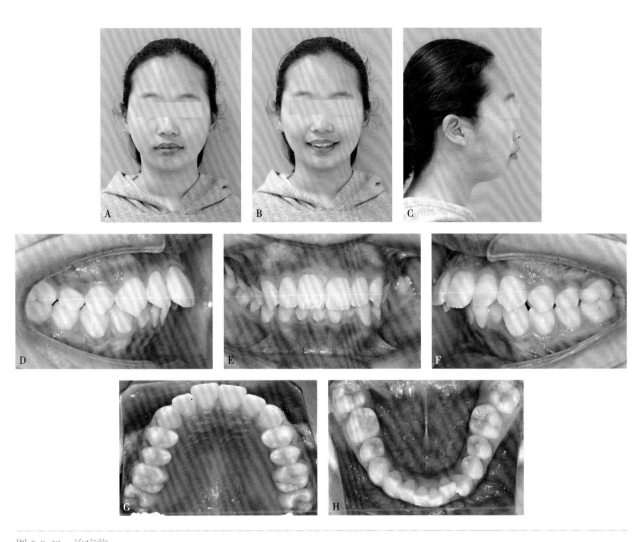

图 5-3-23　治疗前

A. 正面像；B. 正面微笑像；C. 侧面像；D. 右侧面观；E. 正面观；F. 左侧面观；G. 上颌𬌗面观；H. 下颌𬌗面观

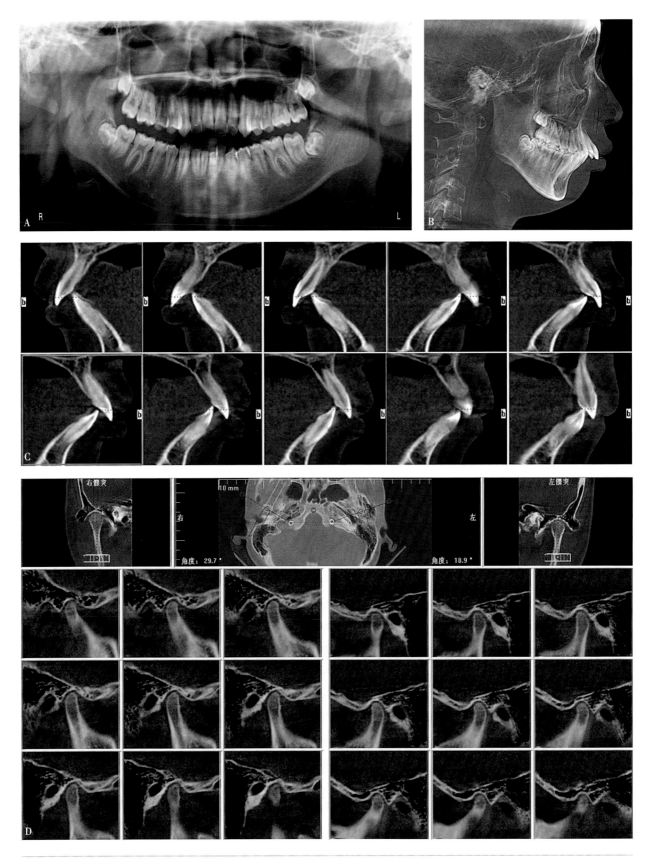

图 5-3-24　治疗前影像学检查

A. 全口牙位曲面体层片；B. X 线头影测量侧位片；C. 上下颌前牙 CBCT 影像；D. 颞下颌关节区域 CBCT 影像

（2）头影测量分析（表5-3-4）

表5-3-4　治疗前头影测量分析

测量项目	治疗前	正常值
SNA/°	83.0	83.1±2.7
SNB/°	74.5	80.3±2.6
ANB/°	8.5	2.7±1.8
MP-SN/°	39.6	32.6±6.9
FH-MP/°	34.0	25.5±4.8
OP-SN/°	14.7	16.4±4.1
后前面高比/%	61.9	69.0±4.6
U1-SN/°	115.7	103.4±5.5
L1-MP^a/°	93.2	96.3±5.4
U1-L1/°	111.5	129.1±7.1
U1-PP/mm	30.5	28.4±3.1
U6-PP/mm	24.2	23.6±2.2
L1-MP^b/mm	46.9	40.9±3.3
L6-MP/mm	33.2	33.0±3.1
UL-E/mm	4.2	−1.6±1.5
LL-E/mm	7.0	−0.2±1.9

注：a. 下颌中切牙长轴与下颌平面相交的上内角，单位为°；b. 下颌中切牙切端与下颌平面的垂直距离，单位为mm。

4. 问题列表和治疗计划　患者为骨性Ⅱ类,高角,下颌发育不足。在生长发育高峰期(CS4期),具有生长潜力。一期用 Herbst 矫治器进行功能矫治促进下颌骨生长发育,改善颏部形态;二期拔牙固定矫治内收上下颌前牙,进一步改善突面型。

5. 治疗过程

(1)由于咬合重定位时前牙没有殆干扰,下颌可以直接获得良好的重定位,所以直接粘接设计加工好的 Herbst 矫治器(图 5-3-25)。

(2)配戴 Herbst 矫治器矫治9个月,一期治疗结束(图 5-3-26)。

(3)一期结束时影像学及头影测量分析(图 5-3-27,表 5-3-5)显示下颌后缩明显改善,上颌前牙角度虽有所改善,但上下颌前牙依然较为唇倾且双唇前突,确定二期固定矫治方案为拔牙矫治,拔除 14、24、34、44,中等支抗内收上下颌前牙,改善突度。

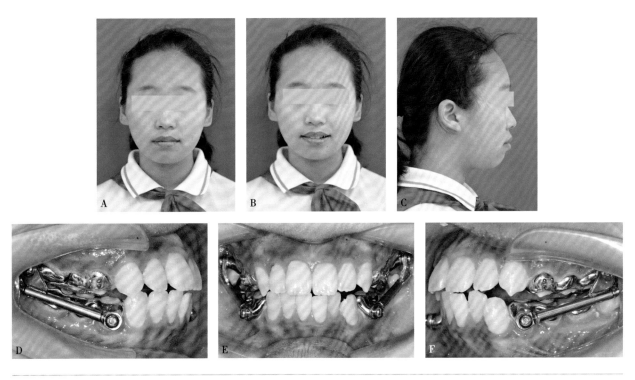

图 5-3-25　Herbst 矫治器初戴
A. 正面像;B. 正面微笑像;C. 侧面像;D. 右侧面观;E. 正面观;F. 左侧面观

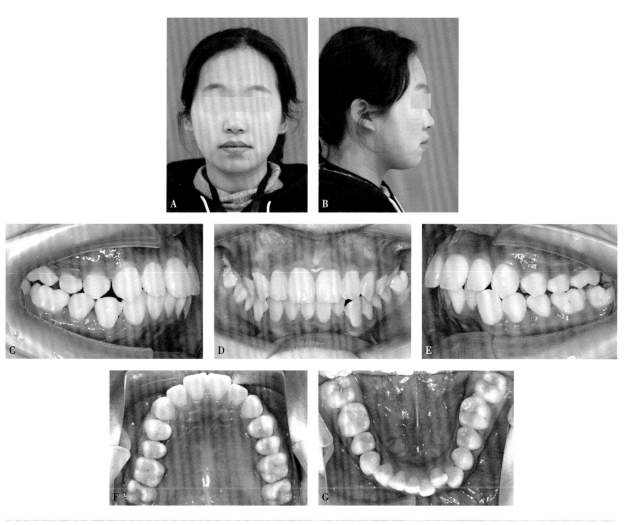

图 5-3-26　一期治疗结束

A. 正面像；B. 侧面像；C. 右侧面观；D. 正面观；E. 左侧面观；F. 上颌𬌗面观；G. 下颌𬌗面观

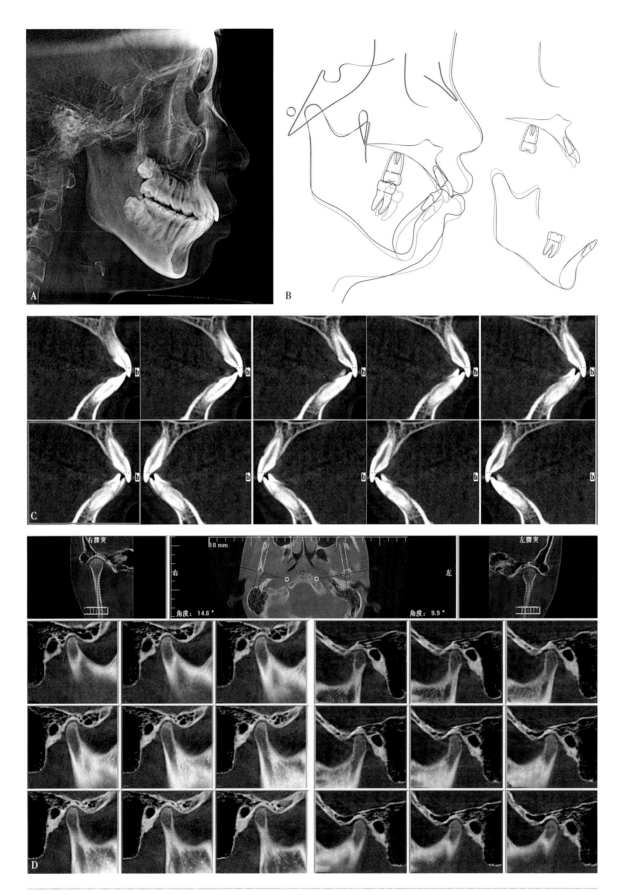

图 5-3-27　一期治疗结束影像学分析

A. X 线头影测量侧位片；B. 头影重叠图（蓝色线条示治疗前，绿色线条示一期结束）；C. 上下颌前牙 CBCT 影像；D. 颞下颌关节区域 CBCT 影像

表 5-3-5　一期治疗前后头影测量分析

测量项目	治疗前	一期结束	正常值
SNA/°	83.0	81.2	83.1±2.7
SNB/°	74.5	78.0	80.3±2.6
ANB/°	8.5	3.2	2.7±1.8
MP-SN/°	39.6	39.6	32.6±6.9
FH-MP/°	34.0	34.2	25.5±4.8
OP-SN/°	14.7	17.0	16.4±4.1
后前面高比/%	61.9	62.5	69.0±4.6
U1-SN/°	115.7	109.9	103.4±5.5
L1-MP[a]/°	93.2	98.2	96.3±5.4
U1-L1/°	111.5	112.2	129.1±7.1
U1-PP/mm	30.5	31.7	28.4±3.1
U6-PP/mm	24.2	23.9	23.6±2.2
L1-MP[b]/mm	46.9	45.0	40.9±3.3
L6-MP/mm	33.2	33.9	33.0±3.1
UL-E/mm	4.2	1.4	−1.6±1.5
LL-E/mm	7.0	4.0	−0.2±1.9

注：a. 下颌中切牙长轴与下颌平面相交的上内角，单位为°；b. 下颌中切牙切端与下颌平面的垂直距离，单位为 mm。

（4）固定矫治 7 个月时，上下颌前牙排齐整平，关闭间隙，此时上颌前牙角度适中，用高位牵引钩配合前牙正转矩整体内收（图 5-3-28）。

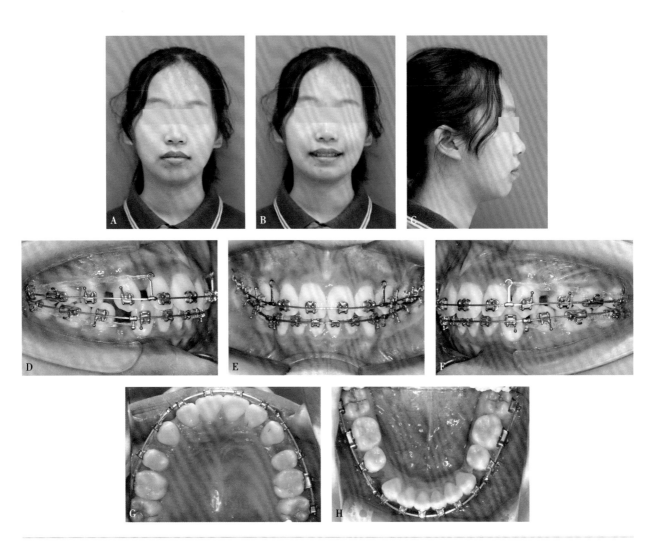

图 5-3-28　固定矫治 7 个月
A. 正面像；B. 正面微笑像；C. 侧面像；D. 右侧面观；E. 正面观；F. 左侧面观；G. 上颌殆面观；H. 下颌殆面观

6. 治疗结果　固定矫治18个月结束。患者面型改善明显,下颌位置稳定,颏部形态良好,颏唇关系、鼻唇关系协调。口内咬合关系良好,双侧尖牙磨牙关系中性,覆𬌗、覆盖正常(图5-3-29)。

7. 影像学及头影测量分析

(1)影像学分析:牙根平行度良好,上下颌前牙角度基本正常,根骨关系协调。CBCT显示颞下颌关节区前中后间隙比例协调,未见明显异常(图5-3-30)。

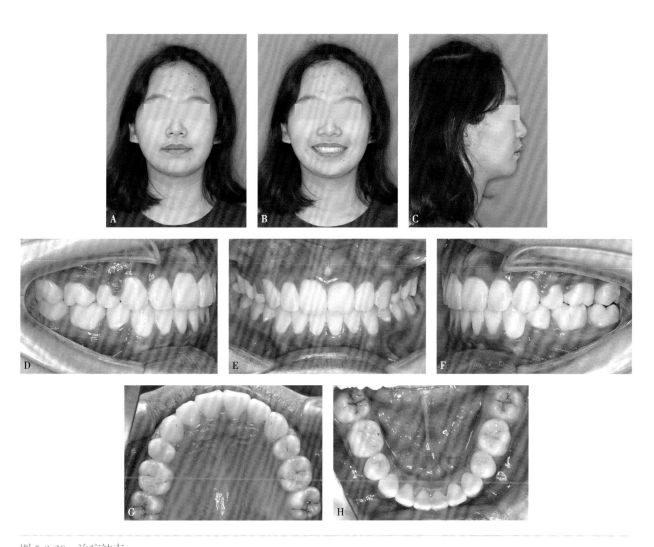

图5-3-29　治疗结束
A.正面像;B.正面微笑像;C.侧面像;D.右侧面观;E.正面观;F.左侧面观;G.上颌𬌗面观;H.下颌𬌗面观

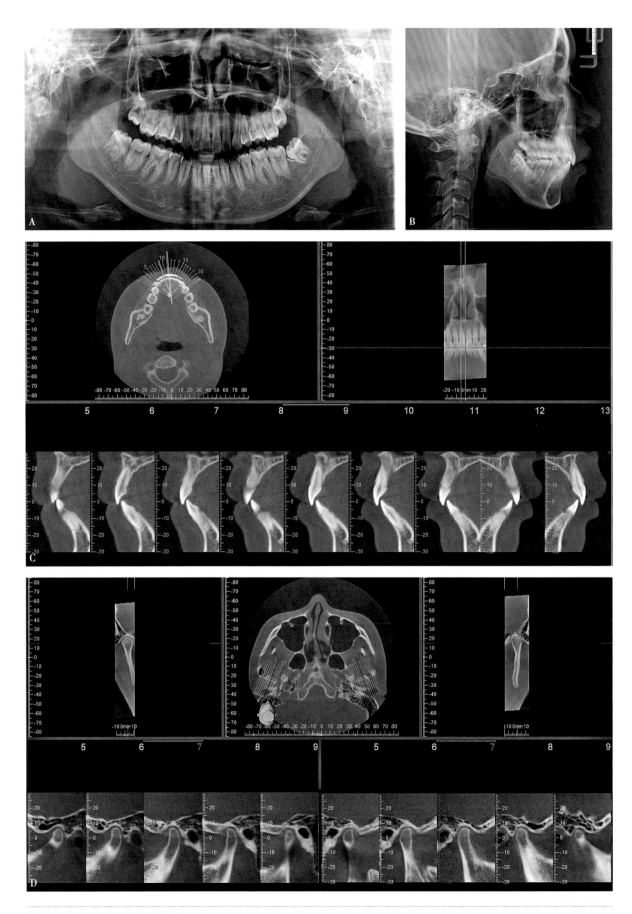

图 5-3-30　治疗结束影像学检查

A. 全口牙位曲面体层片；B. X 线头影测量侧位片；C. 上下颌前牙 CBCT 影像；D. 颞下颌关节区域 CBCT 影像

（2）头影测量分析（表5-3-6, 图5-3-31）

表5-3-6　治疗前中后头影测量数据

测量项目	治疗前	一期结束	治疗后	正常值
SNA/°	83.0	81.2	81.6	83.1±2.7
SNB/°	74.5	78.0	77.9	80.3±2.6
ANB/°	8.5	3.2	3.7	2.7±1.8
MP-SN/°	39.6	39.6	40.1	32.6±6.9
FH-MP/°	34.0	34.2	34.7	25.5±4.8
OP-SN/°	14.7	17.0	17.5	16.4±4.1
后前面高比/%	61.9	62.5	61.9	69.0±4.6
U1-SN/°	115.7	109.9	99.3	103.4±5.5
L1-MP[a]/°	93.2	98.2	87.5	96.3±5.4
U1-L1/°	111.5	112.2	133.1	129.1±7.1
U1-PP/mm	30.5	31.7	30.9	28.4±3.1
U6-PP/mm	24.2	23.9	24.6	23.6±2.2
L1-MP[b]/mm	46.9	45.0	43.4	40.9±3.3
L6-MP/mm	33.2	33.9	34.8	33.0±3.1
UL-E/mm	4.2	1.4	−1.7	−1.6±1.5
LL-E/mm	7.0	4.0	1.4	−0.2±1.9

注：a.下颌中切牙长轴与下颌平面相交的上内角,单位为°;b.下颌中切牙切端与下颌平面的垂直距离,单位为mm。

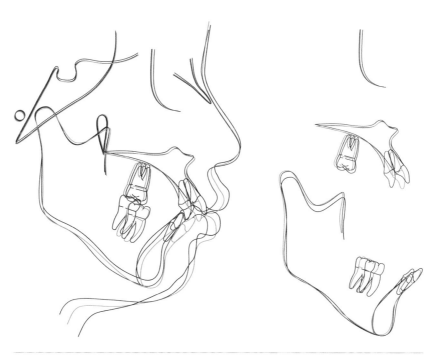

图5-3-31　治疗前中后头影测量重叠图
蓝色线条示治疗前,绿色线条示一期结束,红色线条示治疗后

8. 治疗全过程侧貌变化（图 5-3-32 ）

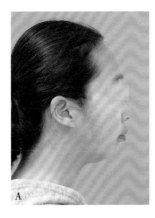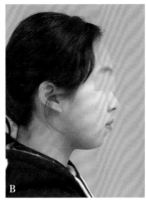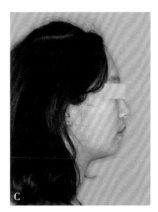

图 5-3-32　治疗全过程侧貌变化
A. 治疗前；B. 一期治疗结束；C. 二期治疗结束

9. 矫治经验与体会　该患者为突面型，严重骨性Ⅱ类（ANB 为 8.5°），下颌后缩（SNB 为 74.5°），X
线头影测量侧位片显示处于生长发育高峰期，需要尽快实施功能矫治。

严重骨性Ⅱ类高角型患者的功能矫治，关键在于控制垂直向，从而产生有效的矢状向前导，而 Herbst
矫治器对上颌后牙的垂直向分力可以在一定程度上控制垂直向，因此该病例一期矫治选择 Herbst 矫治
器。通过咬合重定位适当过矫治将磨牙关系调整为中性偏近中，前牙近对刃。一期结束后上颌尖牙远中
虽出现了少量间隙，但不足以用于改善该病例的上颌牙牙槽前突，同时下颌前牙角度也偏大，因此二期拔
除 4 颗第一前磨牙。经过 1 年半的固定矫治，最终获得了理想的面型和咬合关系。

（三）双𬌗垫矫治器联合 Forsus 矫治器典型病例

患者，女性，10 岁，主诉"下巴短，上颌牙突"。

1. 口外检查　患者突面型，上颌前突，下颌短小，颏唇沟深（图 5-3-33A~C ）。

2. 口内检查　双侧磨牙远中尖对尖，前牙Ⅲ度深覆𬌗，Ⅲ度深覆盖。55、65 尚未替换，上颌牙列轻度
拥挤，下颌牙列中度拥挤。上颌牙列中线与面中线基本一致（图 5-3-33D~H ）。

3. 影像学及头影测量分析

（1）影像学分析：骨性Ⅱ类下颌发育不足，均角，上颌前牙唇倾，下颌前牙角度基本正常。处于生
长高峰期前（CS3 期）。15、25、38、48 牙胚在位，55、65 牙根吸收超根长 2/3。未见其他明显异常（图
5-3-34 ）。

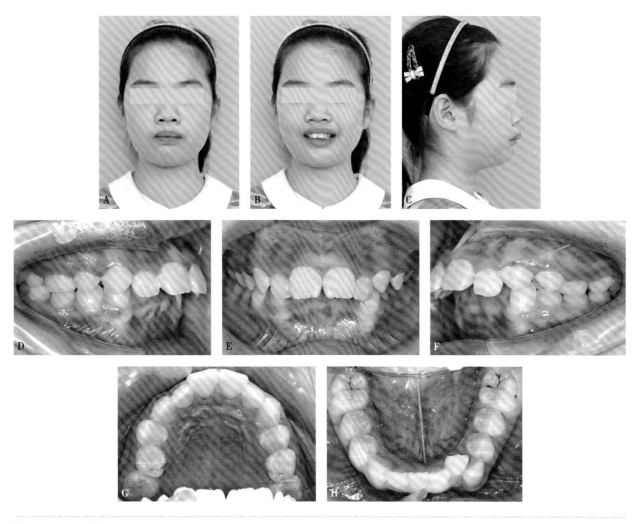

图 5-3-33　治疗前

A. 正面像；B. 正面微笑像；C. 侧面像；D. 右侧面观；E. 正面观；F. 左侧面观；G. 上颌𬌗面观；H. 下颌𬌗面观

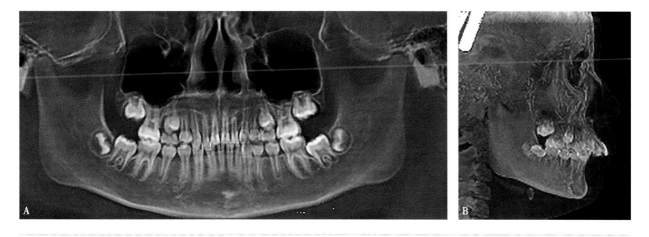

图 5-3-34　治疗前影像学检查

A. 全口牙位曲面体层片；B. X 线头影测量侧位片

（2）头影测量分析（表5-3-7）

表5-3-7　治疗前头影测量数据

测量项目	治疗前	正常值
SNA/°	82.7	83.1±2.7
SNB/°	75.2	80.3±2.6
ANB/°	7.5	2.7±1.8
MP-SN/°	26.7	32.6±6.9
FH-MP/°	20.6	25.5±4.8
OP-SN/°	11.2	16.4±4.1
后前面高比/%	69.5	69.0±4.6
U1-SN/°	119.3	103.4±5.5
L1-MP^a/°	102.3	96.3±5.4
U1-L1/°	111.4	129.1±7.1
U1-PP/mm	29.3	28.4±3.1
U6-PP/mm	17.7	23.6±2.2
L1-MP^b/mm	42.2	40.9±3.3
L6-MP/mm	30.2	33.0±3.1
UL-E/mm	5.6	−1.6±1.5
LL-E/mm	2.3	−0.2±1.9

注：a. 下颌中切牙长轴与下颌平面相交的上内角，单位为°；b. 下颌中切牙切端与下颌平面的垂直距离，单位为mm。

4. 问题列表和治疗计划　患者为骨性Ⅱ类，低角，下颌发育不足；在生长高峰期前，具有充分生长潜力。一期用双𬌗垫矫治器进行功能矫治促进下颌骨生长发育，二期拔牙固定矫治内收上下颌前牙改善双唇突度，同时配合Forsus矫治器进一步促进下颌生长，改善下颌后缩及颏部形态。

5. 治疗过程

（1）一期前矫治：拔除55、65，同时初步排齐上颌前牙，以获得理想的咬合重定位。

（2）一期配戴上颌活动式双𬌗垫矫治器，缓冲15、25区组织面以利于萌出，14、24、16、26箭头卡增加固位。咬合重定位至双侧磨牙关系为中性偏近中，前牙对刃。下颌前导后上颌宽度略显不足，上颌腭部少量扩弓以改善后牙对刃。矫治过程中调磨上𬌗垫引导下颌磨牙垂直向萌出，改善深覆𬌗及低角骨面型（图5-3-35）。

（3）配戴双𬌗垫矫治器治疗10个月，一期治疗结束，面型改善明显（图5-3-36）。

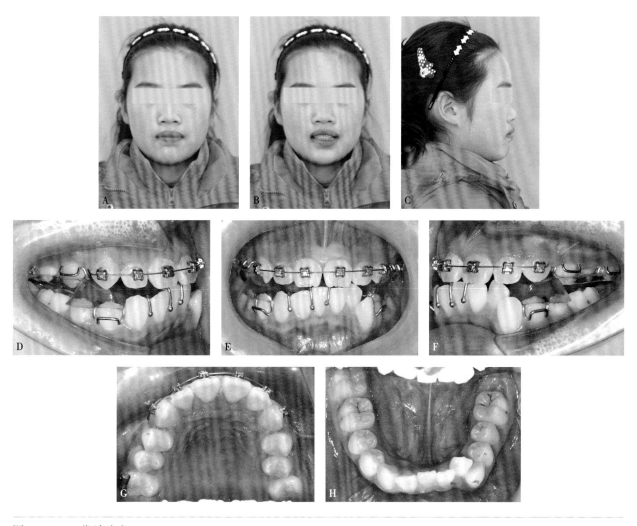

图 5-3-35　一期治疗中

A. 正面像；B. 正面微笑像；C. 侧面像；D. 右侧面观；E. 正面观；F. 左侧面观；G. 上颌𬌗面观；H. 下颌𬌗面观

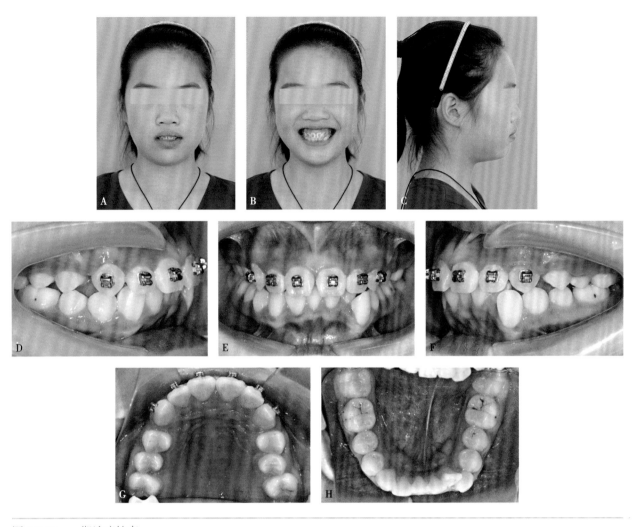

图 5-3-36　一期治疗结束
A. 正面像；B. 正面微笑像；C. 侧面像；D. 右侧面观；E. 正面观；F. 左侧面观；G. 上颌𬌗面观；H. 下颌𬌗面观

（4）一期结束时影像学及头影测量分析（图 5-3-37，表 5-3-8）显示严重的下颌后缩有明显改善，但 ANB 依然较大，且双唇前突，上下颌切牙角度较大，确定二期固定矫治方案为拔牙矫治：拔除 14、24、34、44，中等支抗内收上下颌前牙，改善突度，待上下颌前牙排齐整平换至 0.018 英寸×0.025 英寸不锈钢丝后，配合 Forsus 矫治器进一步促进下颌向前下生长。

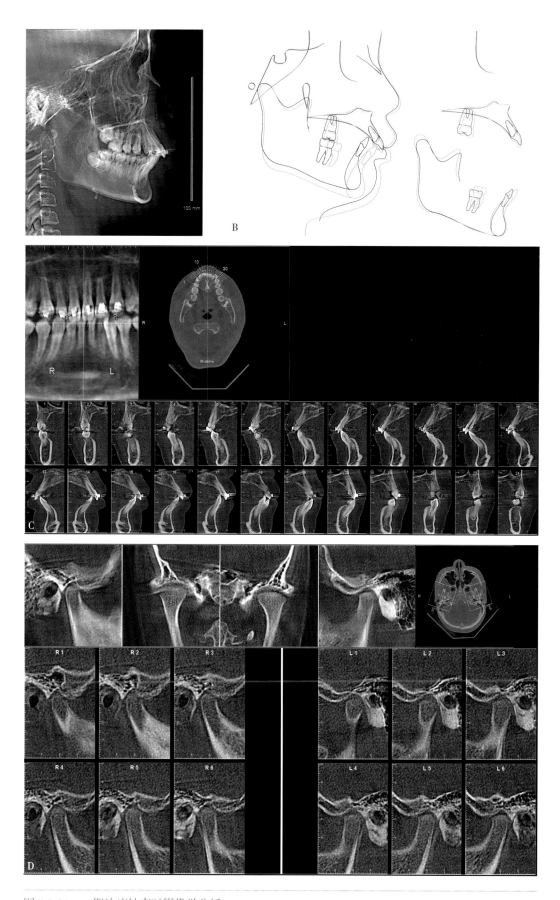

图 5-3-37 一期治疗结束时影像学分析

A. X 线头影测量侧位片；B. 头影重叠图（蓝色线条示治疗前，绿色线条示一期结束）；C. 上下颌前牙 CBCT 影像；
D. 颞下颌关节区域 CBCT 影像

表 5-3-8　一期治疗前后头影测量分析

测量项目	治疗前	一期结束	正常值
SNA/°	82.7	83.3	83.1±2.7
SNB/°	75.2	79.3	80.3±2.6
ANB/°	7.5	4.0	2.7±1.8
MP-SN/°	26.7	29.4	32.6±6.9
FH-MP/°	20.6	23.3	25.5±4.8
OP-SN/°	11.2	14.8	16.4±4.1
后前面高比/%	69.5	70.4	69.0±4.6
U1-SN/°	119.3	116.4	103.4±5.5
L1-MP[a]/°	102.3	107.0	96.3±5.4
U1-L1/°	111.4	108.2	129.1±7.1
U1-PP/mm	29.3	30.5	28.4±3.1
U6-PP/mm	17.7	19.9	23.6±2.2
L1-MP[b]/mm	42.2	42.4	40.9±3.3
L6-MP/mm	30.2	34.1	33.0±3.1
UL-E/mm	5.6	1.7	−1.6±1.5
LL-E/mm	2.3	3.3	−0.2±1.9

注：a. 下颌中切牙长轴与下颌平面相交的上内角，单位为°；b. 下颌中切牙切端与下颌平面的垂直距离，单位为 mm。

（5）固定矫治12个月时，上下颌前牙排齐整平，换成不锈钢方丝关闭间隙，此时下颌依然有一定程度后缩，固定矫治配合Forsus矫治器开始第二阶段的下颌前导，同时下颌通过Forsus矫治器对上颌牙列起到一定加强支抗的作用。安装Forsus矫治器时注意方向，尽量减少因垂直向分力而产生的不期望的上颌后牙压入作用（图5-3-38）。

（6）精细调整，上颌前牙加正转矩控根（图5-3-39）。

6. 治疗结果　20个月固定矫治后治疗结束。患者下颌位置稳定，颏部形态良好，侧貌改善明显。咬合关系良好，双侧尖牙磨牙中性关系，覆𬌗、覆盖正常（图5-3-40）。

7. 影像学及头影测量分析

（1）影像学分析：牙根平行，上下颌前牙角度基本正常。CBCT显示颞下颌关节区前中后间隙比例协调，未见明显异常（图5-3-41）。

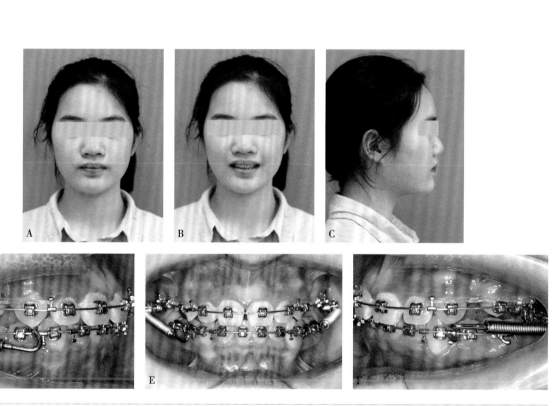

图5-3-38　固定矫治12个月（Forsus矫治器）

A. 正面像；B. 正面微笑像；C. 侧面像；D. 右侧面观；E. 正面观；F. 左侧面观

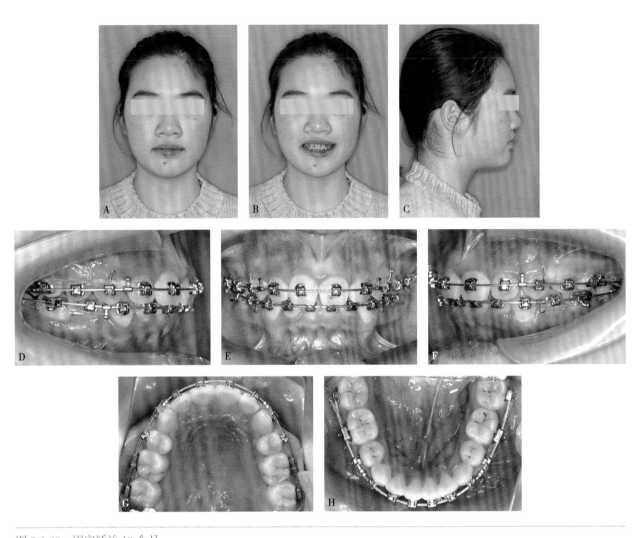

图 5-3-39　固定矫治 18 个月

A. 正面像；B. 正面微笑像；C. 侧面像；D. 右侧面观；E. 正面观；F. 左侧面观；G. 上颌𬌗面观；H. 下颌𬌗面观

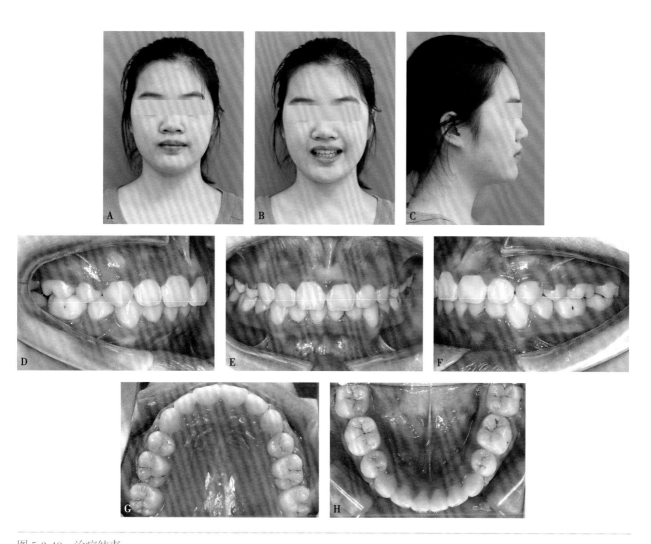

图 5-3-40　治疗结束

A. 正面像；B. 正面微笑像；C. 侧面像；D. 右侧面观；E. 正面观；F. 左侧面观；G. 上颌𬌗面观；H. 下颌𬌗面观

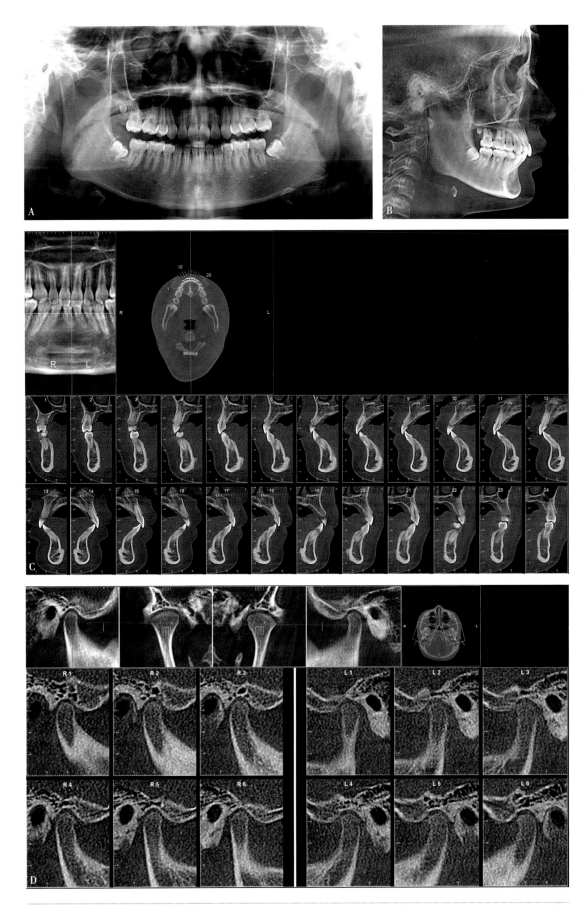

图 5-3-41　治疗结束影像学检查
A. 全口牙位曲面体层片；B. X线头影测量侧位片；C. 上下颌前牙CBCT影像；D. 颞下颌关节区域CBCT影像

（2）头影测量分析（表5-3-9，图5-3-42）

表5-3-9　治疗前中后头影测量分析

测量项目	治疗前	一期结束	治疗后	正常值
SNA/°	82.7	83.3	80.3	83.1±2.7
SNB/°	75.2	79.3	77.9	80.3±2.6
ANB/°	7.5	4.0	2.4	2.7±1.8
MP-SN/°	26.7	29.4	29.2	32.6±6.9
FH-MP/°	20.6	23.3	23.1	25.5±4.8
OP-SN/°	11.2	14.8	13.7	16.4±4.1
后前面高比/%	69.5	70.4	70.4	69.0±4.6
U1-SN/°	119.3	116.4	102.4	103.4±5.5
L1-MP[a]/°	102.3	107.0	102.8	96.3±5.4
U1-L1/°	111.4	108.2	127.2	129.1±7.1
U1-PP/mm	29.3	30.5	29.5	28.4±3.1
U6-PP/mm	17.7	19.9	22.3	23.6±2.2
L1-MP[b]/mm	42.2	42.4	41.7	40.9±3.3
L6-MP/mm	30.2	34.1	34.3	33.0±3.1
UL-E/mm	5.6	1.7	−2.4	−1.6±1.5
LL-E/mm	2.3	3.3	−0.1	−0.2±1.9

注：a. 下颌中切牙长轴与下颌平面相交的上内角，单位为°；b. 下颌中切牙切端与下颌平面的垂直距离，单位为mm。

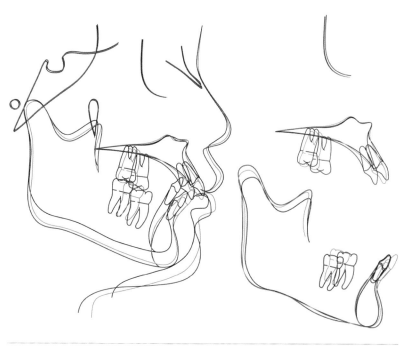

图5-3-42　治疗前中后头影测量重叠图
蓝色线条示治疗前，绿色线条示一期结束，红色线条示治疗后

8. 治疗全过程侧貌变化（图 5-3-43）

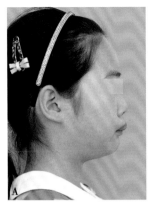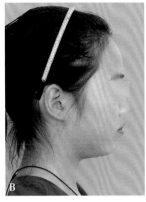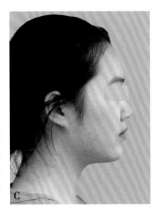

图 5-3-43　治疗全过程侧貌变化
A. 治疗前；B. 一期治疗结束；C. 二期治疗结束

9. **矫治经验与体会**　该患者为严重突面畸形，骨性 Ⅱ 类（ ANB 为 7.5° ），下颌后缩（ SNB 为 75.2° ），上颌相对正常（ SNA 为 82.7° ），且 X 线头影测量侧位片显示有充分的生长潜力。对该患者应行功能矫治促进下颌骨发育，考虑到下颌严重后缩，可分次序列前导下颌。同时考虑到该患者年龄较小，判断二期固定矫治时下颌仍有充分生长潜力，因此采用一期一次性下颌前导，二期固定矫治配合使用 Forsus 矫治器二次前导的方式。垂直向该患者为低角（ MP-SN 为 26.7° ），可利用功能矫治适当增加面下 1/3 高度。为引导垂直向适度开张，可加大双𬌗垫矫治器的斜面倾斜度以减小垂直向分力，并在一期矫治时调磨功能矫治器的𬌗面以引导下颌后牙垂直萌出。引导后牙垂直向萌出也有利于深覆𬌗的解除。该患者 55、65 尚未替换，为避免对替牙的影响，同时方便一期矫治中调磨矫治器引导建𬌗，可采用上颌活动式双𬌗垫矫治器。而随着下颌前导，上下颌牙弓区域变化使得宽度不匹配，我们在一期双𬌗垫矫治器的上颌设计了扩弓装置。此外，该患者上下颌前牙唇倾，上颌前牙尤为严重（ U1-SN 为 119.3° ），因此在二期考虑拔牙矫治。

综合上述考量，可在一期使用活动式双𬌗垫矫治器进行功能矫治，待患者适应矫治器后逐步调磨下颌后牙对应区域的𬌗垫，引导下颌后牙垂直向萌出。二期使用 Forsus 矫治器配合固定矫治二次前导下颌，在力学设计上同样尽量避免垂直向的压入力。通过功能矫治生长改良，最终下颌平面角增加 2.5°，面下 1/3 比例更协调。二期拔除 4 颗第一前磨牙内收上下颌前牙，利用 Forsus 矫治器传递上下颌间力量加强上颌支抗，在不采用其他辅助手段的情况下取得了理想的内收效果。Forsus 矫治器将固定矫治和功能矫治两者有序高效结合，缩短了下颌严重发育不足患者序列前导所需时间。最终该患者经过二期矫治总共30 个月的时间，获得了良好的咬合关系的同时，其面型由突变直、面下比例由短变协调，取得了理想的颏唇、鼻唇关系。

（孙良龚）

第六章 突面畸形的垂直向控制

第一节 垂直向控制技术

垂直向控制指通过正畸手段对上下颌牙槽复合体的垂直向高度加以控制,从字面意义上来说应该包括垂直向高度的增加和减小。垂直向骨面型的诊断直接关系到正畸治疗方案的制订。以往的研究及临床经验证实,在未采取垂直向控制措施时,正畸治疗会使牙伸长并增加面部的垂直向高度,对部分低角型患者改善面型是有利的;而对于大部分均角、高角的突面畸形患者,反而会恶化侧貌美观。在临床上口腔正畸医师通常把维持和减小上下颌牙列垂直向高度通称为垂直向控制。在骨性Ⅱ类均角、高角的突面畸形患者矫治过程中,垂直向控制至关重要,通过垂直向控制可以进一步增强拔牙内收上下颌前牙带来的美学效果。若实施更大程度的垂直向控制,则可以显著减小下颌平面角,使下颌骨发生逆时针旋转,颏部向前向上移动,明显增加颏部的突显度,使侧貌得到明显改善。

正畸治疗改善突面畸形患者侧貌的机制,主要包括三个方面:①拔牙内收上下颌前牙及上下唇,改善鼻唇颏关系;②前导下颌促生长改良,增加下颌及颏部突显度;③垂直向控制并逆时针旋转下颌,改善面部侧貌。部分牙性突面畸形患者采用拔牙矫治后,即使没有刻意进行垂直向控制,治疗后下颌平面角也有轻度增加,侧貌依然改善明显,这可归功于上下颌前牙及唇的大量内收改善鼻唇颏美学,此类侧貌形态改变的机制不包含典型意义上的垂直向控制。如果在拔牙内收上下颌前牙改善鼻唇颏关系的基础上,再增加垂直向控制措施以改善颏唇关系;抑或是在导下颌向前的基础上,增加垂直向控制措施来改善颏唇关系,将会使单一正畸治疗改善侧貌的疗效倍增。为指导矫治疑难垂直生长型突面畸形,本团队提出以指导诊疗、评价疗效为导向的垂直向控制分类与概念,将传统的垂直向控制分为维持型垂直向控制和下颌骨逆旋型垂直向控制。

一、维持型垂直向控制

(一)维持型垂直向控制的必要性

大多数错𬌗畸形的矫治会增加垂直向高度,不利于突面畸形的矫治,特别是高角下颌后缩患者,垂直向高度增加甚至会抵消拔牙矫治带来的侧貌改善效果,导致侧貌美学更加恶化(图 6-1-1)。

维持突面畸形患者面部的垂直向高度,对侧貌美学尤为重要。衡量垂直向高度有很多线距指标和角度指标,比如上颌切牙-腭平面高度(U1-PP/mm)、上颌磨牙-腭平面高度(U6-PP/mm)、下颌切牙-下颌平面高度(L1-MP/mm)、下颌磨牙-下颌平面高度(L6-MP/mm),这些线距指标代表上颌牙弓前段、上颌牙弓后段、下颌牙弓前段、下颌牙弓后段的垂直向高度;衡量下颌平面旋转的较直接指标是下颌平面-前颅底平面角度(MP-SN),由于 MP-SN 这个测量项目的解剖点易于定位,重复性好,所以我们将其作为衡量垂直向高度改变带来的下颌骨旋转变化的最主要参考指标(图 6-1-2)。

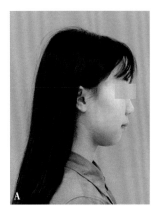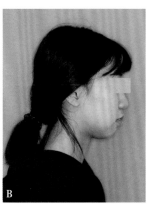

图 6-1-1 高角下颌后缩患者,如果垂直向高度增加导致侧貌美学更加恶化
A. 高角下颌后缩患者治疗前面像;B. 种植体支抗整体内收上颌牙列,虽然矢状向磨牙关系由Ⅱ类变成Ⅰ类,但垂直向高度的增加使侧貌美学更加恶化

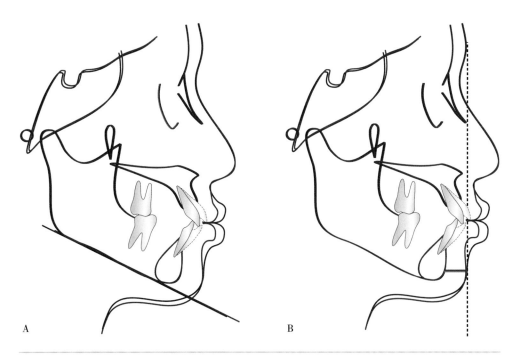

图 6-1-2 维持型垂直向控制的主要指标: MP-SN
A. 维持型垂直向控制治疗后,MP-SN 值并未增大,代表矫治过程中未因垂直向高度增加而发生下颌骨顺时针旋转;B. 虽然上颌牙列内收改善侧貌,颏部突显度增加,但 MP-SN 未增大,颏部并未发生实质前移

通过各种矫治手段防止颌面部垂直向高度增加、维持垂直向高度不变、下颌平面角不增大,可定义为维持型垂直向控制。维持型垂直向控制本身不能改善面部侧貌形态,但结合拔牙矫治可以明显改善突面畸形的侧貌形态。虽然有学者认为拔牙矫治会出现所谓"楔形效应"而减少下面高,但由于牙齿排齐整平、牙齿移动都会不可避免带来牙齿的伸长,如果不进行维持型垂直向控制,拔牙病例大多不会因"楔形效应"而减小下面高,甚至有增大的趋势,导致突面畸形患者侧貌美学进一步变差。

(二)常用的维持型垂直向控制方法

在凹面畸形的矫治过程中,使用Ⅲ类颌间牵引不仅可以改善矢状不调,也可以增加牙弓垂直向高度使下颌骨顺时针旋转进而改善侧貌;但在大多数突面畸形的正畸治疗中,应该慎用Ⅱ类牵引,一些高角下颌后旋后缩的病例甚至应该弃用该类牵引。因此,要运用维持型垂直向控制技术来增加正畸疗效,常用的维持型垂直向控制手段有 Tweed-Merrifield 技术的头帽 J 钩、头帽颏兜、多曲方丝弓技术(multiloop edgewise archwire, MEAW)、口外弓、腭托、后牙𬌗垫、种植体支抗等,这些手段可以有效控制垂直向高度,防止下颌骨发生顺时针旋转。与低角型患者相比,高角型患者具有咀嚼肌横截面积小、收缩力小的特点,而咬合力是预防牙伸长的重要作用力来源,故加强肌功能训练也是维持型垂直向控制的重要治疗手段和治疗结束后维持长期稳定性的重要手段。

由于我国突面畸形发病率较高,高角型、均角型患者均属于维持型垂直向控制技术的适应证,维持型垂直向控制主要用来防止矫治过程中出现的垂直向高度增加,并不追求大幅度的牙齿压入,牙根吸收风险相对较小,可作为突面畸形拔牙矫治的强有力辅助手段,一般将治疗前后维持 MP-SN 值作为参考指标。

二、下颌骨逆旋型垂直向控制

(一)下颌骨逆旋型垂直向控制的重要性

通过各种矫治手段减小上下颌牙弓垂直向高度,使下颌骨发生逆时针旋转,可定义为逆旋型垂直向控制。与维持型垂直向控制一样,下颌骨逆旋型垂直向控制的最主要指标也是 MP-SN 值,MP-SN 值减少可定义为逆旋型垂直向控制(图 6-1-3)。下颌骨逆旋型垂直向控制可以使颏部在矢状向有往前、往上的趋势,这会明显增加颏部的突显度,改善面部侧貌美学中重要的元素——颏唇关系。下颌骨逆旋型垂直向控制已经不限于像维持型垂直向控制一样作为拔牙矫治、导下颌向前的辅助手段,而是本身就可作为突面畸形改善的一种独立的强有效手段。下颌骨逆旋型垂直向控制作为维持型垂直向控制的加强版,可以更大程度地提高面部侧貌美学目标,甚至扩展了突面畸形进行正畸治疗的适应证,这无疑对口腔正畸医师的临床能力提出了更高的要求。

(二)下颌骨逆旋型垂直向控制的常用部位

1. 前后部分类　下颌骨逆旋型垂直向控制按照压力施力部位,可分为前部垂直向控制和后部垂直向控制。后部垂直向控制是基于高角骨面型的形成机制提出的。前部垂直向控制则是指控制上颌前牙向上向后移动、下颌前牙的压入治疗,前部垂直向控制为下颌骨及颏部向前向上旋转创造足够的前牙覆𬌗、覆盖空间,而这也正是前部垂直向控制的意义所在。后部垂直向控制指通过压低磨牙来减小后牙段牙弓的垂直向高度,以实现下颌平面的逆时针旋转。以往垂直向控制多用口外力,随着种植体支抗技术的发展,上颌牙弓的垂直向控制变得更容易和更普遍。下颌磨牙的常用垂直向控制手段,包括垂直牵引头帽颏兜、

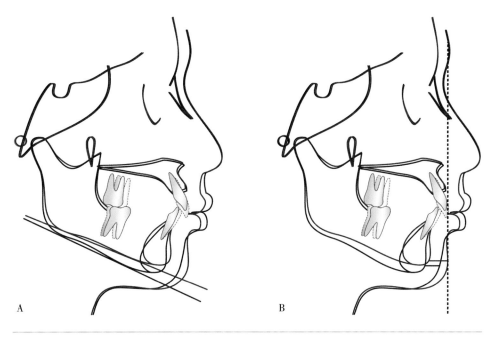

图 6-1-3　下颌骨逆旋型垂直向控制的主要指标：MP-SN

A. MP-SN 数值减小，代表下颌骨发生实质逆时针旋转；B. MP-SN 数值减小，颏部向前，从而改善颏唇美学

后牙𬌗垫、附磁体或弹簧的后牙𬌗垫等，但主动性压低下颌磨牙效能低；随着微种植体支抗技术的发展，压低下颌牙弓也逐渐成为可行的临床手段。

2. 上下颌骨分类　按照上下颌骨分类，可分为上颌垂直向控制、下颌垂直向控制、双颌垂直向控制。目前临床常见的是对上颌骨进行垂直向控制。首先，从生长发育角度看，上颌磨牙区牙-牙槽骨-颌骨复合体的垂直向发育过度是形成高角骨面型的最主要原因，因此上颌磨牙也应成为垂直向控制的重点；其次，通过应用种植体支抗压低上颌磨牙实现下颌平面向前向上旋转，机制类似于 Le Fort I 型手术，因此更合理；再者，传统认为上颌牙槽骨相对于下颌骨较为疏松，更易成功压入。近年来，有大量报道利用种植体支抗进行上颌垂直向控制的成功病例（图 6-1-4）。应用种植体支抗进行上颌牙弓大幅度压入，可以实现下颌骨逆旋型垂直向控制。但部分病例上颌前牙没有明显的露龈微笑，不适合压入上颌前牙，如需要开拓下颌骨逆时针旋转的前牙覆𬌗、覆盖，则需要进行下颌牙弓的压入，或者部分病例希望获得更大的下颌前旋量，单纯上颌牙弓的压入还不能达到满意的矫治效果，双颌牙弓压入的垂直向控制也应作为下颌骨逆旋型垂直向控制的手段之一。虽然有临床研究表明，双颌垂直向控制的优势并不明显，但笔者认为，双颌垂直向控制较单纯上颌垂直向控制优势不明显的根源在于传统下颌垂直向控制手段不足，特别是下颌牙弓的整体压入较难，由于下颌牙弓舌侧不方便植入种植钉，也不像上颌腭侧可以放置相对较少影响舌体运动的腭托，在下颌牙弓颊侧用种植钉压入容易出现磨牙颊倾，这显然失去了垂直向压入的意义。即使下颌使用带负转矩的较粗不锈钢方丝，也很难避免下颌前磨牙、下颌磨牙的颊倾，或者下颌种植钉压入的作用仅限于防止下颌前磨牙、下颌磨牙的伸长，防止下颌牙弓垂直向高度的增加，可以作为上颌压入型垂直向控制的一个辅助手段，这就不难理解传统意义上双颌垂直向控制较单纯上颌垂直向控制并无明显优势。要实现有效的下颌牙弓实际压入，可以设计铸造式舌弓，由于铸造金属的刚性强，弹性模量小，在使用种植钉压下颌牙弓时，不会出现下颌磨牙颊倾的副作用，进而为下颌牙弓的压入提供技术保障，这些新的措施也为双颌牙弓压入提供更大的疗效保障。

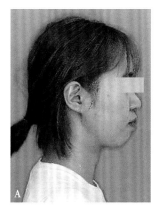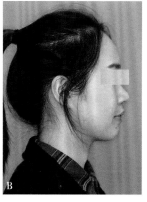

图 6-1-4　利用种植体支抗进行上颌压低的下颌骨逆旋型
病例

A. 逆旋前侧面像;B. 利用种植体支抗进行上颌压低实现下颌骨
逆旋后侧面像

三、典型病例:下颌骨垂直向控制

(一)维持型垂直向控制技术病例

患者,女性,24 岁,主诉"嘴突、牙不齐"。

1. 口外检查　患者突面型,下颌后缩,高角,颏部外形欠佳。闭唇不全,露龈微笑(图 6-1-5A~C)。

2. 口内检查　双侧磨牙远中尖对尖关系,双侧尖牙尖对尖关系,前牙Ⅱ度深覆𬌗,前牙深覆盖 5mm,
上下颌牙列轻度拥挤。上下颌牙列中线与面中线一致(图 6-1-5D~H)。

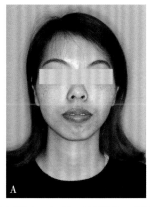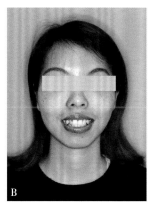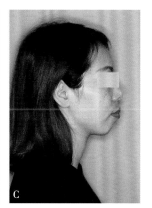

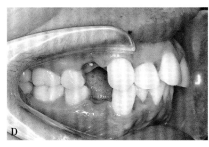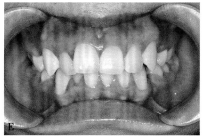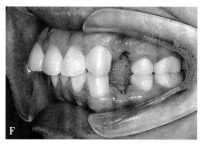

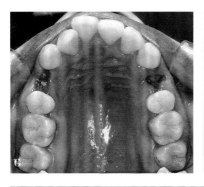
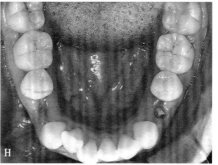

图 6-1-5　治疗前

A. 正面像；B. 正面微笑像；C. 侧面像；D. 右侧面观；E. 正面观；F. 左侧面观；G. 上颌𬌗面观；H. 下颌𬌗面观

3. 影像学及头影测量分析

（1）影像学分析：骨性Ⅱ类，高角，上下颌前牙唇倾，上颌正常，下颌后缩。18、28、38、48 阻生。下颌前牙唇侧骨皮质薄，牙根偏短（图 6-1-6）。

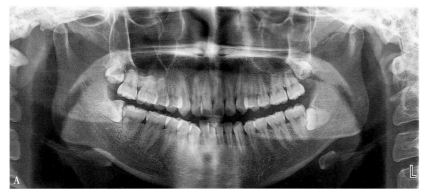
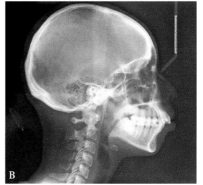

图 6-1-6　治疗前影像学检查

A. 全口牙位曲面体层片；B. X 线头影测量侧位片

（2）头影测量分析（表 6-1-1）

表 6-1-1　头影测量数据

测量项目	测量值	正常值
SNA/°	82.6	83.1±2.7
SNB/°	74.8	80.3±2.6
ANB/°	7.8	2.7±1.8
MP-SN/°	36.8	32.6±4.9
FH-MP/°	26.4	25.5±4.8
OP-SN/°	19.1	16.1±4.1
后前面高比/%	63.4	69.0±4.6

测量项目	测量值	正常值
U1-SN/°	110.9	103.4±5.5
L1-MP[a]/°	104.2	96.3±5.4
U1-L1/°	108.1	129.1±7.1
U1-PP/mm	33.2	28.4±3.1
U6-PP/mm	21.7	23.6±2.2
L1-MP[b]/mm	44.3	40.9±3.3
L6-MP/mm	34.5	33.0±3.1
UL-E/mm	3.3	−1.6±1.5
LL-E/mm	10.5	−0.2±1.9

注：a. 下颌中切牙长轴与下颌平面相交的上内角，单位为°；b. 下颌中切牙切端与下颌平面的垂直距离，单位为 mm。

4. 问题列表和治疗计划　患者为骨性Ⅱ类，下颌后缩，高角，上下颌前牙唇倾，有露龈微笑，采用拔牙矫治，拔除 4 颗第一前磨牙，改善上下颌前牙唇倾，高位种植钉配合水平曲内收上颌前牙，内收下颌前牙的同时改善磨牙矢状向关系，改善侧貌突面型。

5. 治疗过程

（1）利用 0.019 英寸×0.025 英寸不锈钢丝，于上颌第一、第二磨牙间植入种植体支抗，配合水平曲控制上颌前牙转矩，内收上颌牙列。下颌 0.019 英寸×0.025 英寸不锈钢丝内收下颌前牙，关闭间隙（图 6-1-7）。

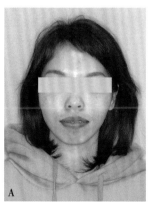
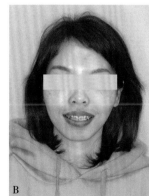
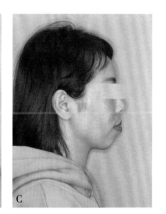
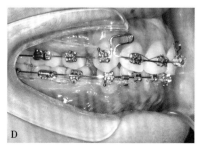
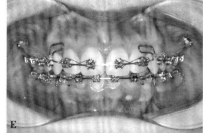
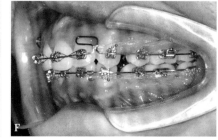

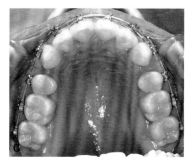
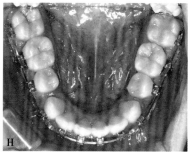

图 6-1-7　矫治 11 个月

A. 正面像；B. 正面微笑像；C. 侧面像；D. 右侧面观；E. 正面观；F. 左侧面观；G. 上颌
殆面观；H. 下颌殆面观

（2）20 个月后，利用种植体支抗压低上颌前牙，改善露龈微笑，此时磨牙为中性偏远中关系，尖牙为
远中尖对尖关系（图 6-1-8）。

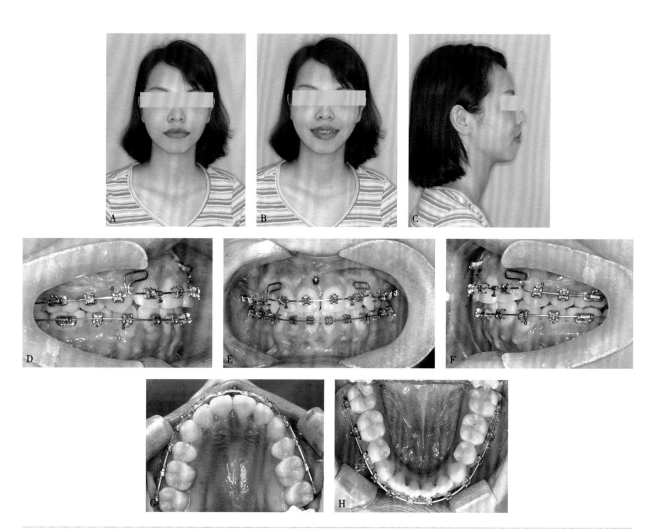

图 6-1-8　矫治 20 个月

A. 正面像；B. 正面微笑像；C. 侧面像；D. 右侧面观；E. 正面观；F. 左侧面观；G. 上颌殆面观；H. 下颌殆面观

6. 治疗结果　矫治 25 个月,拆除矫治器,下颌间隙关闭,两侧磨牙中性关系,尖牙中性关系,前牙覆
𬌗、覆盖正常,侧貌由突面型变为直面型,鼻唇、颏唇美学均良好(图 6-1-9)。

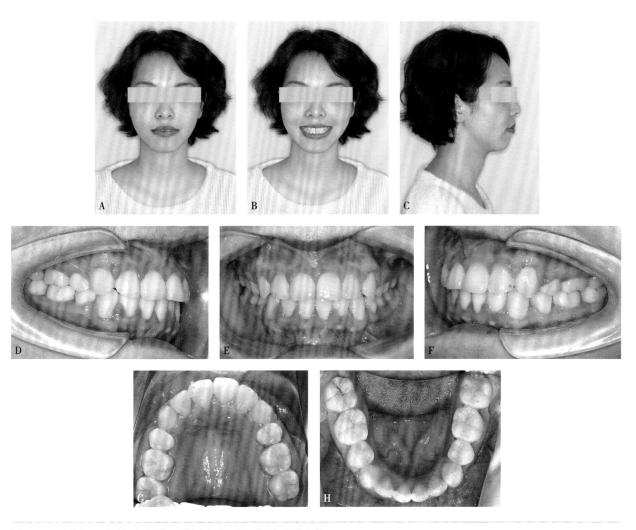

图 6-1-9　矫治 25 个月,上颌前牙转矩表达正常,侧貌明显改善
A. 正面像;B. 正面微笑像;C. 侧面像;D. 右侧面观;E. 正面观;F. 左侧面观;G. 上颌𬌗面观;H. 下颌𬌗面观

7. 影像学及头影测量分析

(1)影像学分析:牙根平行,牙槽骨、牙根无明显吸收。全口牙槽骨吸收较治疗前未加重。上颌前牙
牙根唇侧骨量充足,上颌前牙牙根完全控根移动至腭侧骨板,牙根未见明显吸收(图 6-1-10)。

(2)头影测量分析(表 6-1-2,图 6-1-11)

8. 治疗全过程侧貌变化(图 6-1-12)

9. 矫治经验与体会　患者为 24 岁成年女性,14、24、34、44 已拔除。骨性Ⅱ类(ANB 为 7.8°),突面
型,上颌发育正常(SNA 为 82.6°),下颌后缩(SNB 为 74.8°),颏部发育不足,露龈微笑。上下颌前牙唇倾
(U1-SN 为 110.9°,L1-MP 为 104.2°),高角(MP-SN 为 36.8°)。由于患者为高角骨面型,颏部突显度不佳,
在矫治过程中应注意避免上下颌后牙段的伸长,医源性增加后下面高,造成颏部向后下旋转,进一步影响
矫治后颏部形态及侧貌美观。

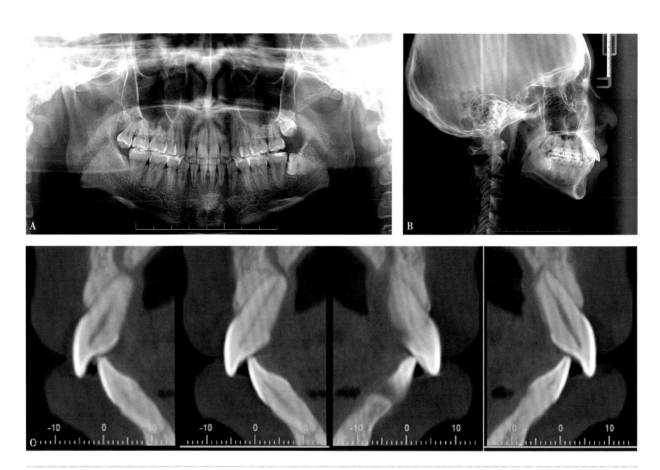

图 6-1-10　治疗后影像学检查

A. 全口牙位曲面体层片；B. X 线头影测量侧位片；C. 上颌前牙 CBCT 影像

表 6-1-2　治疗前后头影测量数据

测量项目	治疗前	治疗后	正常值	测量项目	治疗前	治疗后	正常值
SNA/°	82.6	81.8	83.1±2.7	L1-MP[a]/°	104.2	96.4	96.3±5.4
SNB/°	74.8	75.4	80.3±2.6	U1-L1/°	108.1	120.0	129.1±7.1
ANB/°	7.8	6.4	2.7±1.8	U1-PP/mm	33.2	31.7	28.4±3.1
MP-SN/°	36.8	36.5	32.6±6.9	U6-PP/mm	21.7	21.5	23.6±2.2
FH-MP/°	26.4	26.4	25.5±4.8	L1-MP[b]/mm	44.3	42.5	40.9±3.3
OP-SN/°	19.1	17.6	16.1±4.1	L6-MP/mm	34.5	34.4	33.0±3.1
后前面高比/%	63.4	62.4	69.0±4.6	UL-E/mm	3.3	−0.9	−1.6±1.5
U1-SN/°	110.9	107.1	103.4±5.5	LL-E/mm	10.5	3.5	−0.2±1.9

注：a. 下颌中切牙长轴与下颌平面相交的上内角，单位为°；b. 下颌中切牙切端与下颌平面的垂直距离，单位为 mm。

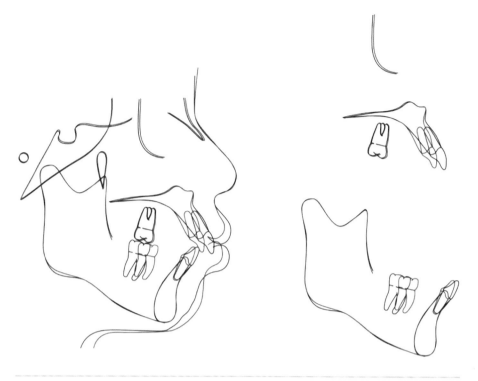

图 6-1-11 治疗前后头影重叠图
蓝色线条示治疗前,红色线条示治疗后

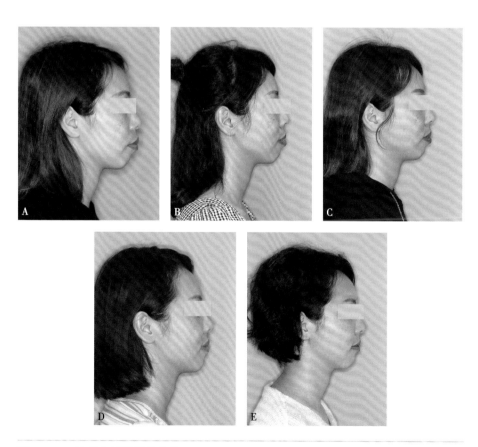

图 6-1-12 治疗全过程侧貌变化
A. 治疗前;B. 治疗 11 个月;C. 治疗 20 个月;D. 治疗 25 个月;E. 治疗后

采用内收上下颌前牙＋上颌前牙压入维持型垂直向控制技术进行矫治。上颌种植钉配合水平曲控制上颌切牙转矩，上颌前牙在控根内收的同时，后牙段受到较小的垂直向分力，同时避免使用颌间牵引，维持后牙高度。上颌前牙区植入种植钉，压低上颌前牙，改善露龈微笑。在内收上下颌前牙的同时，上下唇突度随之内收，颏部位置并未有实质性变化，但相较唇部突显度增加，患者获得了良好的颏部轮廓及侧貌美。本病例在矫治过程中使用维持型垂直向控制技术，下颌平面角并未有明显改变，通过拔牙内收上下唇突度，避免垂直向高度增加发生下颌骨顺时针旋转，使得侧貌得以明显改善。患者对治疗效果非常满意。

（二）下颌骨逆旋型垂直向控制技术病例

患者，女性，35岁，主诉"嘴突、下巴缩"。

1. 口外检查　患者突面型，上颌前突，下颌后缩，颏唇沟不明显，颏肌紧张，颏部外形差，高角，闭唇不全（图6-1-13A~C）。

2. 口内检查　左侧磨牙Ⅰ类关系，右侧磨牙Ⅰ类偏Ⅱ类关系，双侧尖牙尖对尖关系，15、25、35、45缺失，前牙Ⅱ度深覆𬌗，前牙深覆盖4.5mm，上下颌牙列轻度拥挤，上颌前牙直立，下颌前牙唇倾。上下颌牙列中线与面中线一致，11根管治疗后，46大面积充填（图6-1-13D~H）。

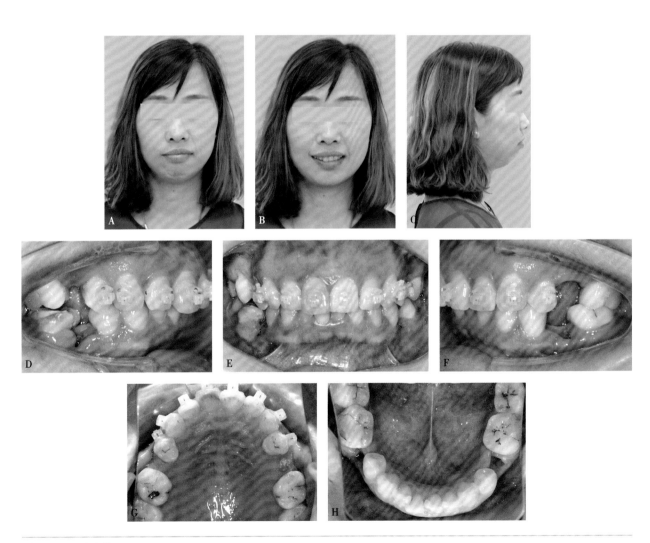

图6-1-13　治疗前

A. 正面像；B. 正面微笑像；C. 侧面像；D. 右侧面观；E. 正面观；F. 左侧面观；G. 上颌𬌗面观；H. 下颌𬌗面观

3. 影像学及头影测量分析

（1）影像学分析：骨性Ⅱ类，上颌前突，下颌后缩，高角。无 18、38、48、28 阻生。上气道下段狭窄。上颌前牙牙根唇侧骨皮质薄、局部骨开窗（图 6-1-14）。

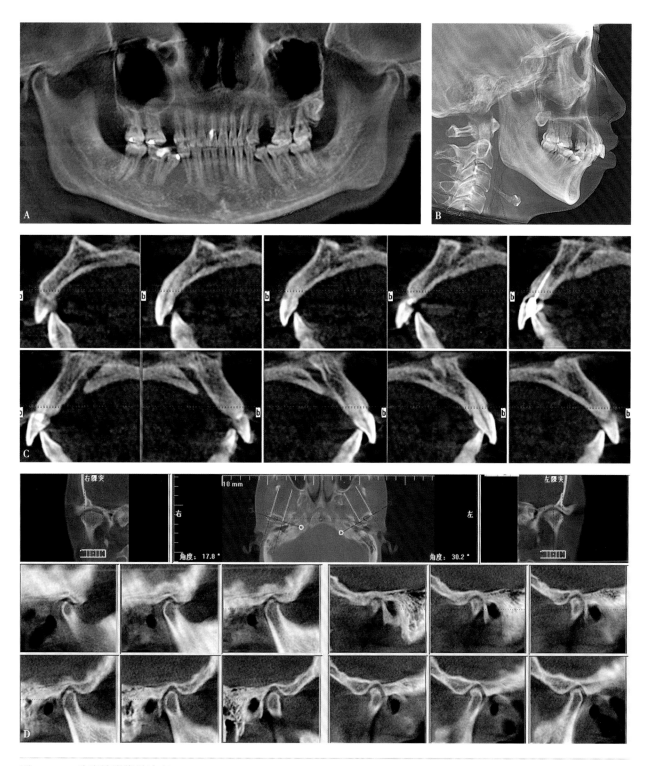

图 6-1-14　治疗前影像学检查
A. 全口牙位曲面体层片；B. X 线头影测量侧位片；C. 上颌前牙 CBCT 影像；D. 颞下颌关节区域 CBCT 影像

（2）头影测量分析（表6-1-3）

表6-1-3 头影测量数据

测量项目	测量值	正常值
SNA/°	86.0	83.1±2.7
SNB/°	75.5	80.3±2.6
ANB/°	10.5	2.7±1.8
MP-SN/°	44.9	32.6±4.9
FH-MP/°	35.0	25.5±4.8
OP-SN/°	22.2	16.1±4.1
后前面高比/%	60.0	69.0±4.6
U1-SN/°	94.0	103.4±5.5
L1-MP[a]/°	98.0	96.3±5.4
U1-L1/°	126.3	129.1±7.1
U1-PP/mm	36.1	28.4±3.1
U6-PP/mm	26.9	23.6±2.2
L1-MP[b]/mm	52.3	40.9±3.3
L6-MP/mm	39.3	33.0±3.1
UL-E/mm	4.3	−1.6±1.5
LL-E/mm	13.1	−0.2±1.9

注：a. 下颌中切牙长轴与下颌平面相交的上内角，单位为°；b. 下颌中切牙切端与下颌平面的垂直距离，单位为 mm。

4. 问题列表和治疗计划　患者为骨性Ⅱ类，双唇前突，上颌前突，下颌后缩，颏部外形差，高角，上颌前牙直立，有露龈微笑，上气道狭窄，46牙体缺损，11根管治疗后。利用拔牙间隙内收上下颌前牙，上颌前牙控根移动，上颌牙弓整体压入实现下颌骨逆旋型垂直向控制。

5. 治疗过程

（1）12个月后，上下颌牙列完成排齐整平。上颌颧牙槽嵴种植钉高位内收上颌牙列，上颌前牙区植入种植钉压低上颌前牙，上颌颧牙槽嵴种植钉联合腭托形成整体框架，压低上颌后牙（图6-1-15）。

（2）22个月后，上下颌牙列拔牙间隙基本关闭，持续压低上颌牙列（图6-1-16）。

（3）30个月后，上颌牙弓压低有效，下颌逆旋（图6-1-17）。

（4）矫治36个月，拆除矫治器，上下颌牙列间隙关闭，上颌牙弓压低有效，上颌牙弓出现压入型牙龈肿胀，上颌前牙、上颌后牙转矩表达正常，下颌骨发生逆时针旋转（图6-1-18）。

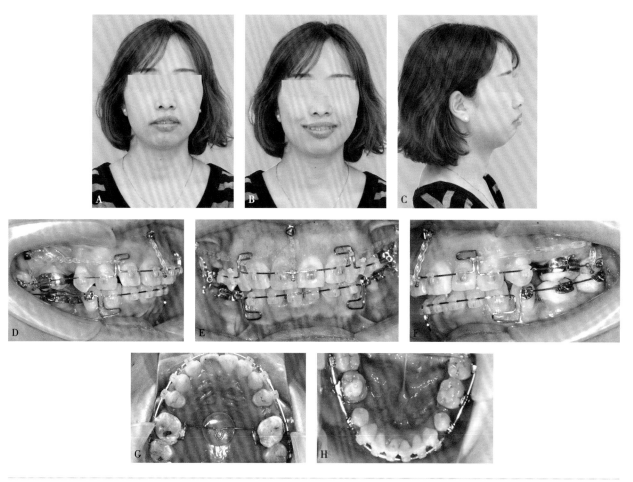

图 6-1-15 矫治 12 个月

A. 正面像；B. 正面微笑像；C. 侧面像；D. 右侧面观；E. 正面观；F. 左侧面观；G. 上颌𬌗面观；H. 下颌𬌗面观

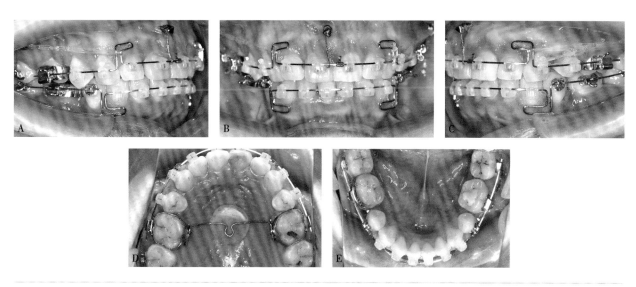

图 6-1-16 矫治 22 个月口内像

A. 右侧面观；B. 正面观；C. 左侧面观；D. 上颌𬌗面观；E. 下颌𬌗面观

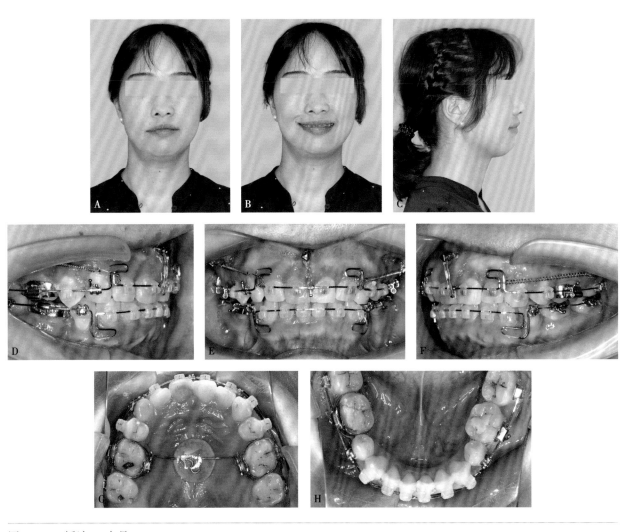

图 6-1-17 矫治 30 个月

A. 正面像；B. 正面微笑像；C. 侧面像；D. 右侧面观；E. 正面观；F. 左侧面观；G. 上颌𬌗面观；H. 下颌𬌗面观

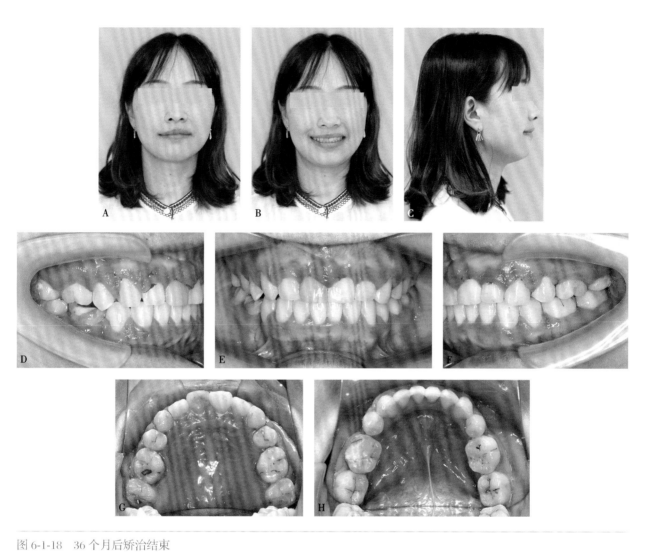

图 6-1-18　36 个月后矫治结束

A. 正面像；B. 正面微笑像；C. 侧面像；D. 右侧面观；E. 正面观；F. 左侧面观；G. 上颌𬌗面观；H. 下颌𬌗面观

6. 治疗结果　正畸矫治结束 6 个月后,完成修复治疗。上颌前牙转矩表达正常,咬合关系良好,上颌牙弓压低有效,无露龈微笑,下颌骨发生逆时针旋转,侧貌由突面型变为直面型,鼻唇、颏唇美学均良好(图 6-1-19)。

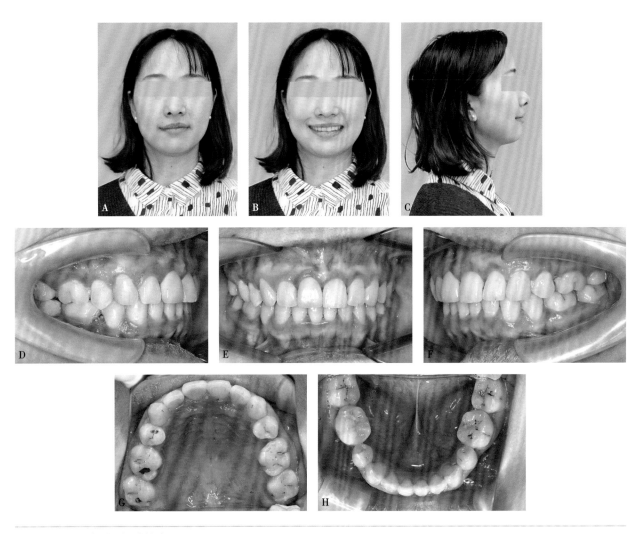

图 6-1-19　36 个月后矫治结束
A. 正面像;B. 正面微笑像;C. 侧面像;D. 右侧面观;E. 正面观;F. 左侧面观;G. 上颌𬌗面观;H. 下颌𬌗面观

7. 影像学及头影测量分析

（1）影像学分析：全口牙槽骨吸收较治疗前未加重；治疗后无颞下颌关节症状，影像学检查示治疗前后无明显变化；上颌前牙牙根唇侧骨量足，上颌前牙转矩正常且牙根控根移动近腭侧骨板（图 6-1-20）。

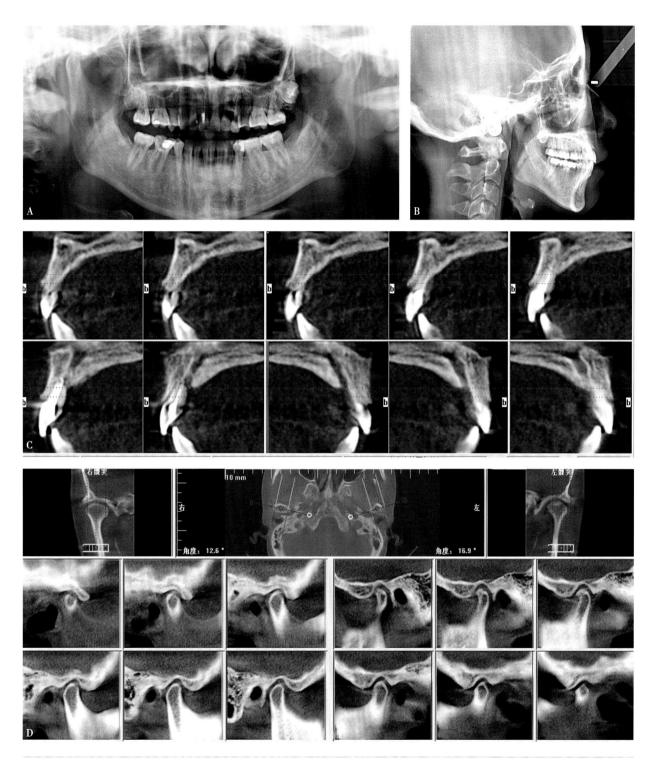

图 6-1-20　治疗后影像学检查
A. 全口牙位曲面体层片；B. X 线头影测量侧位片；C. 上颌前牙 CBCT 影像；D. 颞下颌关节区域 CBCT 影像

（2）头影测量分析（表6-1-4,图6-1-21）

表6-1-4 治疗前后头影测量数据

测量项目	治疗前	治疗后	正常值
SNA/°	86.0	84.7	83.1±2.7
SNB/°	75.5	79.7	80.3±2.6
ANB/°	10.5	5.0	2.7±1.8
MP-SN/°	44.9	41.1	32.6±6.9
FH-MP/°	35.0	30.6	25.5±4.8
OP-SN/°	22.2	18.9	16.1±4.1
后前面高比/%	58.8	61.7	69.0±4.6
U1-SN/°	94.0	100.1	103.4±5.5
L1-MP[a]/°	98.0	84.1	96.3±5.4
U1-L1/°	127.3	132.0	129.1±7.1
OP-SN/°	22.2	18.9	14.4±2.5
U1-PP/mm	36.1	28.8	28.4±3.1
U6-PP/mm	26.9	23.3	23.6±2.2
L1-MP[b]/mm	52.3	48.9	40.9±3.3
L6-MP/mm	39.3	39.4	33.0±3.1
UL-E/mm	4.3	−0.3	−1.6±1.5
LL-E/mm	13.1	0.2	−0.2±1.9

注：a. 下颌中切牙长轴与下颌平面相交的上内角，单位为°；b. 下颌中切牙切端与下颌平面的垂直距离，单位为mm。

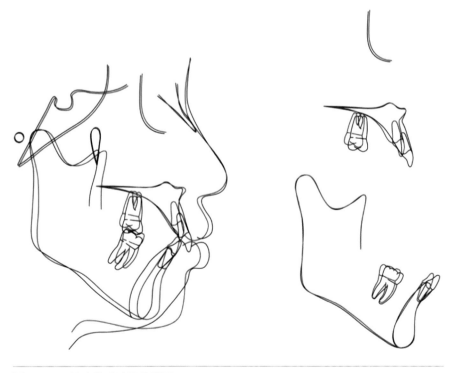

图6-1-21 治疗前后头影重叠图
蓝色线条示治疗前,红色线条示治疗后

8. 治疗全过程侧貌变化（图 6-1-22）

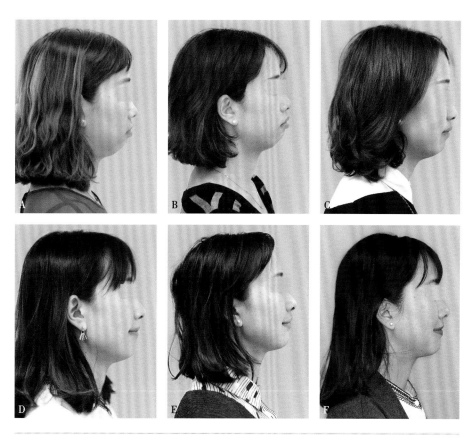

图 6-1-22　治疗全过程侧貌变化
A. 治疗前；B. 治疗 12 个月；C. 治疗 22 个月；D. 治疗 36 个月结束；E. 随访 6 个月；F. 随访 13 个月

9. 矫治经验与体会　患者为 35 岁成年女性，外院转入，15、25、35、45 已拔除。骨性Ⅱ类（ANB 为 10.5°），突面型，上颌前突（SNA 为 86.0°），严重下颌后缩（SNB 为 75.5°），颏部发育不足，露龈微笑。上颌前牙直立（U1-SN 为 94.0°），上气道狭窄，高角（MP-SN 为 44.9°），事实上已超越非手术治疗的适应证。患者表示坚决不愿手术。

但该患者也有非手术治疗的有利因素：首先，患者为宜人性人格；其次，高角和前牙露龈微笑皆为逆旋型垂直向控制技术的适应证，上颌前后牙槽高度过大（U1-PP 为 36.1mm，U6-PP 为 26.9mm）。

采用上颌前牙控根内收 + 下颌骨逆旋型垂直向控制技术进行矫治。上颌颧牙槽嵴种植钉可以高位内收上颌牙列，上颌水平曲加大正转矩加强上颌切牙正转矩。上颌腭托联合上颌颧牙槽嵴种植钉形成一个整体框架垂直向压低上颌后牙，防止单纯颊侧种植钉产生的磨牙颊倾移动。上颌前牙区植入种植钉，压低上颌前牙，改善露龈微笑，并为下颌逆旋提供向上空间，配合上颌后牙的压低使下颌平面进一步前上旋转，颏部随之进一步前上移位，使患者获得良好的颏部轮廓。下颌的逆旋使上气道狭窄也得到改善。患者及家属均对治疗效果非常满意，非手术治疗达到了手术治疗的效果。

第二节　下颌骨逆旋型垂直向控制的矫治机制分析

一、生长发育期下颌骨逆旋型垂直向控制的矫治机制

（一）影响生长发育期牙颌面垂直生长型的因素

中国儿童青少年中,女性平均9~10岁、男性平均12~13岁进入青春迸发期,所以从牙龄上来说,替牙列期及恒牙早期是使用功能矫治器的最适时机。上颌复合体的骨缝生长、上下颌牙槽骨的发育、咬合关系、口腔不良习惯、遗传因素等多因素都影响着牙颌面垂直生长型。通常,下颌骨的生长及旋转是颌骨垂直向异常的主要原因,Björk研究指出,在生长发育过程中,不论哪种生长型,绝大多数下颌的生长方向是向前旋转的,低角型向前旋转幅度较大,高角型向前旋转幅度较小,旋转中心在下颌切牙切缘处、下颌前磨牙区等,且个体差异较大,临床难以预测,但垂直生长型可以明确的是,生长发育期垂直方向的生长主要是髁突的生长及小部分牙及牙槽骨的𬌗向萌出与生长。

（二）生长发育期通过𬌗平面调控下颌骨逆时针旋转发育

1. 下颌骨垂直向发育的影响因素　髁突垂直向生长加关节窝下降的合计量大于上颌骨的垂直生长量加上下颌牙槽骨的垂直生长量时,下颌骨发生逆时针旋转发育。当髁突垂直向生长加关节窝下降的合计量小于上颌骨的垂直生长量加上下颌牙槽骨的垂直生长量时,下颌顺时针旋转发育(图6-2-1)。

2. 下颌骨逆时针旋转发育的关键切入点——𬌗平面　通过口外力、种植体支抗等手段控制上下颌牙槽骨的垂直生长量是可行但困难的,因为患者处于生长发育期,通过压低上下颌牙槽骨的垂直高度实现下颌骨逆时针旋转极具挑战。在生长发育过程中,下颌骨的旋转与𬌗平面的变化相互影响。已有文献研究表明,在颅颌面生长发育过程中,下颌骨顺时针旋转主要伴随一个变陡的𬌗平面。由于𬌗平面与下颌位置间相互影响,所以对于Ⅱ类高角型患者的治疗,𬌗平面的控制尤为重要。中国人替牙期𬌗平面(OP)与前颅底平面(SN)后夹角OP-SN约为16°,OP-SN角度越大代表𬌗平面越陡,有Ⅱ类骨面型发育倾向;相反,OP-SN角度越小代表𬌗平面越平,有Ⅲ类骨面型发育倾向。本团队在矫治生长发育期高角型突面畸形时,对𬌗平面较陡的患者进行前牙区垂直向控制以端平𬌗平面,以期产生下颌骨的逆时针旋转,配合常规下颌骨矢状向的前移,促进患者向更好的侧貌形态生长发育(图6-2-1)。

3. 生长发育期端平𬌗平面的方式　突面畸形患者中单纯上颌发育过度的较少见,多合并下颌后缩。抑制上颌生长最经典的方法是使用头帽口外弓或与功能矫治器联合应用,口外力的作用高度依赖患者的依从性。下颌后缩常用的功能矫治器有Twin-Block、Herbst、肌激动器、Frankel-Ⅱ、斜面导板等,这些矫治器的使用在前述章节已有介绍。这几种矫治器均有导下颌向前的作用,在前移下颌的同时,通过唇弓或软组织传导肌力,对上颌也有轻微的抑制作用。生长发育期的高角型患者在使用Twin-Block、肌激动器、FR2及斜面导板等时,需要考虑垂直向高度增加的风险,相比较而言,Herbst矫治器在垂直向控制方面有着相对优势。Herbst矫治器可以压低上颌后牙和下颌前牙,垂直向控制相对好,但也存在下颌平面角增大的不足,Herbst矫治器在压低上颌后牙和下颌前牙时,如果不对上颌前牙和下颌后牙做垂直向控制,可能造成下颌后牙、上颌前牙伸长,使𬌗平面发生顺时针旋转,不利于下颌骨向Ⅰ类骨面型生长发育。我们采用种植体支抗技术联合Herbst矫治器进行安氏Ⅱ类1分类高角型病例的治疗,通过上颌前牙区的微种植体植入,对𬌗平面进行控制,以期产生Ⅰ类骨面型的生长发育,改善侧貌形态(图6-2-2)。总之,在矫治生

长发育期高角型突面畸形的病例中,可借助 J 钩、辅弓丝、种植体支抗等手段对前牙区进行垂直向控制,以端平较陡的𬌗平面,"顺势而为"以期产生下颌骨的逆时针旋转。

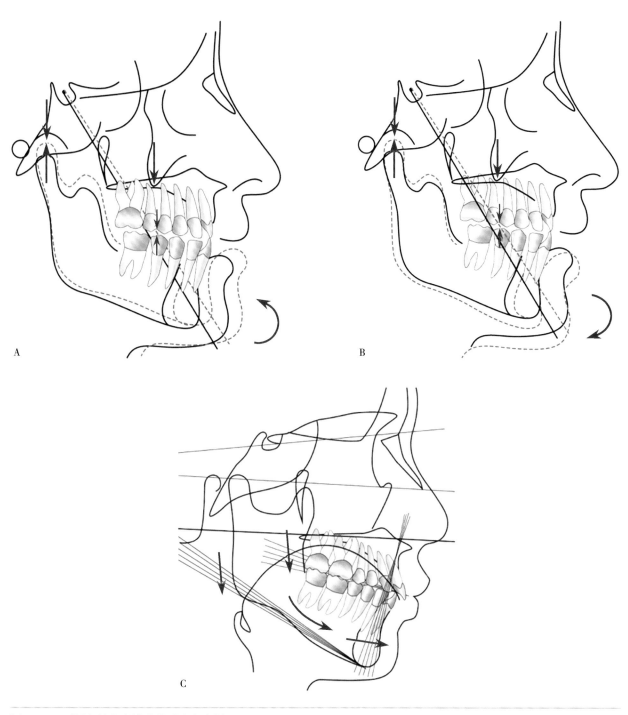

图 6-2-1　下颌生长发育模式的垂直向考量

A. 髁突垂直向生长加关节窝下降的合计量大于上颌骨的垂直生长量加上下颌牙槽骨的垂直生长量时,下颌骨逆时针旋转;B. 髁突垂直向生长加关节窝下降的合计量小于上颌骨的垂直生长量加上下颌牙槽骨的垂直生长量时,下颌顺时针旋转;C. 生长发育阶段𬌗平面 OP-SN的角度大小影响下颌骨的生长发育型

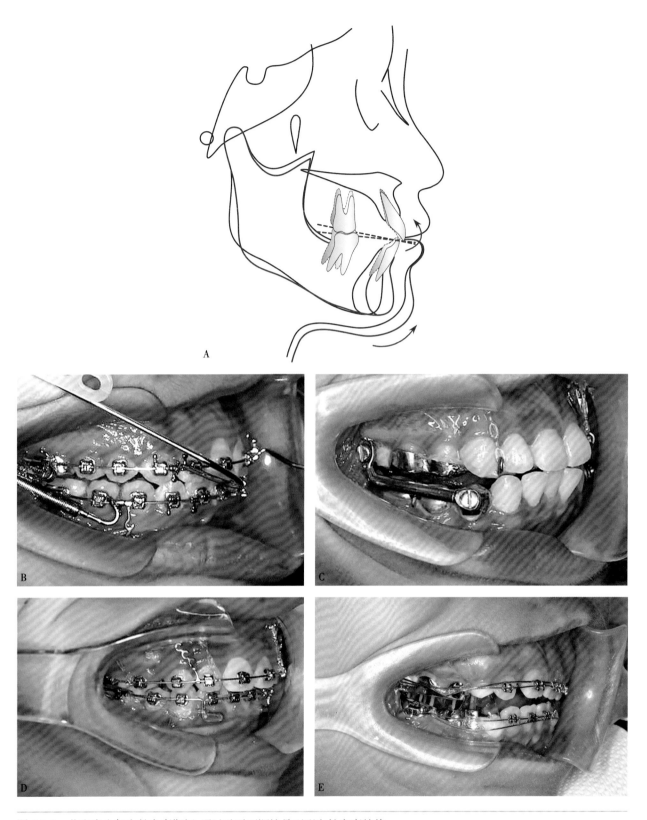

图 6-2-2　儿童青少年生长发育期间,通过殆平面调控骨面型生长发育趋势

A. 儿童青少年生长发育期间,因面部前后生长程度不一,殆平面倾斜度改变,影响垂直骨面型的发育;B. Forsus 矫治器配合前牙 J 钩压低上颌前牙段,形成有利于 I 类骨面型发育的殆平面;C. 前牙种植体支抗联合 Herbst 矫治器,形成有利于 I 类骨面型发育的殆平面;D. 种植体支抗压低控制上颌牙弓前段,形成有利于 I 类骨面型发育的殆平面;E. 改良 Twin-Block 联合前牙片段辅弓压低上下颌前牙,控制后牙垂直高度

二、成人下颌骨逆时针旋转的矫治机制

（一）影响成人下颌骨旋转的因素

生长发育期下颌骨的旋转发育取决于髁突垂直向生长、关节窝的下降、上颌骨的垂直生长量，以及上下颌牙槽骨的垂直生长量。当髁突垂直向生长加关节窝下降的总量小于上颌骨的垂直生长量加上下颌牙槽骨的垂直生长量时，下颌顺时针旋转。对于已过生长发育期的成人患者，生长发育因素产生的下颌骨逆时针旋转微乎其微，在上述影响下颌骨旋转的几个变量中，髁突垂直向生长、关节窝的下降、上颌骨的垂直生长量已经没有变化，髁突垂直向生长因素弱化，但近似以髁突为旋转中心的下颌骨逆时针旋转却仍然是改变侧貌形态的理想手段。下颌骨在闭颌肌群的作用下往前往上旋转的阻碍是已经建立起来的咬合，要实现下颌骨逆时针旋转，靠传统的维持型垂直向控制显然不够，需要实施更加主动的上下颌牙弓的压入，以提供下颌骨逆时针前上旋转的空间。

（二）通过上下颌牙弓垂直向压低调控成人下颌骨逆时针旋转

无论患者是前牙开𬌗还是深覆𬌗，全口牙列咬合的任何一个咬合接触均阻碍着下颌骨的逆时针旋转，也就是说，已过生长发育期的逆旋型垂直向控制技术更注重的是牙列的压低、垂直向高度的减少、下颌旋转空间的供给。下颌骨逆时针旋转的近似阻抗中心位于髁突区域，几个重要的标志点如第一磨牙的咬合接触点、上下颌切牙的咬合接触点、颏前点与髁突顶点的距离依次成比例增加，通过压低后牙区、前牙区的垂直向高度可以获得更大距离的颏前点向前向上的移动量。

对于成人患者，通过"压缩"上下颌牙弓-牙槽骨复合体的垂直向高度，顺应升颌肌群，为下颌逆时针旋转提供空间（clearance），实现下颌骨向前向上的旋转，使颏部更加突显（图 6-2-3）。

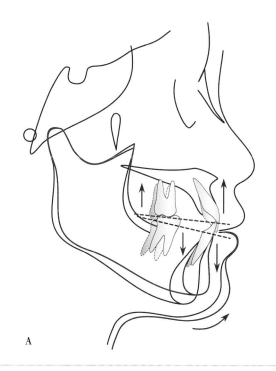
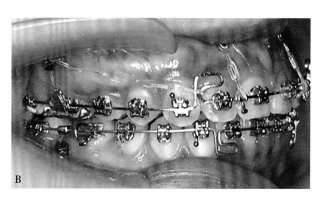

A   **B**

图 6-2-3　成人下颌骨逆旋型垂直向控制，需要上下颌牙弓的压低获得足够的空间，产生近似以髁突为中心的下颌骨逆时针旋转

A. 成人下颌骨逆旋型垂直向控制；B. 成人下颌骨逆旋型垂直向控制手段：垂直向压低上下颌牙列

第七章　下颌骨逆旋型垂直向控制在突面畸形的临床应用

第一节　下颌骨逆旋型垂直向控制的适应证

一、下颌骨逆旋型垂直向控制的病例选择

（一）患者人格因素考量

下颌骨逆旋型垂直向控制基于下颌骨逆时针旋转这一目标,需要上下颌牙弓垂直向高度的绝对降低（图 7-1-1）。众所周知,牙的压低是各种牙移动方式中最易发生牙根吸收的移动方式,需要患者积极理解和配合,理解并愿意承担疗效不如预期、牙根吸收等风险。近年来,心理学专家在人格描述模式上达成了共识,提出了人格的五大模式,用五种特质涵盖人格描述的所有方面:①开放性人格,具有想象、审美、情感丰富、求异、创造、智能等特质;②责任心人格,显示胜任、公正、条理、尽职、成就、自律、谨慎、克制等特点;③外倾性人格,表现出热情、社交、果断、活跃、冒险、乐观等特质;④宜人性人格,具有信任、利他、直率、依从、谦虚、移情等特质;⑤神经质性人格,难以平衡焦虑、敌对、压抑、自我意识、冲动、脆弱等情绪的特质,即不具有保持情绪稳定的能力。在制订矫治方案时,医师应加强与患者的沟通,了解患者的主诉、关注的焦

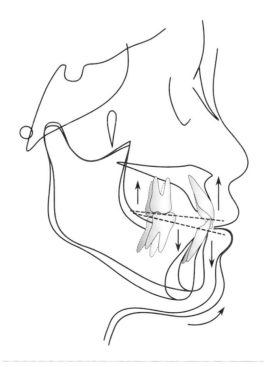

图 7-1-1　下颌骨逆旋型垂直向控制的牙弓压入部位

点、目标要求及依从性等。其中,愿意理解、信任医师,愿意依从医师并一起努力完成矫治的宜人性人格患者,更适合此类高难度矫治方案;对于具有焦虑、不信任等倾向的神经质人格患者,更应该加强医患沟通,谨慎选择此类矫治方案。

（二）上下颌牙弓垂直向高度因素考量

高角型突面畸形病情因人而异。如图 7-1-1 所示,下颌骨逆旋型垂直向控制技术主要通过上颌前牙部、上颌后牙部、下颌前牙部、下颌后牙部这 4 个着力点的配伍压入来实现。选择压入部位需要考虑具体患者上下颌牙弓前后部的垂直向高度,衡量指标包括:①U1-PP,代表上颌前牙垂直高度;②U6-PP,上颌后牙垂直高度;③L1-MP,下颌前牙垂直高度;④L6-MP,下颌后牙垂直高度。我们在设计下颌骨逆旋型垂直向控制的牙弓压入部位时,既要结合临床检查,也要充分考虑这些影像指标和数值。刘月华教授团队研究发表的中国人正常𬌗头影测量数据见表 7-1-1。

表 7-1-1　中国人正常𬌗头影测量数据

测量项目	正常值	测量项目	正常值
SNA/°	83.1±2.7	L1-MP[a]/°	96.3±5.4
SNB/°	80.3±2.6	U1-L1/°	129.1±7.1
ANB/°	2.7±1.8	U1-PP/mm	28.4±3.1
MP-SN/°	32.6±4.9	U6-PP/mm	23.6±2.2
FH-MP/°	25.5±4.8	L1-MP[b]/mm	40.9±3.3
OP-SN/°	16.1±4.1	L6-MP/mm	33.0±3.1
后前面高比/%	69.0±4.6	UL-E/mm	−1.6±1.5
U1-SN/°	103.4±5.5	LL-E/mm	−0.2±1.9

注:a. 下颌中切牙长轴与下颌平面相交的上内角,单位为°;b. 下颌中切牙切端与下颌平面的垂直距离,单位为 mm。

（三）软组织轮廓因素考量

选择下颌骨逆旋型垂直向控制技术时,也需要考虑患者的软组织轮廓。下颌骨逆旋型垂直向控制包含上颌前牙部、上颌后牙部、下颌前牙部、下颌后牙部的各个位置的压入治疗,如果患者因上唇软组织过长而微笑时牙齿暴露不足,那么即使上颌前牙垂直向发育过度,也不适合使用压低上颌前牙的手段。

二、下颌骨逆旋型垂直向控制的压入策略

综合以上因素,针对各种类型的高角型突面畸形患者选择相应的压入组合方式。

1. 患者有露龈微笑,上颌牙弓垂直向发育过度,采用上颌前牙、上颌后牙压入,𬌗平面上移且逆旋,下颌逆旋的策略,此类方式最为常见(图 7-1-2）。

2. 患者有露龈微笑,上颌前牙、下颌后牙段垂直向发育过度,𬌗平面陡,上颌前牙、下颌后牙压入,𬌗平面逆旋,下颌逆旋(图 7-1-3）。

3. 患者无露龈微笑,前牙开𬌗,上下颌后牙段垂直向发育过度,上颌后牙、下颌后牙压入,𬌗平面顺旋,下颌逆旋(图 7-1-4）。

4. 患者有露龈微笑,前牙开𬌗,上下颌后牙段垂直向发育过度,上颌前牙、上颌后牙、下颌后牙压入,𬌗平面上移,下颌逆旋(图 7-1-5）。

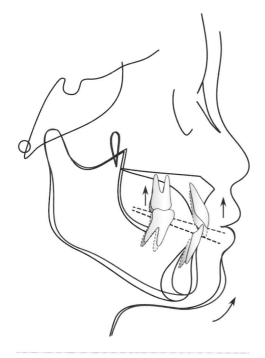

图 7-1-2　上颌前牙、上颌后牙压入，𬌗平面上
移且逆旋，下颌逆旋

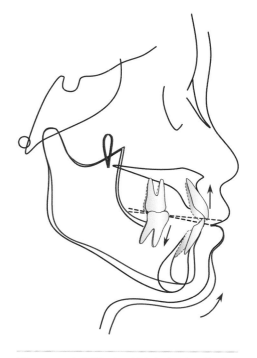

图 7-1-3　上颌前牙、下颌后牙压入，𬌗平面
逆旋，下颌逆旋

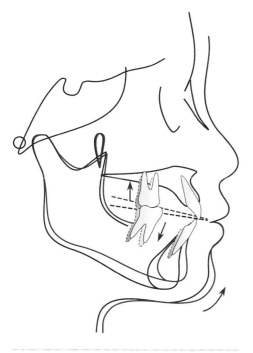

图 7-1-4　上颌后牙、下颌后牙压入，𬌗平面
顺旋，下颌逆旋

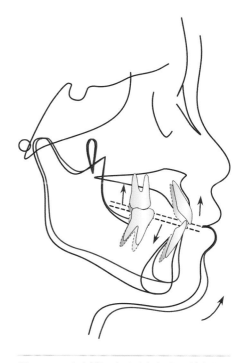

图 7-1-5　上颌前牙、上颌后牙、下颌后牙
压入，𬌗平面上移，下颌逆旋

5. 患者有露龈微笑,上下颌前后牙段均垂直向发育过度,上颌前牙、上颌后牙、下颌前牙、下颌后牙压入,𬌗平面上移且逆旋,下颌逆旋(图 7-1-6)。

6. 患者无露龈微笑,上颌牙弓垂直向正常,下颌牙弓垂直向发育过度,下颌前牙、下颌后牙压入,𬌗平面不变,下颌逆旋(图 7-1-7)。

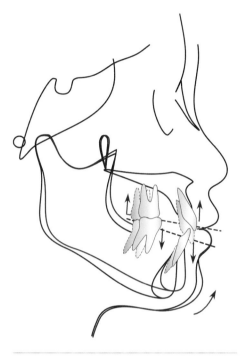

图 7-1-6　上颌前牙、上颌后牙、下颌前牙、下颌后牙压入,𬌗平面上移且逆旋,下颌逆旋

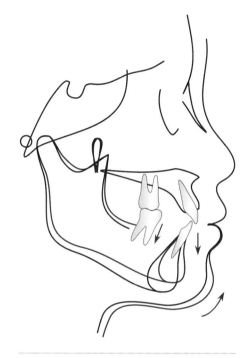

图 7-1-7　下颌前牙、下颌后牙压入,𬌗平面不变,下颌逆旋

总之,高角型突面畸形的诊断和矫治设计方案因人而异,在设计下颌骨逆旋型垂直向控制的牙弓压入部位时,既要结合临床检查,也要充分考虑上下颌牙弓垂直向指标和数值,更要考虑患者面部结构轮廓的个体差异。

第二节　下颌骨逆旋型垂直向控制——压低上颌牙弓

如上一节所述,临床上需要针对每位患者制订个性化的矫治策略,选择上下颌牙弓前后段进行压入。目前,大多数病例报告是压低上颌牙弓,这也是主流的压入模式。从病因看,上颌磨牙-牙槽骨-上颌骨垂直向发育过度是形成高角骨面型的主要原因,且伴露龈微笑的比例很高,种植体的出现使得整体压低上颌牙弓成为可能,这种类似 Le Fort Ⅰ型手术的方式可以有效实现下颌骨逆时针旋转,通过应用种植体支抗压低上颌磨牙实现下颌平面的前上旋转;传统观点也认为,上颌牙槽骨质相对下颌更疏松,有利于牙压低。综上所述,压低上颌牙弓也应成为下颌骨逆旋型垂直向控制的重点(图 7-2-1)。

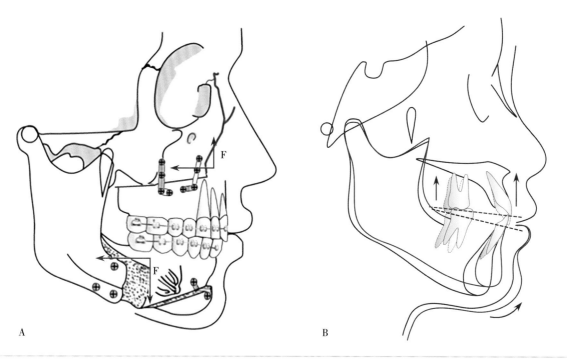

A   B

图 7-2-1　Le Fort Ⅰ型手术上抬上颌牙弓可以有效实现下颌骨逆时针旋转,通过应用种植体支抗压低上颌牙弓前部、后部,实现下颌平面的前上旋转

A. Le Fort Ⅰ型手术上抬上颌牙弓;B. 种植体支抗压低上颌牙弓,实现下颌平面的前上旋转

一、压低上颌牙弓的方法

传统压低上颌牙弓的方法有很多,包括高位头帽-J钩、后牙𬌗垫等,需要患者配合程度高,且不易长期持续加力,而种植体支抗很好地解决了这些问题,本书着重介绍种植体支抗压低方式,压低上颌牙弓分为压低前牙段和后牙段。

（一）上颌牙弓后部压入

1. 上颌后牙压入的颊侧矫治装置　上颌磨牙的生理补偿曲线中上颌第二磨牙较第一磨牙位置更靠龈向,考虑到上颌第二磨牙靠近髁突更容易出现咬合干扰,所以经过整平后,选择同时压入上颌第一磨牙和第二磨牙。因为大部分患者在压低上颌牙弓的同时也需要远移前牙,对于拔牙病例,可以选择种植体置于上颌第一、第二磨牙之间,高度在磨牙釉牙骨质界上 5~10mm 处,这样既可以使用此高位种植钉配合高位牵引钩向远中移动上颌前牙,又可以使用高位种植钉压低上颌第一、第二磨牙。对于不拔牙远中移动上颌牙列的病例,应考虑种植钉不阻挡磨牙远中移动,建议植入点选择在位置更高的颧牙槽嵴处（图 7-2-2）。需要注意的是,颧牙槽嵴的位置并不恒定,大致趋势是随着年龄增长而逐渐靠后,如恒牙早期颧牙槽嵴矢状向位于第一磨牙处甚至近中,待成人后逐渐后移至第一、第二磨牙之间,临床上判断颧牙槽嵴位置除借助 CBCT 检查外,更为准确的方法是医师用手指扪诊磨牙根方与颧骨间最为凸起的位置。本团队倾向在第一、第二磨牙间主弓丝上放置牵引钩,但这个牵引钩处于松弛状态,甚至可以滑动,这样不影响可能的后续调整弓丝,且通过直接向上压入主弓丝,更易同时传导压入力量至上颌第一磨牙和第二磨牙。

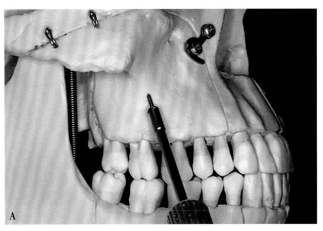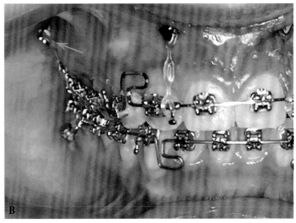

图 7-2-2　颧牙槽嵴处种植体支抗既可以矢状向远移上颌牙列,也可以垂直向压低上颌牙弓后部
A.颧牙槽嵴解剖位置;B.颧牙槽嵴处种植体支抗远移上颌牙列、压低上颌后牙

　　2. 上颌后牙压入的腭侧矫治装置　通过颊侧种植体支抗压低磨牙带来的磨牙颊向倾斜显然不是我们需要的,这种磨牙颊向倾斜会造成腭尖下垂,会减小甚至抵消磨牙的垂直压低量,而且也会带来后牙覆盖过大、上下颌牙弓不匹配等不良咬合状态。要避免磨牙颊向倾斜,就需要在腭侧有个制衡或限制装置,可以将第一磨牙带环连接腭托配合颊侧种植钉整体压入磨牙(图 7-2-3),也可以在腭部植入种植钉协同颊侧种植钉整体压入磨牙。这两种方式各有优缺点,都是压低上颌牙弓后部的有效手段。

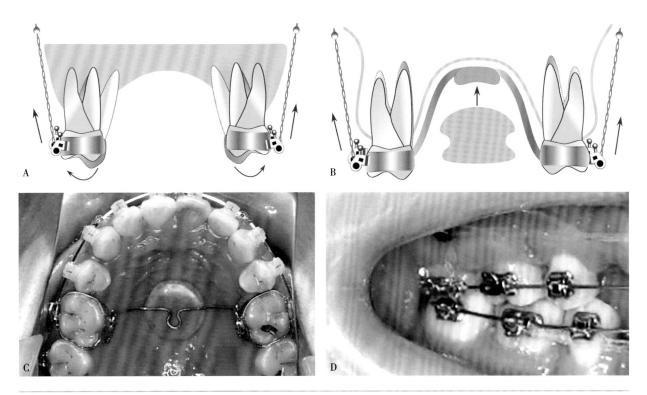

图 7-2-3　颧牙槽嵴处种植体支抗联合腭托垂直向压低上颌牙弓后部
A.颊侧种植体支抗压低上颌后牙会引起磨牙颊倾,造成上颌磨牙腭尖下垂,影响垂直向压低效果;B.颊侧种植钉联合腭部改良腭托,可以实现上颌磨牙整体压入;C、D.口内像示颧牙槽嵴处种植体支抗联合腭托整体压低上颌牙弓后部

（1）上颌后牙腭侧种植钉辅助压入模式：腭侧种植钉联合颊侧种植钉可以有效压入上颌磨牙，但需要植入种植钉的数量偏多，仅仅上颌牙弓后部就需要 4 颗种植钉，如果上颌牙弓前部甚至下颌牙弓也需要压低，则种植钉数目偏多，且颊舌侧力量不易平衡，需要定时监控，否则会出现磨牙的颊向或腭向倾斜，但优点也很明显，可以随时通过分别调控颊侧或腭侧牵引力值匹配上下颌牙弓宽度（图 7-2-4）。

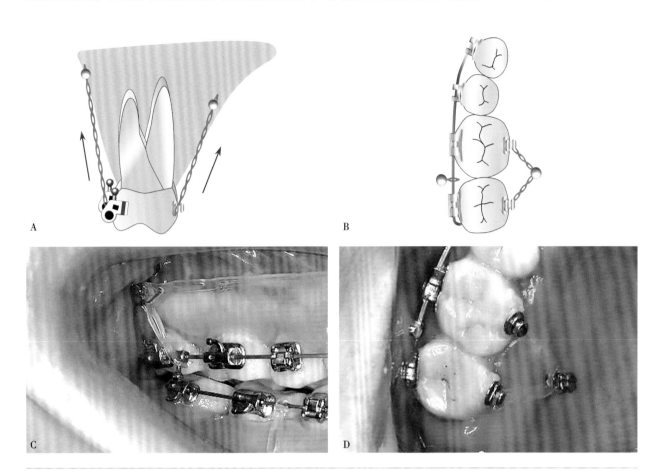

图 7-2-4　颊腭侧种植钉整体压低上颌牙弓后部
A、B. 颊侧联合腭侧种植钉压入磨牙；C、D. 口内像示颊侧联合腭侧种植钉压入磨牙

（2）上颌后牙腭托辅助压入模式

1）传统上颌后牙腭托：上颌第一磨牙带环间放置腭托，可以有效限制颊侧种植体支抗带来的颊倾，但也存在一些缺点，如脱落、异物感、操作复杂等。比如传统的第一磨牙带环连接腭托的方法，如果在初戴矫治器时就装备，可能部分上颌第一磨牙排列不齐、双侧上颌第一磨牙间宽度不足等错𬌗畸形无法得到矫治。如若在排齐整平后重新做腭托连接带环，需要取出之前上颌第一磨牙带环重新做腭托，操作烦琐，消耗宝贵的椅旁时间。而且这种传统腭托仅连接第一磨牙，对上颌第二磨牙的垂直向限制有限，虽然可靠主弓丝限制上颌第二磨牙的颊倾，但不可避免地会出现上颌第二磨牙与上颌第一磨牙间形成台阶，减弱上颌牙弓后部的压低效应。

2）改良上颌后牙腭托：如图 7-2-5 所示，笔者通过对传统带环连接腭托进行改良，初粘时，在上颌第一、第二磨牙颊侧正常粘接颊管，排齐整平，在换上不锈钢方丝且排齐牙列后，取模做铸造腭托，铸造底板不仅覆盖第一磨牙牙冠腭面，也覆盖上颌第二磨牙牙冠腭面，同时连接第一磨牙和第二磨牙，防止两者之

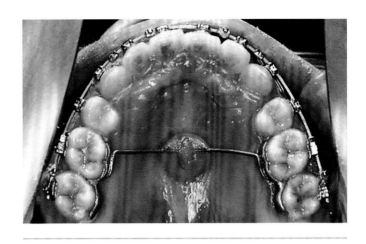

图 7-2-5 后牙垂直向控制改良型腭托

间出现台阶。但需要注意的是,铸造底板应尽量多覆盖牙面,增加粘接强度,取模做技工件需要取上下颌咬合模型,铸造底板不能妨碍咬合。一方面,防止咬合高度的增加削弱垂直向高度减小的效果;另一方面,防止铸造底板带来咬合干扰影响下颌骨逆时针旋转的效果,并在近牙龈端空开 1~2mm 或做薄,以利于磨牙压入。这种改良的方法,不影响早期磨牙的排列,操作便利,且可以有效协同上颌第一、第二磨牙的压入,实现可靠的上颌磨牙整体压入。一般整体压低上颌牙弓后部针对上颌第一、第二磨牙,建议初始每侧 100~150g,这一初始力值会在 24 小时后衰减一半,每月加力一次更为安全。

(二)上颌牙弓前部压入

1. 种植钉压低上颌前牙的三种模式(图 7-2-6)

(1)种植钉植入上颌中切牙间模式:将种植钉植入上颌中切牙间,在中切牙间主弓丝上倒夹牵引钩,利用种植体支抗压低上颌前牙段。这种方法由于种植钉离上颌前部阻抗中心最远,所以前牙唇向倾斜的效应最大,更有利于上颌切牙的转矩表达,且在前牙内收时不用担心种植钉影响牙齿的矢状向移动。但也有不利的方面,部分患者唇系带附着低,如在中切牙间植入种植钉,需要做唇系带上提修整术,压低力侧重在上颌中切牙易引起牙根吸收,且中切牙牙根间种植钉位置的突起可暂时影响矫治中的上唇美学。

(2)种植钉植入上颌中切牙和侧切牙间模式:植入部位选择在上颌中切牙和侧切牙牙根间,上颌前牙唇向倾斜的效应较上颌中切牙间种植钉模式小,上颌中切牙和侧切牙的牙根间距小,植入种植钉时应稍偏侧切牙,防止内收切牙时触及种植钉,该方法的压低力会更为均匀地作用在 4 颗切牙上。

(3)种植钉植入上颌侧切牙和尖牙间模式:植入部位选择在上颌侧切牙和尖牙间。该方法种植钉离前牙阻抗中心最接近,前牙唇向倾斜效应最低,压低上颌前牙的作用效率也最高,但需要考虑大量内收切牙时,种植钉触及侧切牙牙根的可能。

值得注意的是,不管选择哪种种植钉植入方式,上颌切牙的压入都需要结合矢状向因素,确保上颌前牙在牙槽嵴中心压入。

2. 种植钉压入上颌前牙的共同考量因素

(1)上颌前牙压入需要控制牙根位于牙槽嵴中央:种植钉在压低上颌前牙的同时,有使上颌前牙唇向倾斜的作用。这种前牙唇向倾斜作用不同于上颌后牙颊侧种植体支抗带来的不利后牙颊向倾斜,适量的上颌前牙唇倾更有利于内收上颌前牙时的转矩表达和牙根在牙槽骨中央的定位。上颌前牙的垂直向压低及转矩

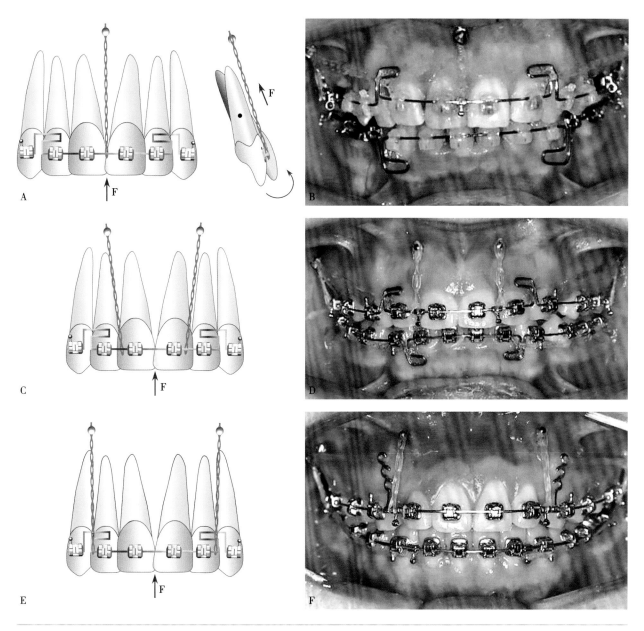

图 7-2-6　种植体支抗压低上颌牙弓前部

A. 上颌中切牙间植入种植钉,可以增加上颌前牙转矩,有利于切牙的整体内收甚至控根内收,且在内收时,不用考虑种植钉影响牙齿的矢状向移动;B. 口内像示上颌中切牙间植入种植钉,压低上颌牙弓前部;C. 上颌中切牙和侧切牙间植入种植钉,唇倾效应较中切牙间种植钉压低方法小,上颌中切牙和侧切牙的牙根间距小,植入种植钉时应稍偏侧切牙,防止内收时切牙接触种植钉,该方法压低力会更加均匀地作用在 4 颗切牙上;D. 口内像示上颌中切牙和侧切牙间植入种植钉,压低上颌牙弓前部;E. 上颌侧切牙和尖牙间植入种植钉,该方法种植钉离前牙阻抗中心最接近,唇倾效应相对最低但也存在,压低上颌前牙部力的作用效率也最高,但需要考虑内收切牙时,种植钉接触侧切牙的可能;F. 口内像示上颌侧切牙和尖牙间植入种植钉,压低上颌牙弓前部

调整也会增加其矢状向远中移动的空间,例如上颌牙弓前部垂直向控制结合种植体支抗矢状向远移上颌前牙与 Tweed-Merrifield 技术的方向性力系统中的上颌前牙控制类似,对上颌前牙压低力和远中移动力的合力矢量使得上颌前牙向上向远中移动,因为前牙区纵截面上颌牙槽骨呈倒三角形,如果单纯使上颌前牙矢状向内收,上颌前牙腭侧骨量不足;如使上颌前牙内收的同时向上压入,反而会为上颌前牙矢状向远中移动提供更多的牙槽骨量,且使得上颌前牙牙根位于牙槽嵴正中部,有效防止出现医源性骨开窗、骨开裂(图 7-2-7)。

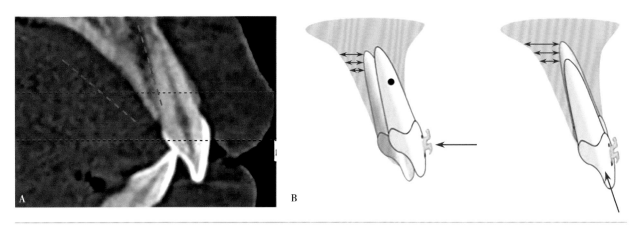

图 7-2-7　上颌前牙的垂直向压低可以提供更大的矢状向远移量

A. 上颌前牙槽嵴呈倒三角解剖形态；B. 单纯矢状向内收，上颌前牙腭侧骨量不足，垂直向压入上颌前牙，可为上颌前牙矢状向后移提供足够骨量

（2）上颌前牙压入的弓丝、力值选择：上颌牙弓前部压入上颌主弓丝应选择 0.018 英寸×0.025 英寸规格以上的不锈钢方丝。上颌前牙不仅需要压低也需要整体内收，故牙根吸收风险较大，我们需要根据种植钉植入部位选择适当的压低力值。建议初始力值为 30g/ 颗，这一初始力值经过最初一天的快速衰减将很快稳定在 15g/ 颗。

（三）上颌牙弓前后部压入比例分析

下颌骨逆时针旋转中心接近髁突区域，几个重要的标志点如后牙咬合接触点、上下颌切牙的咬合接触点、颏顶点与髁突顶点的距离依次成比例增加，通过压低上颌后牙区、上颌前牙区的垂直向高度，可以获得更大距离的颏前点向前向上的移动量（图 7-2-8）。整体压低上颌牙弓时，需要考虑前后部的协同性。对于正常前牙覆𬌗的患者，前牙区压低量一般要成比例大于后牙区；一般后牙区压低量与前牙区压低量接近 1∶2，这也符合前牙咬合接触点到髁突距离与后牙咬合接触点到髁突距离之间的比例关系。要获得以髁突为中心的下颌骨逆时针旋转，就需要后牙段压低量，以及更大程度的前牙段压低量。

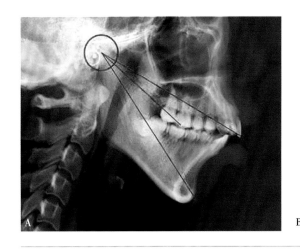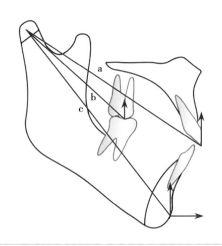

图 7-2-8　下颌骨逆时针旋转中，后牙咬合接触点、前牙咬合接触点、颏前点移动量成比例增加

A. 后牙咬合接触点、前牙咬合接触点、颏前点解剖位置；B. 通过压低上颌后牙区、上颌前牙区的垂直向高度，可以获得更大距离的颏前点向前向上的移动量

二、压低上颌牙弓的美学效果分析

（一）压低上颌牙弓引起的下颌骨逆旋美学效果

对突面畸形患者进行压入上颌牙弓治疗，可以为下颌骨向前向上旋转提供空间，增加颏部突显度，从而改善侧貌美学，此部分在前面章节已详述。

（二）压低上颌前牙改善露龈微笑

通过上抬上颌牙弓前部，可以为下颌骨的逆时针旋转提供空间，还可以从美学上改善部分患者的露龈微笑。

（三）压低上颌前牙改善上唇美学

部分患者上颌前牙腭侧骨量不足，单纯矢状向内收上颌前牙空间有限，因为上颌前牙牙槽骨纵截面呈倒三角形，所以使上颌前牙内收的同时向上压入，反而会为上颌前牙矢状向远中移动提供更多的牙槽骨量，增大上颌前牙矢状向内收量，从而进一步改善上唇美学。

（四）压低上颌前牙改善下唇美学

容易被忽视的是，很多突面畸形患者闭唇后，由于上颌前部垂直向过度发育，上颌前牙伸长，所以下唇外翻、颏唇沟平坦，颏部的突显度更差。通过压入上颌前牙，下唇外翻得到改善，下唇后退增加颏部突显度，是改善颏唇关系的重要因素之一（图 7-2-9）。

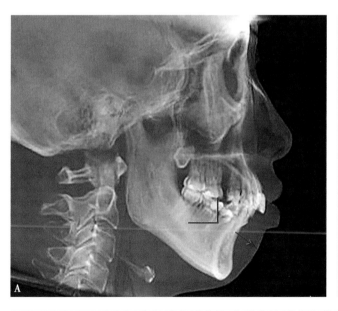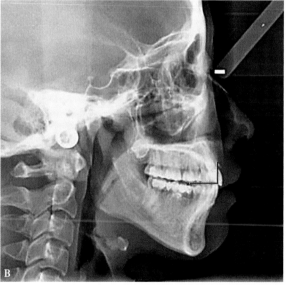

图 7-2-9　上颌前牙垂直向发育过度影响颏唇美学
A. 相当比例的患者下唇外翻是上颌前牙所致，上颌前牙垂直向发育过度加重下唇外翻，并使得颏唇沟更加平坦，美学上颏部的突显度更差；B. 通过压入上颌前牙，上颌前牙致下唇外翻得到改善，是改善颏唇关系的重要因素之一

三、压低上颌牙弓的时机

较早进行上颌前牙压低不仅有利于压低效果的长期稳定，且较长的持续轻力压低有利于牙根和牙周的健康，给予牙周复合体充足的改建时间，进而有利于逆旋型垂直向控制带来的下颌骨逆时针旋转效果的长期稳定。

（一）弓形因素考量

通过大量的逆旋型垂直向控制病例的矫治，本团队发现上下颌牙弓的匹配是下颌骨逆旋的一个重要条件。作者团队常规选择在更换到不锈钢方丝阶段，且上下颌牙弓形态匹配后，进行垂直向压入治疗。

（二）磨牙关系考量

对于下颌骨逆旋型垂直向控制病例，下颌骨逆时针旋转在矢状向体现为磨牙关系的近中关系倾向，比如磨牙Ⅱ类关系趋向于Ⅰ类关系，Ⅰ类关系趋向于Ⅲ类关系，所以在牙弓压低前达到的磨牙关系与下颌骨逆旋相互影响，比如压低牙弓逆旋前，磨牙关系为Ⅰ类偏Ⅲ类，那么从目标咬合关系上看下颌逆旋的空间将受到限制。在压入上颌牙弓前将磨牙关系调整为Ⅱ类关系，如逆旋型垂直向控制达不到目标疗效时，那将是灾难性的结果，不仅没有完成高难度的逆旋下颌骨矫治效果，连正常的磨牙关系（含尖窝交错关系）都没有达到，是医源性的上颌磨牙支抗丧失。故选择压低的时机非常重要，在不锈钢方丝完成弓形匹配后，一边关闭间隙，一边压低上颌牙弓。

四、典型病例：下颌骨逆旋型垂直向控制

（一）压低上颌牙弓 + 拔牙矫治病例1

患者，女性，27 岁，主诉"嘴突、下巴缩"。

1. 口外检查　患者突面型，上颌正常，下颌后缩，高角，颏部外形不佳。闭唇不全，露龈微笑（图 7-2-10A~C）。

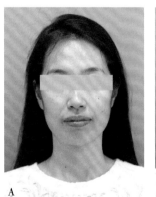
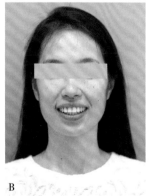
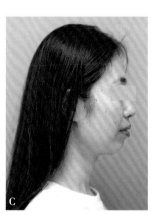
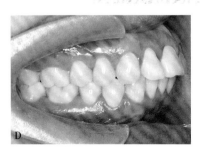
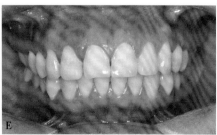
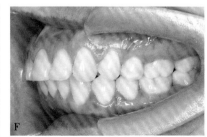

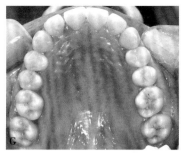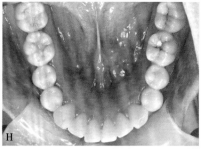

图 7-2-10　治疗前

A. 正面像；B. 正面微笑像；C. 侧面像；D. 右侧面观；E. 正面观；F. 左侧面观；G. 上颌
殆面观；H. 下颌殆面观

2. 口内检查　双侧磨牙Ⅰ类关系，右侧尖牙Ⅰ类关系，左侧尖牙尖对尖关系，前牙覆殆正常，覆盖
4.5mm，上下颌前牙唇倾，上下颌牙排列整齐。上下颌牙列中线与面中线一致（图 7-2-10D~H ）。

3. 影像学及头影测量分析

（1）影像学分析：骨性Ⅱ类，高角，上颌前牙唇倾，下颌前牙唇倾，上颌正常，下颌后缩。18、28、48 无，
38 萌出。上下颌前牙唇侧骨皮质薄，局部骨开窗、骨开裂（图 7-2-11 ）。

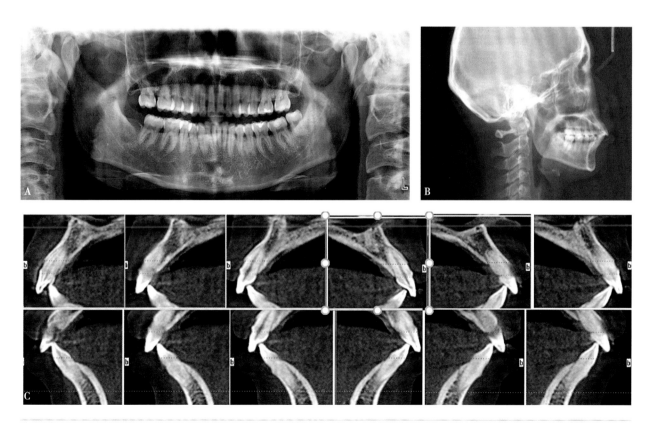

图 7-2-11　治疗前影像学检查

A. 全口牙位曲面体层片；B. X 线头影测量侧位片；C. 上颌前牙 CBCT 影像

（2）头影测量分析（表 7-2-1）

表 7-2-1　头影测量数据

测量项目	测量值	正常值
SNA/°	81.8	83.1±2.7
SNB/°	75.8	80.3±2.6
ANB/°	6.0	2.7±1.8
MP-SN/°	38.1	32.6±4.9
FH-MP/°	29.4	25.5±4.8
OP-SN/°	15.1	16.1±4.1
后前面高比/%	66.2	69.0±4.6
U1-SN/°	112.9	103.4±5.5
L1-MPª/°	104.9	96.3±5.4
U1-L1/°	103.9	129.1±7.1
U1-PP/mm	29.0	28.4±3.1
U6-PP/mm	24.1	23.6±2.2
L1-MPᵇ/mm	44.2	40.9±3.3
L6-MP/mm	33.6	33.0±3.1
UL-E/mm	0.2	−1.6±1.5
LL-E/mm	4.1	−0.2±1.9

注：a. 下颌中切牙长轴与下颌平面相交的上内角，单位为°；b. 下颌中切牙切端与下颌平面的垂直距离，单位为 mm。

4. 问题列表和治疗计划　患者为骨性Ⅱ类，双唇前突，高角，下颌后缩，颏部外形不明显，上下颌前牙唇倾，有露龈微笑，拔除 4 颗第一前磨牙，改善上下颌前牙唇倾，超声骨刀微创骨皮质切开辅助上颌牙弓压低，实现下颌骨逆旋型垂直向控制。

5. 治疗过程

（1）初粘托槽，排齐上颌牙列。为获得最大量的上颌前牙内收量，排齐整平阶段没有拔除上颌前磨牙。下颌牙列轻度拥挤，下颌前牙唇倾且伴有一定程度的 Spee 曲线，矫治前拔除下颌前磨牙为整平 Spee 曲线、直立下颌前牙提供间隙（图 7-2-12）。

（2）矫治 6 个月，上颌牙列完成排齐整平。上颌第一前磨牙刚刚拔除就进入内收阶段，相当于做了创伤加速牙齿移动。中切牙和侧切牙间植入种植钉，压入上颌牙列，压入矢量联合种植钉远移上颌前牙矢量，实现上颌前牙的控根内收。颧牙槽嵴处种植钉联合改良腭托整体压入上颌牙弓后部（图 7-2-13）。

（3）矫治 9 个月，上下颌牙列均内收部分拔牙间隙，考虑加速牙齿移动及减少上颌前牙牙根吸收风险，使用超声骨刀微创骨皮质切开辅助正畸移动牙齿（图 7-2-14）。

（4）矫治 10 个月，使用超声骨刀微创骨皮质切开术后 1 个月，手术加速牙齿移动效果明显（图 7-2-15）。

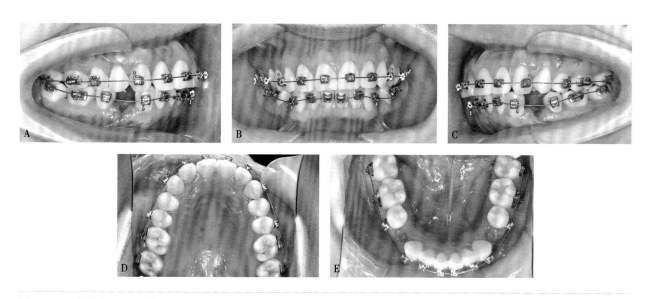

图 7-2-12　初粘托槽口内像
A. 右侧面观；B. 正面观；C. 左侧面观；D. 上颌𬌗面观；E. 下颌𬌗面观

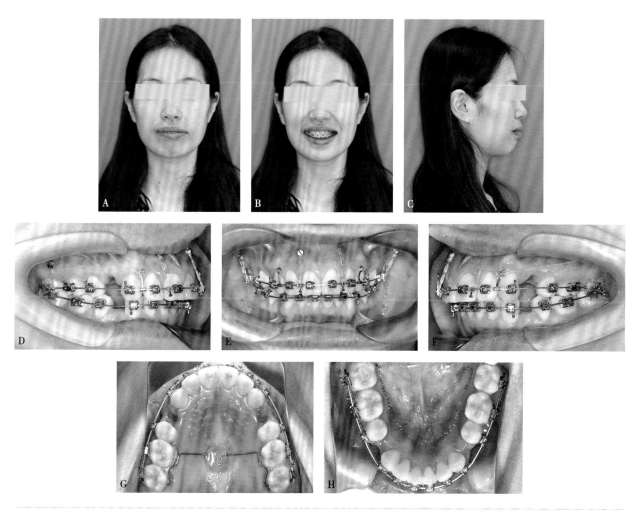

图 7-2-13　矫治 6 个月
A. 正面像；B. 正面微笑像；C. 侧面像；D. 右侧面观；E. 正面观；F. 左侧面观；G. 上颌𬌗面观；H. 下颌𬌗面观

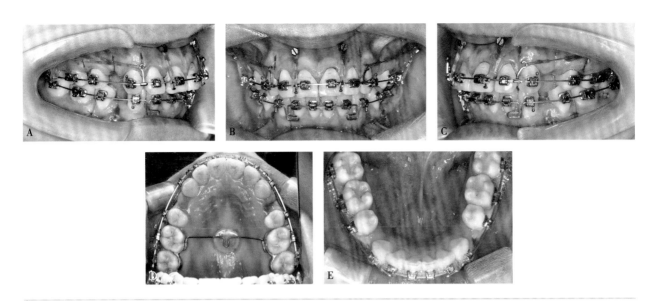

图 7-2-14　矫治 9 个月,超声骨刀微创骨皮质切开辅助正畸移动牙齿
A. 右侧面观;B. 正面观;C. 左侧面观;D. 上颌𬌗面观;E. 下颌𬌗面观

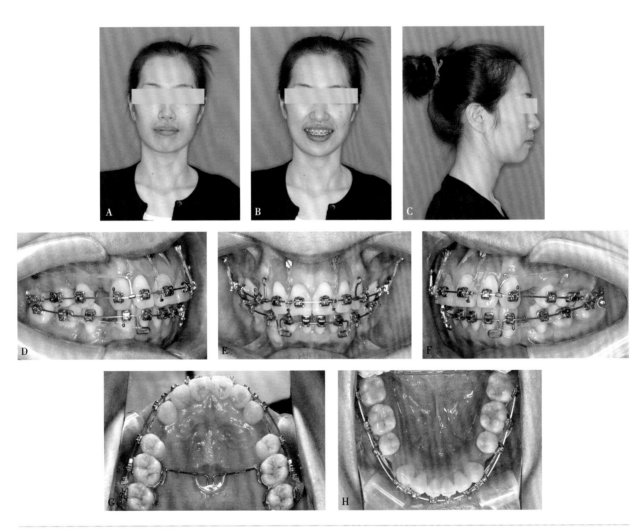

图 7-2-15　矫治 10 个月,使用超声骨刀微创骨皮质切开术后 1 个月
A. 正面像;B. 正面微笑像;C. 侧面像;D. 右侧面观;E. 正面观;F. 左侧面观;G. 上颌𬌗面观;H. 下颌𬌗面观

（5）由于新型冠状病毒感染疫情，中间 4 个月未按时加力。矫治 20 个月后，上下颌牙列间隙基本关闭，上颌牙弓压低有效，下颌骨发生逆时针旋转（图 7-2-16）。

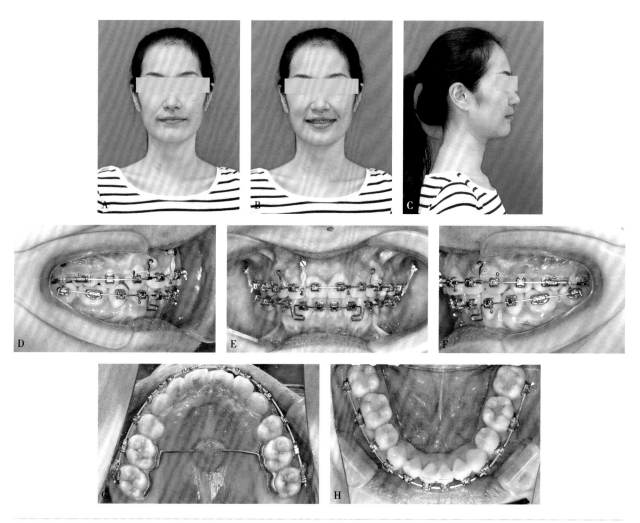

图 7-2-16　矫治 20 个月后，上下颌牙列间隙基本关闭，上颌牙弓压低有效，上颌牙弓出现压入型牙龈肿胀，上颌前牙、上颌后牙转矩表达正常，下颌骨发生逆时针旋转
A. 正面像；B. 正面微笑像；C. 侧面像；D. 右侧面观；E. 正面观；F. 左侧面观；G. 上颌𬌗面观；H. 下颌𬌗面观

6. 治疗结果　矫治 24 个月后，上下颌牙列间隙关闭，上颌前牙转矩表达正常，咬合关系良好，上颌牙弓压低有效，无露龈微笑，下颌骨发生逆时针旋转，侧貌由突面型变为直面型，鼻唇、颏唇美学均良好（图 7-2-17）。

7. 影像学及头影测量分析
（1）影像学分析：牙根平行，牙槽骨、牙根无明显吸收。上颌前牙牙根唇侧骨量充足（图 7-2-18）。
（2）头影测量分析（表 7-2-2，图 7-2-19）

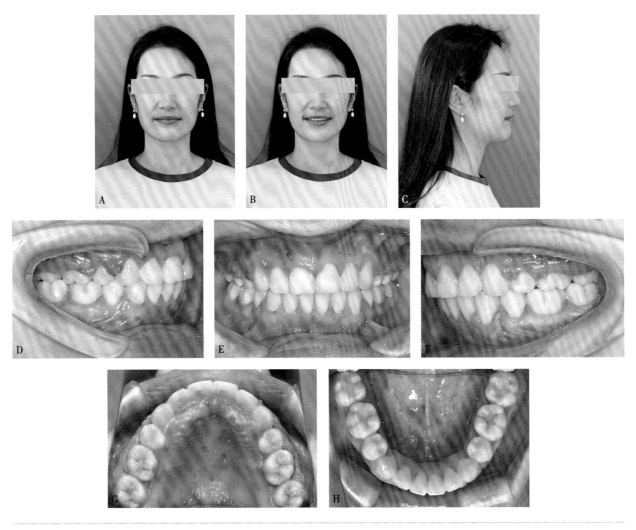

图 7-2-17　24 个月后矫治结束

A. 正面像；B. 正面微笑像；C. 侧面像；D. 右侧面观；E. 正面观；F. 左侧面观；G. 上颌𬌗面观；H. 下颌𬌗面观

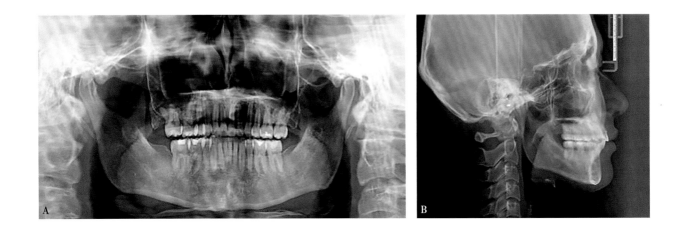

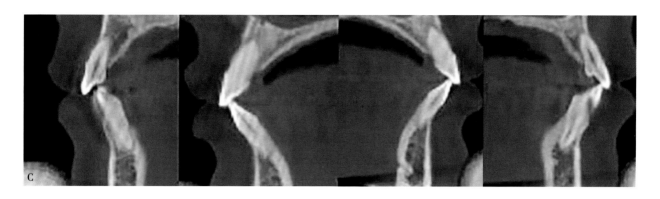

图 7-2-18 治疗后影像学检查

A. 全口牙位曲面体层片；B. X 线头影测量侧位片；C. 上下颌前牙 CBCT 影像

表 7-2-2 治疗前后头影测量数据

测量项目	治疗前	治疗后	正常值
SNA/°	81.8	81.3	83.1±2.7
SNB/°	75.8	78.8	80.3±2.6
ANB/°	6.0	2.5	2.7±1.8
MP-SN/°	38.1	36.5	32.6±6.9
FH-MP/°	29.4	26.4	25.5±4.8
OP-SN/°	15.1	13.8	16.1±4.1
后前面高比/%	66.2	67.9	69.0±4.6
U1-SN/°	112.9	107.1	103.4±5.5
L1-MP[a]/°	104.9	96.4	96.3±5.4
U1-L1/°	103.9	120.0	129.1±7.1
U1-PP/mm	29.0	25.3	28.4±3.1
U6-PP/mm	24.1	21.2	23.6±2.2
L1-MP[b]/mm	44.2	42.0	40.9±3.3
L6-MP/mm	33.6	33.7	33.0±3.1
UL-E/mm	0.2	−2.9	−1.6±1.5
LL-E/mm	4.1	−0.9	−0.2±1.9

注：a. 下颌中切牙长轴与下颌平面相交的上内角，单位为°；b. 下颌中切牙切端与下颌平面的垂直距离，单位为 mm。

8. 治疗全过程侧貌变化（图 7-2-20）

9. 矫治经验与体会 患者为突面型、骨性Ⅱ类（ANB 为 6.0°），露龈微笑，下颌后缩（SNB 为 75.8°），高角（MP-SN 为 38.1°），颏部形态不佳，鼻唇美学、颏唇美学均差，属于手术治疗适应证。

但该患者也有有利因素：首先，患者为宜人性人格；其次，高角和前牙露龈微笑皆为逆旋型垂直向控制技术的适应证，上颌前后牙槽高度过大（U1-PP 为 29.0mm，U6-PP 为 24.1mm）；再者，该患者上颌前牙唇倾，治疗前鼻唇美学不佳中有牙性因素，内收前牙至正常转矩时整体控根内收，可有效改善鼻唇美学。

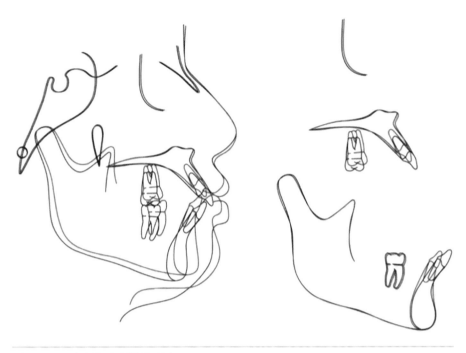

图 7-2-19 治疗前后头影重叠图
蓝色线条示治疗前,红色线条示治疗后

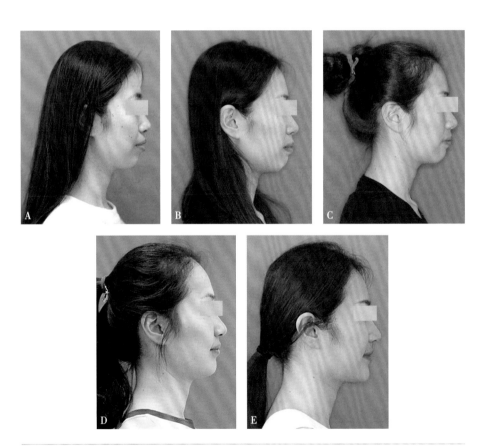

图 7-2-20 治疗全过程侧貌变化
A. 治疗前;B. 治疗 6 个月;C. 治疗 10 个月;D. 治疗 24 个月结束;E. 随访 12 个月

我们使用了逆旋型垂直向控制常规手段，上颌颧牙槽嵴种植钉高位整体内收上颌牙列；上颌前牙唇侧种植钉加大上颌前牙正转矩；上颌颧牙槽嵴种植钉联合改良腭托形成整体框架压低上颌后牙；上颌腭托离开腭黏膜6mm；上颌前牙区植入种植钉压低上颌前牙等。考虑加速牙齿移动及减少上颌前牙牙根吸收风险，使用超声骨刀微创骨皮质切开辅助正畸移动牙齿。矫治24个月后，上下颌牙列间隙关闭，上颌前牙转矩表达正常，咬合关系良好，上颌牙弓压低有效，无露龈微笑，下颌骨发生逆时针旋转，侧貌由突面型变为直面型，鼻唇、颏唇美学均良好。

（二）压低上颌牙弓＋拔牙矫治病例2

患者，女性，27岁，主诉"嘴突、下巴缩"。

1. 口外检查　患者突面型，上颌前突，下颌后缩，高角，颏部外形不佳。闭唇不全，露龈微笑（图7-2-21A~C）。

2. 口内检查　双侧磨牙Ⅰ类关系，双侧尖牙Ⅰ类关系，前牙Ⅰ度深覆𬌗，前牙覆盖正常，上颌前牙唇倾，下颌前牙唇倾，上下颌牙列轻、中度拥挤。上中线左偏，下颌牙列中线与面中线一致（图7-2-21D~H）。

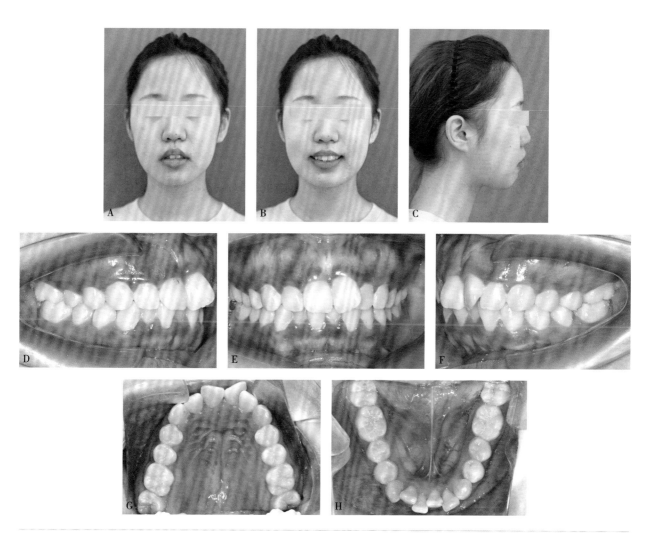

图7-2-21　治疗前

A. 正面像；B. 正面微笑像；C. 侧面像；D. 右侧面观；E. 正面观；F. 左侧面观；G. 上颌𬌗面观；H. 下颌𬌗面观

3. 影像学及头影测量分析

（1）影像学分析：骨性Ⅱ类，高角，上颌前牙直立，下颌前牙唇倾，下颌后缩。38无，18、28、48阻生（图 7-2-22）。

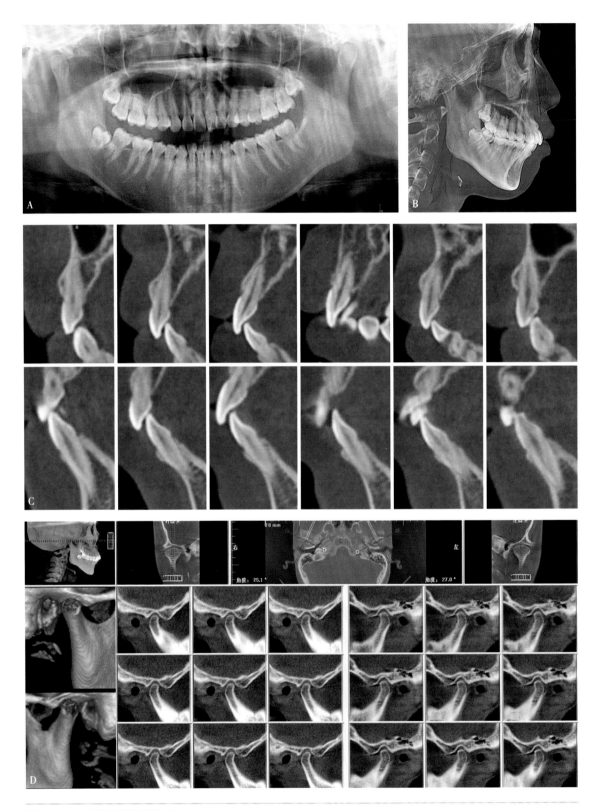

图 7-2-22　治疗前影像学检查

A. 全口牙位曲面体层片；B. X线头影测量侧位片；C. 上颌前牙CBCT影像；D. 颞下颌关节区域CBCT影像

（2）头影测量分析（表7-2-3）

表7-2-3　头影测量数据

测量项目	测量值	正常值
SNA/°	78.6	83.1±2.7
SNB/°	72.2	80.3±2.6
ANB/°	6.4	2.7±1.8
MP-SN/°	45.1	32.6±4.9
FH-MP/°	37.5	25.5±4.8
OP-SN/°	20.5	16.1±4.1
后前面高比/%	60.7	69.0±4.6
U1-SN/°	95.1	103.4±5.5
L1-MP[a]/°	99.5	96.3±5.4
U1-L1/°	120.3	129.1±7.1
U1-PP/mm	36.1	28.4±3.1
U6-PP/mm	28.6	23.6±2.2
L1-MP[b]/mm	44.3	40.9±3.3
L6-MP/mm	32.6	33.0±3.1
UL-E/mm	2.6	−1.6±1.5
LL-E/mm	6.7	−0.2±1.9

注：a. 下颌中切牙长轴与下颌平面相交的上内角，单位为°；b. 下颌中切牙切端与下颌平面的垂直距离，单位为mm。

4. 问题列表和治疗计划　患者为骨性Ⅱ类，双唇前突，高角，下颌后缩，颏部外形不明显，上颌前牙直立，下颌前牙唇倾，有露龈微笑，拔除4颗第一前磨牙，改善上下颌前牙唇倾，种植体支抗辅助上颌牙弓压低，实现逆旋型垂直向控制。

5. 治疗过程

（1）初粘托槽，排齐患者上颌牙列，为避免上颌前牙唇倾出现往复运动，初排齐阶段即植入种植体支抗，轻力尖牙向远中结扎，上颌后牙横腭杆辅助控制垂直向。下颌牙列轻度拥挤，下颌前牙唇倾且伴有一定程度的Spee曲线，矫治前拔除下颌前磨牙，为整平Spee曲线、直立下颌前牙提供间隙（图7-2-23）。

（2）矫治9个月，上颌牙列完成排齐整平，进入内收阶段，配合使用长牵引钩实现前牙控根内收（图7-2-24）。

（3）矫治14个月，上下颌牙列均内收，部分关闭拔牙间隙。考虑患者有露龈微笑，在中切牙和侧切牙间植入种植钉，压入上颌牙列，压入矢量联合种植钉远移上颌前牙矢量，实现上颌前牙控根内收（图7-2-25）。

（4）矫治27个月，两侧上颌腭侧各植入种植体支抗辅助压低上颌牙弓，上颌牙弓压低有效，下颌骨发生逆时针旋转（图7-2-26）。

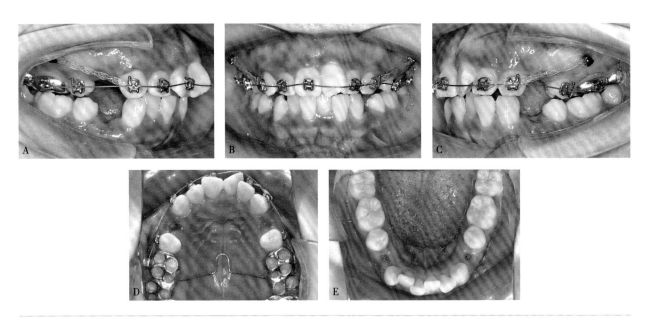

图 7-2-23　初粘托槽口内像

A. 右侧面观；B. 正面观；C. 左侧面观；D. 上颌𬌗面观；E. 下颌𬌗面观

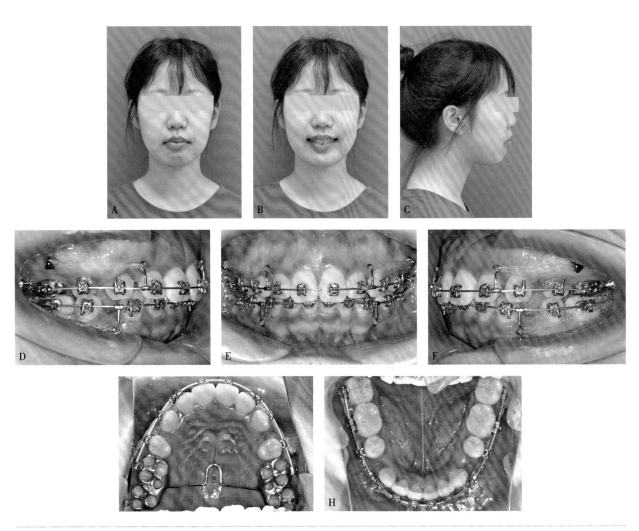

图 7-2-24　矫治 9 个月

A. 正面像；B. 正面微笑像；C. 侧面像；D. 右侧面观；E. 正面观；F. 左侧面观；G. 上颌𬌗面观；H. 下颌𬌗面观

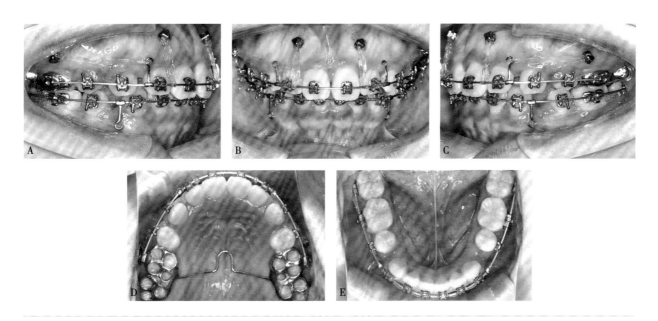

图 7-2-25　矫治 14 个月，中切牙和侧切牙间植入种植钉，压入上颌牙列，压入矢量联合种植钉远移上颌前牙矢量，实现上颌前牙控根内收

A. 右侧面观；B. 正面观；C. 左侧面观；D. 上颌𬌗面观；E. 下颌𬌗面观

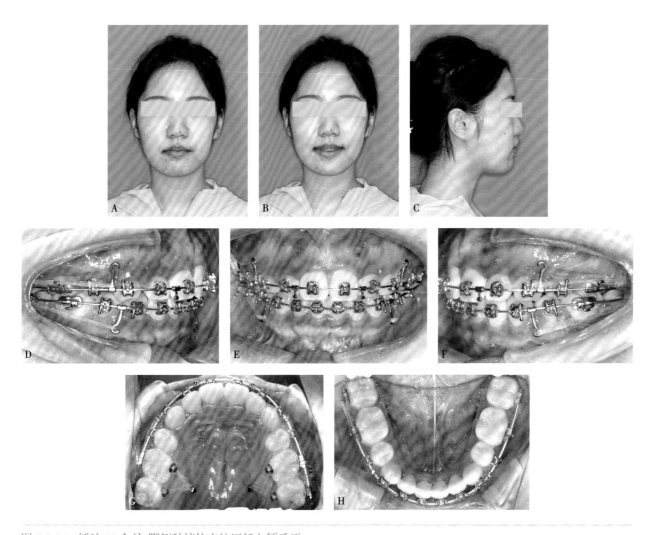

图 7-2-26　矫治 27 个月，腭侧种植体支抗压低上颌后牙

A. 正面像；B. 正面微笑像；C. 侧面像；D. 右侧面观；E. 正面观；F. 左侧面观；G. 上颌𬌗面观；H. 下颌𬌗面观

6. 治疗结果　矫治30个月后，上下颌牙列间隙关闭，上颌前牙转矩表达正常，咬合关系良好，上颌牙弓压低有效，无露龈微笑，下颌骨发生逆时针旋转，侧貌由突面型变为直面型，鼻唇、颏唇美学均良好（图7-2-27）。

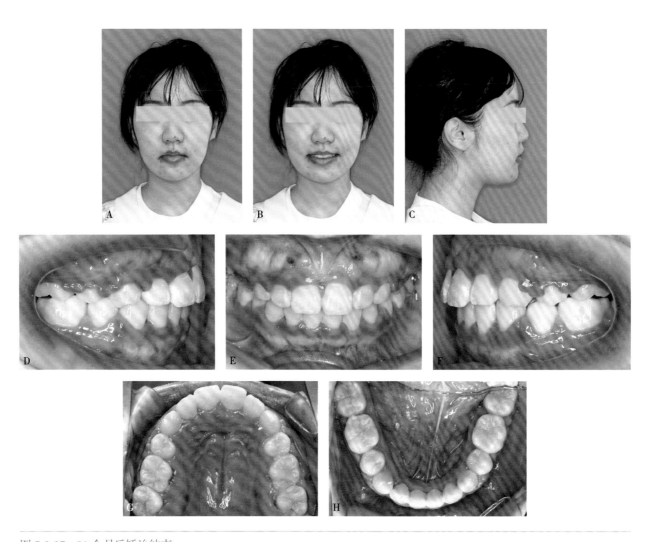

图7-2-27　30个月后矫治结束
A. 正面像；B. 正面微笑像；C. 侧面像；D. 右侧面观；E. 正面观；F. 左侧面观；G. 上颌𬌗面观；H. 下颌𬌗面观

7. 影像学及头影测量分析

（1）影像学分析：牙根平行，牙槽骨、牙根无明显吸收。上颌前牙牙根唇侧骨量充足（图7-2-28）。

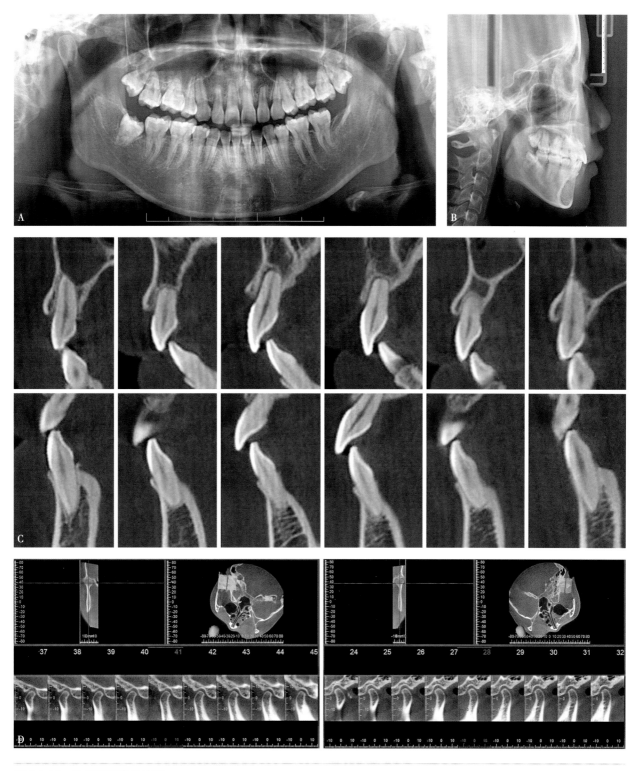

图 7-2-28 治疗后影像学检查

A. 全口牙位曲面体层片；B. X 线头影测量侧位片；C. 上下颌前牙 CBCT 影像；D. 颞下颌关节区域 CBCT 影像

（2）头影测量分析（表7-2-4，图7-2-29）

表 7-2-4　治疗前后头影测量数据

测量项目	治疗前	治疗后	正常值
SNA/°	78.6	78.4	83.1±2.7
SNB/°	72.2	74.3	80.3±2.6
ANB/°	6.4	4.1	2.7±1.8
MP-SN/°	45.1	42.1	32.6±6.9
FH-MP/°	37.5	34.5	25.5±4.8
OP-SN/°	20.5	19.4	16.1±4.1
后前面高比/%	60.7	63.3	69.0±4.6
U1-SN/°	95.1	97.2	103.4±5.5
L1-MP[a]/°	99.5	86.6	96.3±5.4
U1-L1/°	120.3	133.8	129.1±7.1
U1-PP/mm	36.1	30.6	28.4±3.1
U6-PP/mm	28.6	24.4	23.6±2.2
L1-MP[b]/mm	44.3	40.5	40.9±3.3
L6-MP/mm	32.6	33.4	33.0±3.1
UL-E/mm	2.6	−0.8	−1.6±1.5
LL-E/mm	6.7	0.1	−0.2±1.9

注：a. 下颌中切牙长轴与下颌平面相交的上内角，单位为°；b. 下颌中切牙切端与下颌平面的垂直距离，单位为 mm。

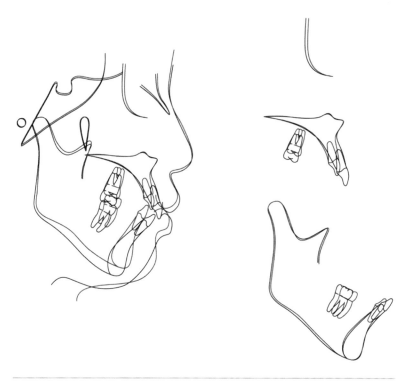

图 7-2-29　治疗前后头影重叠图
蓝色线条示治疗前，红色线条示治疗后

8. 治疗全过程侧貌变化（图 7-2-30）

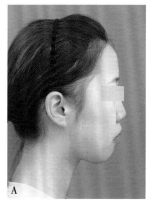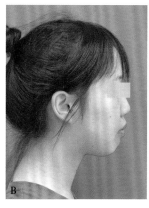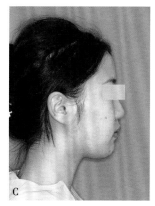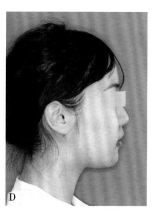

图 7-2-30 治疗全过程侧貌变化

A. 治疗前；B. 治疗 27 个月；C. 治疗 30 个月；D. 治疗后

9. 矫治经验与体会 患者为突面型、骨性Ⅱ类（ANB 为 6.4°），露龈微笑，下颌后缩（SNB 为 72.2°），高角（MP-SN 为 45.1°），颏部形态不佳，鼻唇美学、颏唇美学均差，已属于手术治疗适应证。

但该患者也有有利因素：首先，患者为宜人性人格；其次，高角和前牙露龈微笑皆为逆旋型垂直向控制技术的适应证，上颌前后牙槽高度过大（U1-PP 为 36.1mm，U6-PP 为 28.6mm）；再者，该患者上颌前牙较为直立，上颌牙槽整体显丰满，内收前牙时控制转矩整体移动，可有效改善鼻唇美学。

我们使用了逆旋型垂直向控制常规手段：早期用铸造横腭杆辅助控制垂直向，防止排齐整平阶段后牙伸长。关闭间隙阶段上颌颧牙槽嵴种植钉高位牵引配合上颌前牙弓丝正转矩实现上颌前牙整体内收，上颌前牙唇侧种植钉配合上颌后牙区种植钉整体压低上颌牙列实现逆旋。矫治 30 个月后，上下颌牙列间隙关闭，上颌前牙转矩表达正常，咬合关系良好，上颌牙弓压低有效，无露龈微笑，下颌骨发生逆时针旋转，侧貌由突面型变为直面型，鼻唇、颏唇美学均良好。

（三）上颌牙弓压入 + 舌侧拔牙矫治病例

患者，女性，28 岁，主诉"嘴突、下巴缩"。

1. 口外检查 患者突面型，上颌前突，下颌后缩，均角，颏部外形不佳。露龈微笑，闭唇不全，颏唇沟不明显，颏肌紧张（图 7-2-31A~C）。

2. 口内检查 双侧磨牙、尖牙Ⅰ类关系，前牙覆𬌗正常，覆盖 4.5mm，上颌前牙直立，下颌前牙唇倾，上下颌牙列整齐。上下颌牙列中线与面中线一致（图 7-2-31D~H）。

3. 影像学及头影测量分析

（1）影像学分析：骨性Ⅱ类，均角，上颌前牙直立，下颌前牙唇倾，上颌前突，下颌后缩。无智齿。上下颌前牙唇侧骨皮质薄，局部骨开窗、骨开裂（图 7-2-32）。

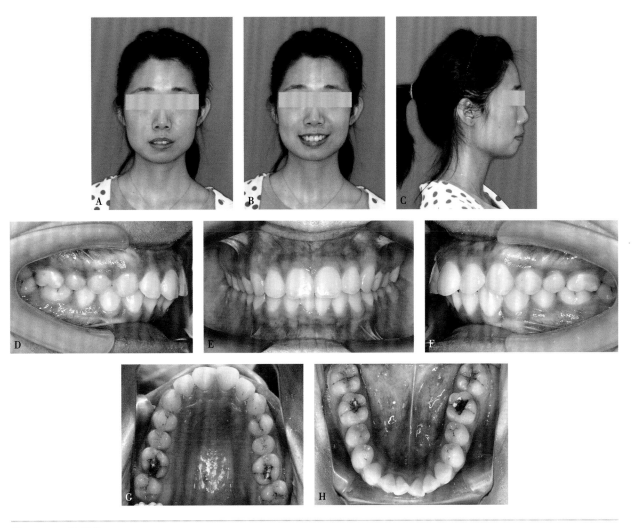

图 7-2-31 治疗前

A. 正面像；B. 正面微笑像；C. 侧面像；D. 右侧面观；E. 正面观；F. 左侧面观；G. 上颌𬌗面观；H. 下颌𬌗面观

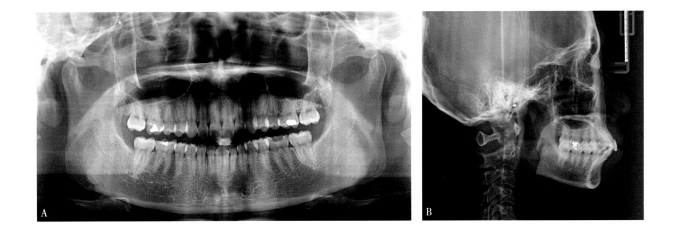

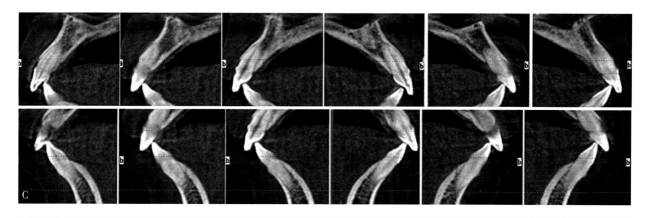

图 7-2-32　治疗前影像学检查

A. 全口牙位曲面体层片；B. X 线头影测量侧位片；C. 上下颌前牙 CBCT 影像

（2）头影测量分析（表 7-2-5）

表 7-2-5　头影测量数据

测量项目	测量值	正常值
SNA/°	82.6	83.1±2.7
SNB/°	77.2	80.3±2.6
ANB/°	5.4	2.7±1.8
MP-SN/°	32.9	32.6±4.9
FH-MP/°	25.1	25.5±4.8
OP-SN/°	18.5	16.1±4.1
后前面高比/%	68.2	69.0±4.6
U1-SN/°	103.1	103.4±5.5
L1-MP[a]/°	110.6	96.3±5.4
U1-L1/°	115.8	129.1±7.1
U1-PP/mm	32.9	28.4±3.1
U6-PP/mm	27.9	23.6±2.2
L1-MP[b]/mm	39.7	40.9±3.3
L6-MP/mm	32.3	33.0±3.1
UL-E/mm	1.9	−1.6±1.5
LL-E/mm	2.6	−0.2±1.9

注：a. 下颌中切牙长轴与下颌平面相交的上内角，单位为°；b. 下颌中切牙切端与下颌平面的垂直距离，单位为 mm。

4. 问题列表和治疗计划　患者为骨性Ⅱ类，双唇前突，均角，下颌后缩，颏部外形不明显，上颌前牙直立，下颌前牙唇倾，有露龈微笑。拔除 4 颗第一前磨牙行舌侧矫治，高位牵引钩控根整体内收上颌前牙、下颌颌内牵引内收下颌前牙，改善鼻唇、颏唇美学，上颌腭托联合种植钉压低上颌后牙、带状弓压低上颌前牙，实现逆旋型垂直向控制。

5. 治疗过程

（1）初粘舌侧自锁托槽，上下颌用 0.014 英寸镍钛弓丝排齐整平（图 7-2-33）。

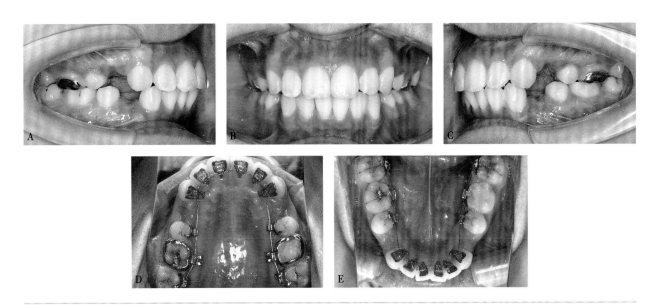

图 7-2-33　初粘托槽口内像

A. 右侧面观；B. 正面观；C. 左侧面观；D. 上颌𬌗面观；E. 下颌𬌗面观

（2）矫治 7 个月，上下颌用 0.017 英寸×0.025 英寸镍钛弓丝完成排齐整平。患者下颌磨牙支抗部分丢失（图 7-2-34）。

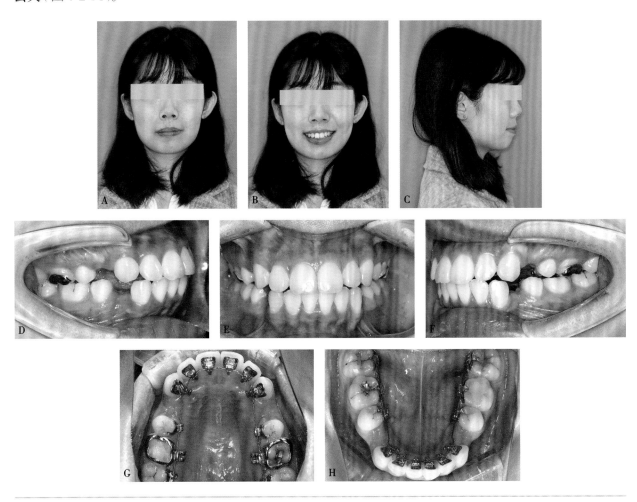

图 7-2-34　矫治 7 个月

A. 正面像；B. 正面微笑像；C. 侧面像；D. 右侧面观；E. 正面观；F. 左侧面观；G. 上颌𬌗面观；H. 下颌𬌗面观

（3）排齐整平后，腭侧种植钉联合高位牵引钩远移上颌牙列、联合腭托压低上颌后牙7个月。考虑下颌磨牙支抗部分丢失，矫治15个月时改为直接以上颌磨牙作为中度支抗内收上颌前牙，继续腭侧种植钉联合腭托压低上颌后牙（图7-2-35）。

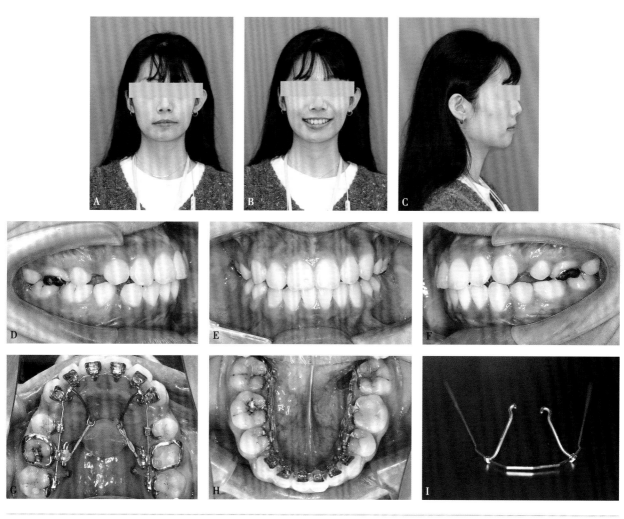

图7-2-35　矫治15个月，上颌磨牙作为中度支抗内收上颌前牙，继续腭侧种植钉联合腭托压低上颌后牙
A.正面像；B.正面微笑像；C.侧面像；D.右侧面观；E.正面观；F.左侧面观；G.上颌𬌗面观；H.下颌𬌗面观；I.上颌长牵引钩

　　（4）矫治20个月，上下颌后牙区颊侧植入种植钉压低上下颌后牙并对抗颌内牵引引起的拱形效应。为继续提供下颌骨逆时针旋转所需的前牙覆𬌗、覆盖，下颌种植钉远移已无间隙的下颌牙列（图7-2-36）。

　　6.治疗结果　矫治24个月后，上下颌牙列间隙关闭，上颌前牙转矩表达正常，咬合关系良好，上颌牙弓压低有效，无露龈微笑，下颌骨发生逆时针旋转，侧貌由突面型变为直面型，鼻唇、颏唇美学均良好（图7-2-37）。

　　7.影像学及头影测量分析

　　（1）影像学分析：牙根平行，牙槽骨、牙根无明显吸收。上颌前牙牙根唇侧骨量充足（图7-2-38）。

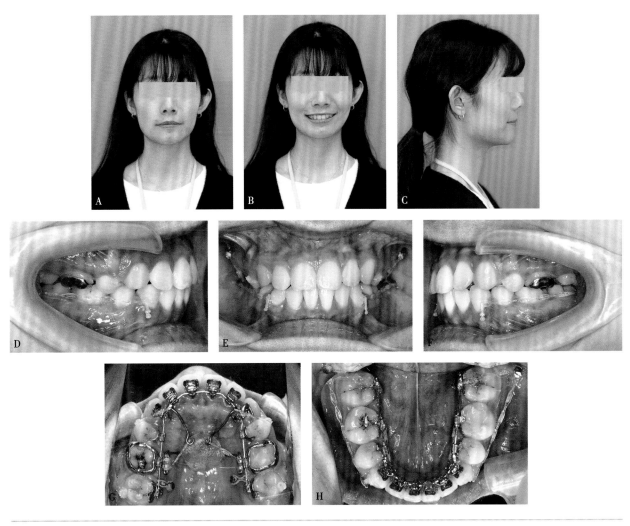

图 7-2-36　矫治 20 个月

A. 正面像；B. 正面微笑像；C. 侧面像；D. 右侧面观；E. 正面观；F. 左侧面观；G. 上颌𬌗面观；H. 下颌𬌗面观

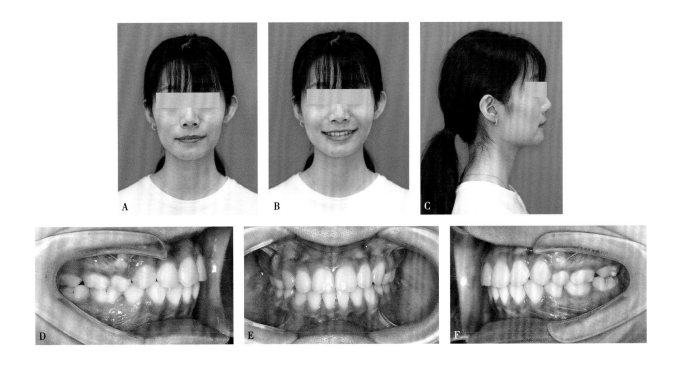

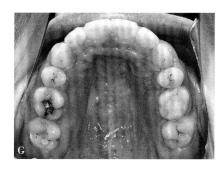
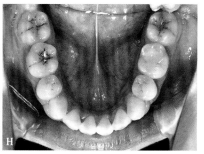

图 7-2-37　24 个月后矫治结束

A. 正面像；B. 正面微笑像；C. 侧面像；D. 右侧面观；E. 正面观；F. 左侧面观；G. 上颌𬌗面观；H. 下颌𬌗面观

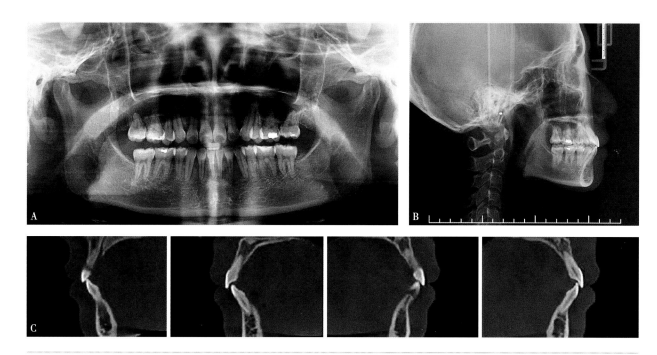

图 7-2-38　治疗后影像学检查

A. 全口牙位曲面体层片；B. X 线头影测量侧位片；C. 上下颌前牙 CBCT 影像

（2）头影测量分析（表 7-2-6，图 7-2-39）

表 7-2-6　治疗前后头影测量数据

测量项目	治疗前	治疗后	正常值
SNA/°	82.6	82.0	83.1±2.7
SNB/°	77.2	79.3	80.3±2.6
ANB/°	5.4	2.7	2.7±1.8
MP-SN/°	32.9	29.6	32.6±6.9
FH-MP/°	25.1	21.8	25.5±4.8
OP-SN/°	18.5	16.3	16.1±4.1

测量项目	治疗前	治疗后	正常值
后前面高比/%	68.2	71.0	69.0±4.6
U1-SN/°	103.1	103.6	103.4±5.5
L1-MP[a]/°	110.6	97.6	96.3±5.4
U1-L1/°	115.8	130.1	129.1±7.1
U1-PP/mm	32.9	28.1	28.4±3.1
U6-PP/mm	27.9	25.0	23.6±2.2
L1-MP[b]/mm	39.7	39.2	40.9±3.3
L6-MP/mm	32.3	32.9	33.0±3.1
UL-E/mm	1.9	−2.1	−1.6±1.5
LL-E/mm	2.6	−0.5	−0.2±1.9

注：a. 下颌中切牙长轴与下颌平面相交的上内角，单位为°；b. 下颌中切牙切端与下颌平面的垂直距离，单位为 mm。

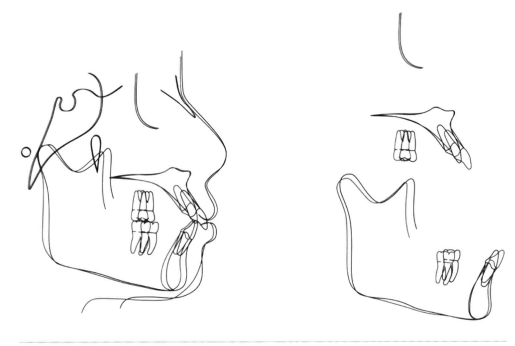

图 7-2-39　治疗前后头影重叠图
蓝色线条示治疗前,红色线条示治疗后

8. 治疗全过程侧貌变化（图 7-2-40）

9. 矫治经验与体会　患者为突面型、骨性Ⅱ类（ANB 为 5.4°），露龈微笑，下颌后缩（SNB 为 77.2°），均角偏高（MP-SN 为 32.9°），患者上颌前牙直立进一步增加矫治难度，颏部形态不佳，鼻唇美学、颏唇美学均差。

但该患者也有有利因素：首先，患者为宜人性人格；其次，前牙露龈微笑为逆旋型垂直向控制技术的适应证，上颌前后牙槽高度过大（U1-PP 为 32.9mm，U6-PP 为 27.9mm），患者虽为均角偏高，但仍可通过逆旋型垂直向控制技术改善颏唇美学。

我们使用了逆旋型垂直向控制常规手段：上颌腭侧种植钉联合腭托压低上颌后牙，利用舌侧带状弓连带压低上颌前牙，颌内牵引出现拱形效应后，上下颌后牙区颊侧植入种植钉压低上下颌后牙并消除拱形效

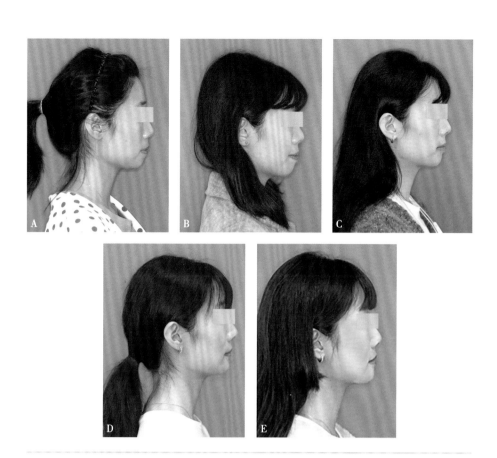

图 7-2-40 治疗全过程侧貌变化
A.治疗前;B.治疗 7 个月;C.治疗 15 个月;D.治疗 25 个月结束;E.随访 12 个月

应,下颌种植钉继续远移已无间隙的下颌牙列,为下颌骨逆时针旋转进一步提供前牙覆𬌗、覆盖余量。

矫治 24 个月后,上下颌牙列间隙关闭,上颌前牙转矩表达正常,咬合关系良好,上颌牙弓压低有效,无露龈微笑,下颌骨发生逆时针旋转,侧貌由突面型变为直面型,鼻唇、颏唇美学均良好,患者侧貌轮廓更加柔和、协调。

第三节 下颌骨逆旋型垂直向控制——压低下颌牙弓

利用种植体支抗压低上颌牙弓实现下颌骨逆旋型垂直向控制,并矫治高角型突面畸形被证明是切实可行的。临床病例个体差异较大,例如有高角型突面畸形患者无露龈微笑,甚至表现为上颌前牙暴露不足,也无上颌后牙垂直向发育过度,但存在下颌牙弓垂直向发育过度,因此从矫治机制上应采用压低下颌牙弓进行逆旋型垂直向控制。

一、压低下颌牙弓的方法

（一）下颌牙弓前部压入方式

临床上进行下颌牙弓整体压入存在困难,下颌牙弓整体压入的临床病例和研究报道较少。下颌牙弓的整体压入也分前部和后部,下颌牙弓前部类似上颌牙弓前部压入,可以选择在下颌前牙牙根的唇侧植入种植体进行压低,但值得注意的是,种植钉压入上颌前牙时产生的上颌前牙唇向倾斜作用,有助于上颌前牙的内收并防止上颌前牙转矩丢失,而种植体支抗压低下颌前牙时会导致下颌切牙唇向倾斜,不利于颏唇美学。为了减少下颌前牙压低所致的下颌前牙唇向倾斜,临床上可以增加矢状向内收力加以制衡。选择种植钉植入部位时多考虑在下颌切牙和尖牙之间,使得压入力更靠近下颌前牙的阻抗中心,减轻下颌前牙唇倾的副作用。由于下颌前牙根方牙槽骨相对于上颌前牙牙槽骨更薄,所以压入量相对较小。

（二）下颌牙弓后部压入方式

1. 下颌牙弓种植钉植入部位　采用种植体压低下颌牙弓后部,通常选择在下颌后牙颊侧植入种植钉,通过主弓丝或磨牙颊管进行压低,但存在下颌磨牙颊向倾斜的副作用,一旦下颌磨牙颊向倾斜,不仅导致咬合紊乱,而且不利于垂直向减量。如果选择在下颌磨牙的舌侧植入种植体对抗颊向倾斜效应,需要注意下颌牙槽骨区域血管神经走向。下颌磨牙根尖舌侧下方约2~4mm有下颌牙槽血管神经,如选择下颌磨牙舌侧植入种植体,种植钉长度不宜过长,且需要注意植入方向,而且下颌磨牙舌侧血运丰富,容易出血。更为重要的是,下颌磨牙舌侧操作视野不清,临床上在该区域植入种植体支抗相对少见。

2. 下颌牙弓颊侧种植钉配伍主弓丝防止下颌磨牙颊倾　如果下颌磨牙压入量要求小,可以选择在下颌磨牙颊侧植入,使用0.018英寸×0.025英寸、0.019英寸×0.025英寸不锈钢方丝,并在后牙段加入负转矩以对抗颊侧种植钉施力引起的颊向倾斜效应。但如果是需要对下颌牙弓行压入量较大的逆旋型垂直向控制,由于0.018英寸×0.025英寸、0.019英寸×0.025英寸不锈钢方丝的扭曲性能不足以对抗长期的颊侧种植钉压入力量,所以难以充分有效地避免下颌磨牙的颊向倾斜。

3. 下颌牙弓颊侧种植钉配伍舌弓防止下颌磨牙颊倾　压入下颌牙弓后部同时防止磨牙颊向倾斜的另一个办法,是在下颌第一磨牙的舌侧安装舌弓以对抗颊向倾斜。其不足之处在于,下颌第一磨牙的舌弓并不能有效防止下颌第二磨牙的颊倾;另外,舌弓需要依附磨牙带环,这和上颌传统腭托一样,矫治一开始戴上舌弓会限制排齐整平阶段对磨牙扭转及弓形的调整,后期排齐整平后再做带环式舌弓的操作烦琐复杂,且粗不锈钢丝的高弹性难以对抗磨牙的颊向倾斜。改良铸造舌弓可以有效帮助解决这一难题,即在牙弓排齐整平后制备铸造舌弓,铸造底板根据下颌磨牙舌侧形态制作,连续覆盖下颌第一、第二磨牙,且铸造舌弓连接部为铸铁材质,基本没有扭曲性能。作者团队在下颌牙弓排齐整平并使用粗不锈钢方丝作为主弓丝调整好弓形后,再取模制作粘接式铸造舌弓,配合使用颊部种植钉,可以有效压入下颌牙弓并防止下颌磨牙颊倾（图7-3-1）。

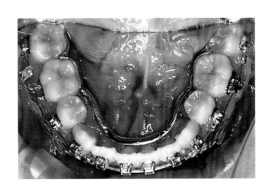

图 7-3-1　下颌垂直向控制改良型舌弓

二、典型病例：下颌骨逆旋型垂直向控制

压低下颌牙弓 + 拔牙矫治病例

患者，女性，20 岁，主诉"嘴突、下巴缩"。

1. 口外检查　患者突面型，上颌前突，下颌后缩，均角偏高，颏部外形不佳。闭唇不全，颏唇沟不明显（图 7-3-2A~C）。

2. 口内检查　双侧磨牙、尖牙Ⅰ类关系，前牙覆𬌗正常，前牙覆盖 4mm，上下颌前牙唇倾，上下颌牙列整齐。上下颌牙列中线与面中线一致（图 7-3-2D~H）。

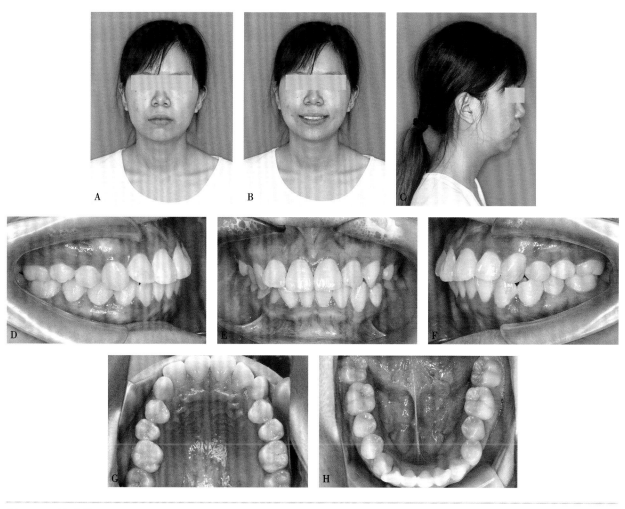

图 7-3-2　治疗前
A. 正面像；B. 正面微笑像；C. 侧面像；D. 右侧面观；E. 正面观；F. 左侧面观；G. 上颌𬌗面观；H. 下颌𬌗面观

3. 影像学及头影测量分析

（1）影像学分析：骨性Ⅱ类，均角，上下颌前牙唇倾，下颌后缩。无智齿。上下颌前牙唇侧骨皮质薄，局部骨开窗、骨开裂，髁突区无明显异常（图 7-3-3）。

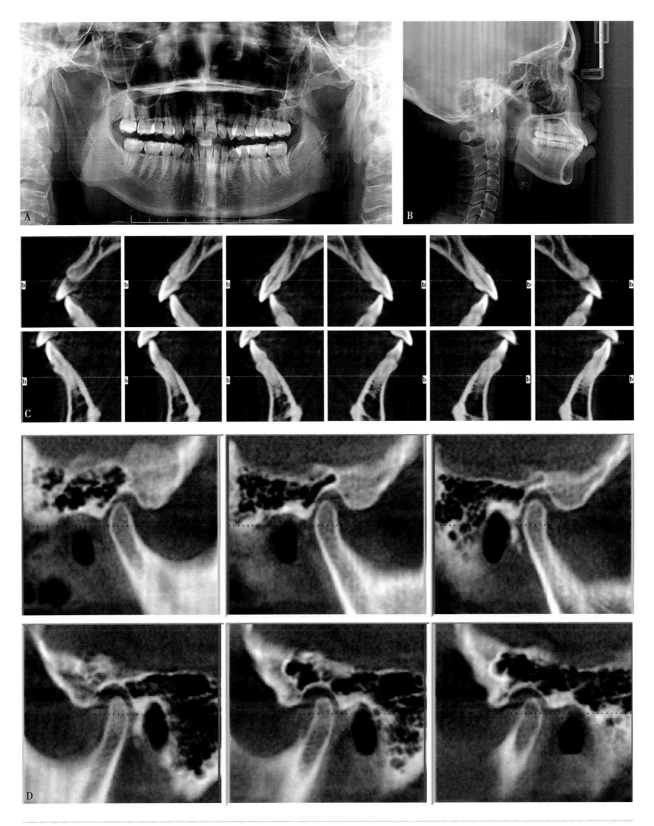

图 7-3-3　治疗前影像学检查

A. 全口牙位曲面体层片；B. X 线头影测量侧位片；C. 上下颌前牙 CBCT 影像；D. 颞下颌关节区域 CBCT 影像

（2）头影测量分析（表7-3-1）

表7-3-1 头影测量数据

测量项目	测量值	正常值
SNA/°	84.9	83.1±2.7
SNB/°	80.2	80.3±2.6
ANB/°	4.7	2.7±1.8
MP-SN/°	36.6	32.6±4.9
FH-MP/°	27.5	25.5±4.8
OP-SN/°	17.2	16.1±4.1
后前面高比/%	64.9	69.0±4.6
U1-SN/°	108.0	103.4±5.5
L1-MP[a]/°	95.1	96.3±5.4
U1-L1/°	121.0	129.1±7.1
U1-PP/mm	31.7	28.4±3.1
U6-PP/mm	23.4	23.6±2.2
L1-MP[b]/mm	45.7	40.9±3.3
L6-MP/mm	34.8	33.0±3.1
UL-E/mm	4.6	−1.6±1.5
LL-E/mm	9.3	−0.2±1.9

注：a. 下颌中切牙长轴与下颌平面相交的上内角，单位为°；b. 下颌中切牙切端与下颌平面的垂直距离，单位为 mm。

4. 问题列表和治疗计划　患者为骨性Ⅱ类，双唇前突，均角偏高，下颌后缩，颏部外形不明显，上下颌前牙唇倾，无露龈微笑，拔除4颗第一前磨牙固定矫治，高位牵引钩控根整体内收上下颌前牙，改善鼻唇、颏唇美学，下颌舌弓联合种植钉压低下颌后牙，实现逆旋型垂直向控制。

5. 治疗过程

（1）矫治16个月，上颌0.018英寸×0.025英寸不锈钢丝，下颌0.017英寸×0.025英寸不锈钢丝配合高位牵引钩内收上下颌前牙。患者上下颌磨牙均设计为强支抗（图7-3-4）。

（2）拔牙间隙基本关闭后，下颌种植钉联合高位牵引钩、联合舌弓压低下颌牙列（图7-3-5）。

（3）矫治22个月，为继续提供下颌骨逆时针旋转所需的前牙覆𬌗、覆盖，下颌种植钉远移已无间隙的下颌牙列，继续种植钉联合舌弓压低下颌牙列（图7-3-6）。

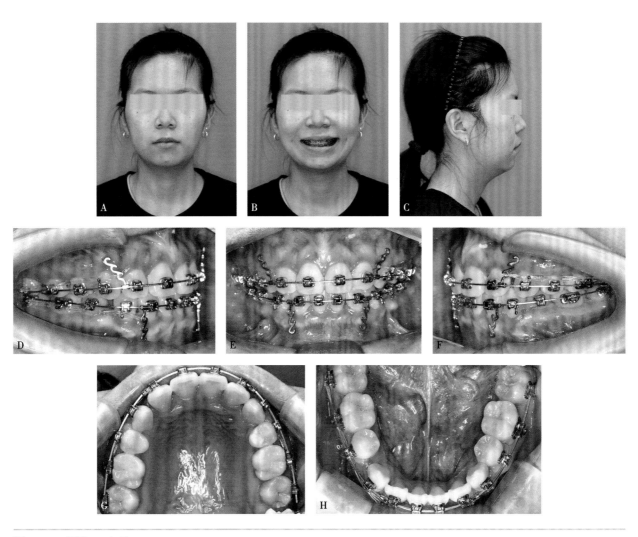

图7-3-4　矫治16个月
A. 正面像；B. 正面微笑像；C. 侧面像；D. 右侧面观；E. 正面观；F. 左侧面观；G. 上颌𬌗面观；H. 下颌𬌗面观

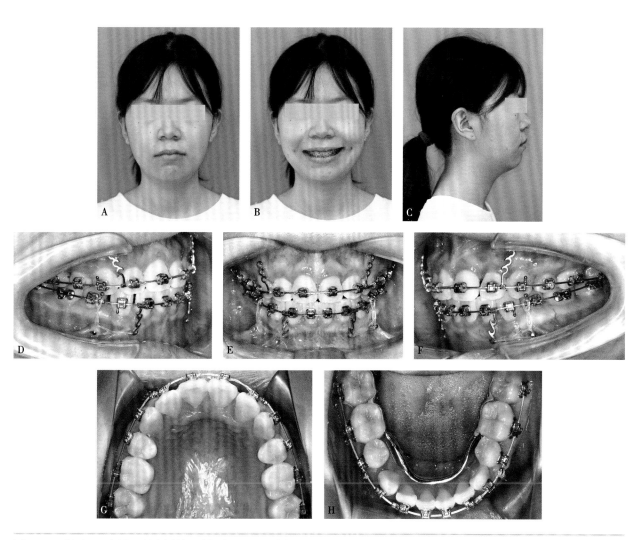

图 7-3-5　矫治 18 个月,下颌种植钉联合舌弓压低下颌牙列

A. 正面像;B. 正面微笑像;C. 侧面像;D. 右侧面观;E. 正面观;F. 左侧面观;G. 上颌𬌗面观;H. 下颌𬌗面观

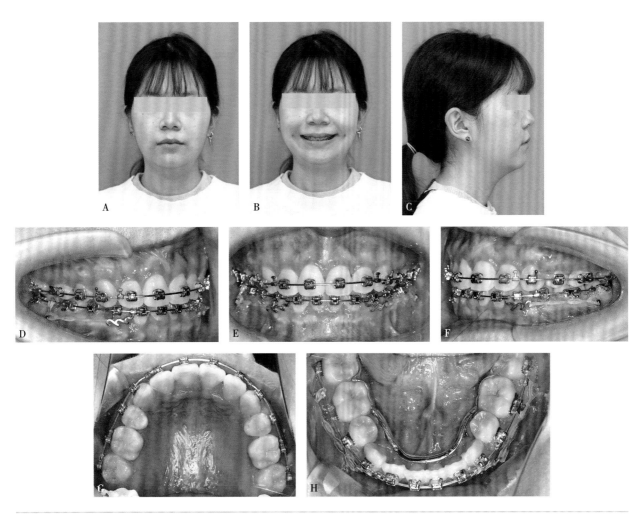

图 7-3-6 矫治 22 个月

A. 正面像；B. 正面微笑像；C. 侧面像；D. 右侧面观；E. 正面观；F. 左侧面观；G. 上颌𬌗面观；H. 下颌𬌗面观

6. 治疗结果　矫治 25 个月后，上下颌牙列间隙关闭，上颌前牙转矩表达正常，咬合关系良好，下颌牙弓压低有效，下颌骨发生逆时针旋转，侧貌由突面型变为直面型，鼻唇、颏唇美学均良好（图 7-3-7）。

7. 影像学及头影测量分析

（1）影像学分析：牙根平行，牙槽骨、牙根无明显吸收。上颌前牙牙根唇侧骨量充足（图 7-3-8）。

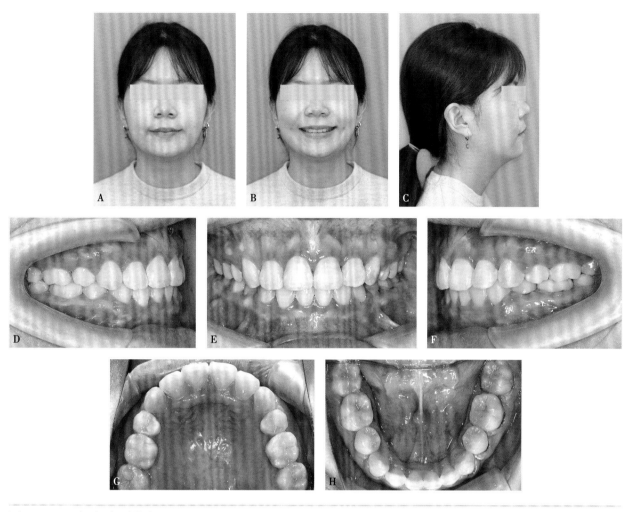

图 7-3-7　25 个月后矫治结束

A. 正面像；B. 正面微笑像；C. 侧面像；D. 右侧面观；E. 正面观；F. 左侧面观；G. 上颌𬌗面观；H. 下颌𬌗面观

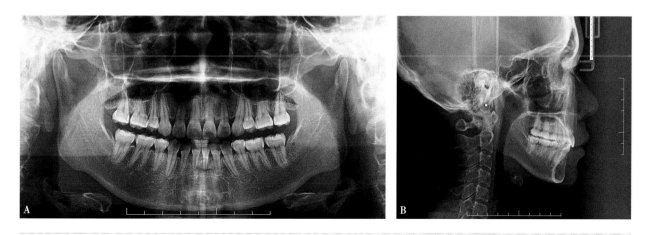

图 7-3-8　治疗后影像学检查

A. 全口牙位曲面体层片；B. X 线头影测量侧位片

（2）头影测量分析（表7-3-2,图7-3-9）

表7-3-2　治疗前后头影测量数据

测量项目	治疗前	治疗后	正常值
SNA/°	84.9	84.5	83.1±2.7
SNB/°	80.2	83.2	80.3±2.6
ANB/°	4.7	1.3	2.7±1.8
MP-SN/°	36.6	33.4	32.6±6.9
FH-MP/°	27.5	25.1	25.5±4.8
OP-SN/°	17.2	17.1	16.1±4.1
后前面高比/%	64.9	67.8	69.0±4.6
U1-SN/°	108.0	102.2	103.4±5.5
L1-MP[a]/°	95.1	88.2	96.3±5.4
U1-L1/°	121.0	132.1	129.1±7.1
U1-PP/mm	31.7	29.8	28.4±3.1
U6-PP/mm	23.4	23.5	23.6±2.2
L1-MP[b]/mm	45.7	39.1	40.9±3.3
L6-MP/mm	34.8	30.7	33.0±3.1
UL-E/mm	4.6	−0.6	−1.6±1.5
LL-E/mm	9.3	−0.3	−0.2±1.9

注：a.下颌中切牙长轴与下颌平面相交的上内角,单位为°；b.下颌中切牙切端与下颌平面的垂直距离,单位为mm。

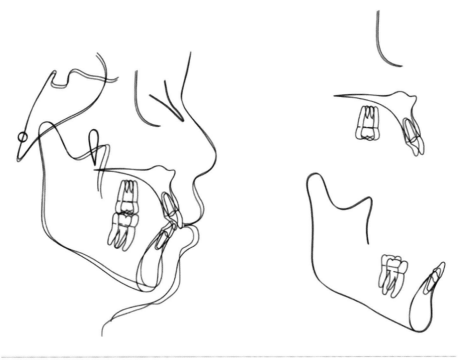

图7-3-9　治疗前后头影重叠图
蓝色线条示治疗前,红色线条示治疗后

8. 治疗全过程侧貌变化（图 7-3-10）

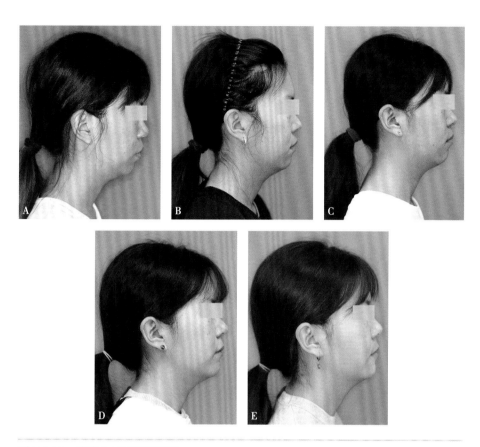

图 7-3-10　治疗全过程侧貌变化

A. 治疗前；B. 治疗 16 个月；C. 治疗 18 个月；D. 治疗 22 个月；E. 治疗结束

9. 矫治经验与体会　患者为突面型、骨性Ⅱ类（ANB 为 4.7°），无露龈微笑，均角偏高（MP-SN 为 36.6°），颏部形态不佳，鼻唇美学、颏唇美学均差。

医师常规拔牙控根整体内收上颌前牙以改善鼻唇美学。虽然患者无明显露龈微笑，但其下颌前后牙槽高度过大（L1-MP 为 45.7mm，L6-MP 为 34.8mm），仍可采用逆旋型垂直向控制技术改善颏唇美学。由于该患者无露龈微笑问题，因此本团队选择了单独压下颌牙列逆旋的创新方式：下颌颊侧种植钉联合舌弓压低下颌牙列，并配合下颌种植钉继续远移已无间隙的下颌牙列，为下颌骨逆时针旋转进一步提供前牙覆𬌗、覆盖余量。

矫治 25 个月后，上下颌牙列间隙关闭，上颌前牙转矩表达正常，咬合关系良好，下颌牙弓压低有效，下颌骨发生逆时针旋转，侧貌由突面型变为直面型，鼻唇、颏唇美学均良好，患者侧貌轮廓更加柔和、协调。

第四节　下颌骨逆旋型垂直向控制——上下颌牙弓压低

尽管利用种植体支抗压低单颌牙弓实现逆旋型垂直向控制，被证明矫治高角型突面畸形有效，但如果希望获得更大程度的下颌骨逆时针旋转，就需要留出更多的旋转空间，需要同时压低上下颌牙弓。如前节所示，通过种植钉联合改良铸造粘接式舌弓可以有效压低下颌牙弓，实现下颌骨逆时针旋转；所以可针对某些特定的疑难病例，通过上下颌牙弓压低组合，实现更大的美学疗效。

一、影响上下颌牙弓压低组合疗效的因素

常用上下颌牙弓压低组合适用于开𬌗患者,前牙开𬌗需要上下颌后牙垂直向高度降低来解决,如果患者同时存在露龈微笑,还需要压低上颌前牙,进一步降低上下颌后牙的高度。对于前牙正常覆𬌗甚至深覆𬌗患者,如果没有露龈微笑,需要同时压低上颌后部和下颌前后部。对于前牙正常覆𬌗甚至深覆𬌗患者,如果伴随露龈微笑,可同时压低上颌前后部和下颌前后部。总之,上下颌前牙没有足够的覆𬌗、覆盖,即使后牙大量压低,也会因前牙咬合的干扰而无法实现更充分的下颌骨逆时针旋转,多余的磨牙压低量可能会导致磨牙开𬌗,上下颌磨牙的压低量要与前牙的覆𬌗、覆盖空间相匹配,充分分析患者上颌前后部、下颌前后部、上颌前牙微笑暴露量及𬌗平面等综合因素,才能实现更优于单颌压入的下颌骨逆时针旋转效果。

二、典型病例:下颌骨逆旋型垂直向控制

上下颌牙弓压低 + 非拔牙矫治病例

患者,女性,26 岁,主诉"右侧咬合差且下巴缩"。

1. 口外检查　患者突面型,双唇前突,上颌前突,下颌后缩,颏部外形差,高角,颏部外形不佳。露龈微笑,右侧口角下垂,颏唇沟不明显,颏肌紧张(图 7-4-1A~C)。

2. 口内检查　左侧磨牙Ⅰ类关系,右侧磨牙Ⅱ类关系,前牙覆𬌗、覆盖正常,上颌前牙直立,下颌前牙唇倾。上下颌牙列中线与面中线一致,14、15、17 锁𬌗(图 7-4-1D~H)。

3. 影像学及头影测量分析

(1)影像学分析:骨性Ⅱ类,高角,上颌前牙直立,下颌前牙唇倾,上颌前突,下颌后缩。18 已萌出,28、38、48 阻生。上下颌前牙唇侧骨皮质薄,局部骨开窗、骨开裂,髁突区无明显异常(图 7-4-2)。

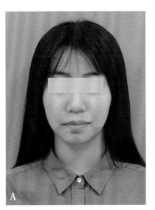
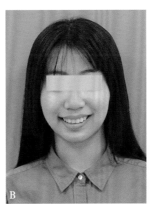
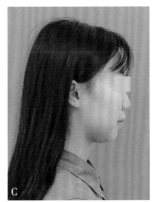
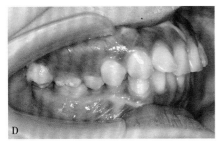
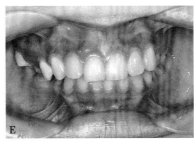
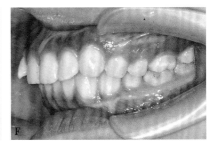

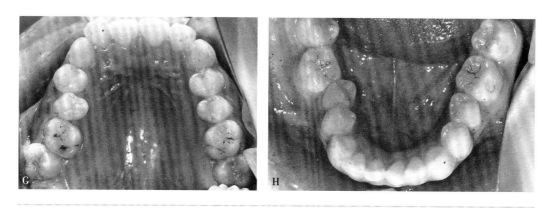

图 7-4-1 治疗前

A. 正面像；B. 正面微笑像；C. 侧面像；D. 右侧面观；E. 正面观；F. 左侧面观；G. 上颌𬌗面观；H. 下颌𬌗面观

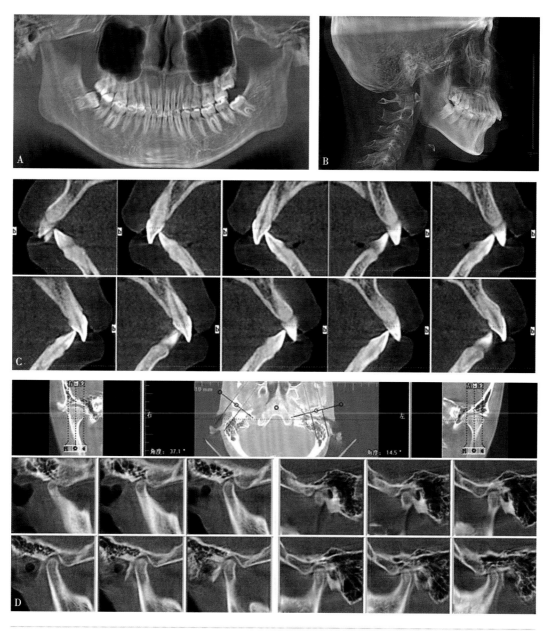

图 7-4-2 治疗前影像学检查

A. 全口牙位曲面体层片；B. X 线头影测量侧位片；C. 上下颌前牙 CBCT 影像；D. 颞下颌关节区域 CBCT 影像

（2）头影测量分析（表7-4-1）

表7-4-1　头影测量数据

测量项目	测量值	正常值
SNA/°	87.4	83.1±2.7
SNB/°	78.6	80.3±2.6
ANB/°	8.8	2.7±1.8
MP-SN/°	37.7	32.6±4.9
FH-MP/°	33.0	25.5±4.8
OP-SN/°	18.5	16.1±4.1
后前面高比/%	64.9	69.0±4.6
U1-SN/°	98.5	103.4±5.5
L1-MP^a/°	98.0	96.3±5.4
U1-L1/°	128.3	129.1±7.1
U1-PP/mm	31.3	28.4±3.1
U6-PP/mm	23.5	23.6±2.2
L1-MP^b/mm	48.1	40.9±3.3
L6-MP/mm	37.2	33.0±3.1
UL-E/mm	5.6	−1.6±1.5
LL-E/mm	7.2	−0.2±1.9

注：a. 下颌中切牙长轴与下颌平面相交的上内角，单位为°；b. 下颌中切牙切端与下颌平面的垂直距离，单位为mm。

4. 问题列表和治疗计划　患者为骨性Ⅱ类，双唇前突，上颌前突，下颌后缩，颏部外形不明显，高角，上颌前牙直立，下颌前牙唇倾，17、27锁𬌗。有露龈微笑，患者家长拒绝手术及拔前磨牙正畸治疗。拔除17纠正锁𬌗，近移18，拔除28、38、48，高位种植体支抗整体内收上下颌牙列，上颌前牙控根移动，种植钉联合腭托、舌弓压低上下颌牙弓，实现双颌牙弓压低的下颌骨逆旋型垂直向控制。

5. 治疗过程

（1）矫治9个月，上颌牙列完成排齐整平，解除右侧上下颌磨牙锁𬌗，近移18代替17（图7-4-3）。

（2）矫治14个月，种植体支抗远移上颌牙列调整双侧磨牙关系至Ⅰ类咬合（图7-4-4）。

（3）矫治29个月，逆旋15个月，种植钉压低上颌前牙，上颌后牙区颊侧种植钉联合腭托压低上颌后牙，下颌种植钉联合舌弓整体压低下颌牙弓（图7-4-5）。

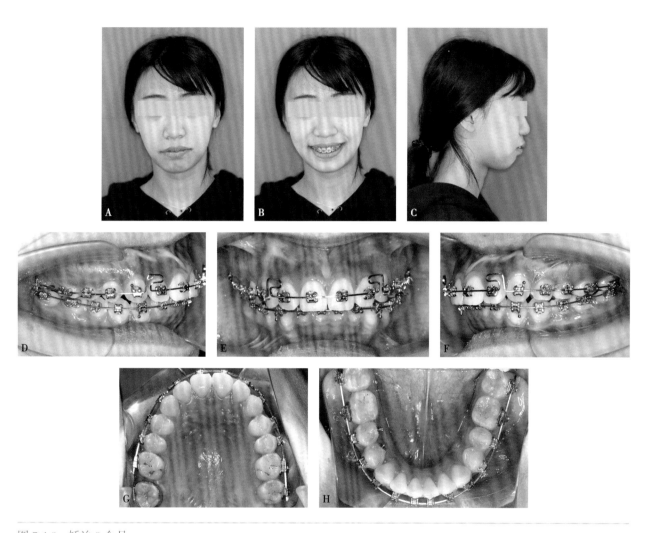

图 7-4-3　矫治 9 个月

A. 正面像；B. 正面微笑像；C. 侧面像；D. 右侧面观；E. 正面观；F. 左侧面观；G. 上颌𬌗面观；H. 下颌𬌗面观

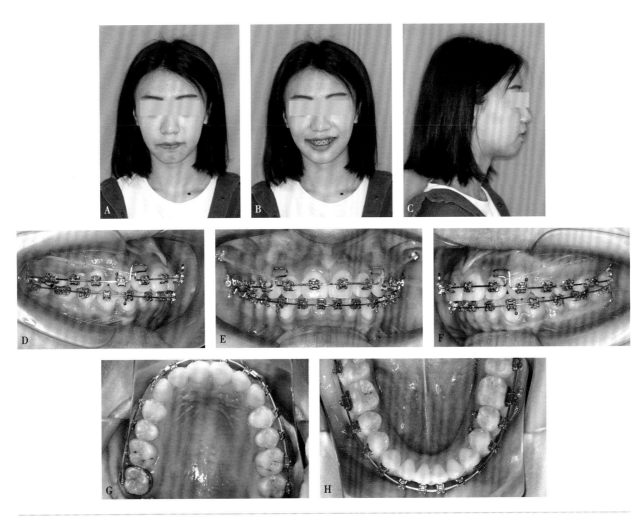

图 7-4-4 矫治 14 个月

A. 正面像；B. 正面微笑像；C. 侧面像；D. 右侧面观；E. 正面观；F. 左侧面观；G. 上颌𬌗面观；H. 下颌𬌗面观

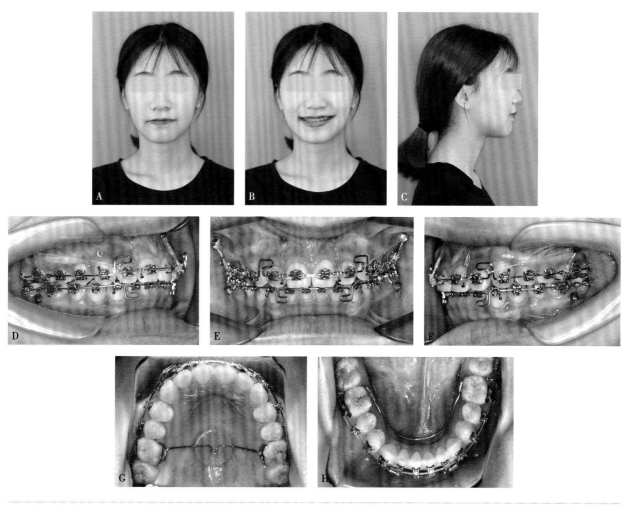

图 7-4-5　矫治 29 个月

A. 正面像；B. 正面微笑像；C. 侧面像；D. 右侧面观；E. 正面观；F. 左侧面观；G. 上颌𬌗面观；H. 下颌𬌗面观

6. 治疗结果　矫治 31 个月，逆旋 17 个月后，咬合关系良好，上下颌牙弓压低有效，无露龈微笑，下颌骨发生逆时针旋转，侧貌由突面型变为直面型，鼻唇、颏唇美学均良好（图 7-4-6）。

7. 影像学及头影测量分析

（1）影像学分析：牙根平行，牙槽骨、牙根无明显吸收。上颌前牙牙根唇侧骨量充足（图 7-4-7）。

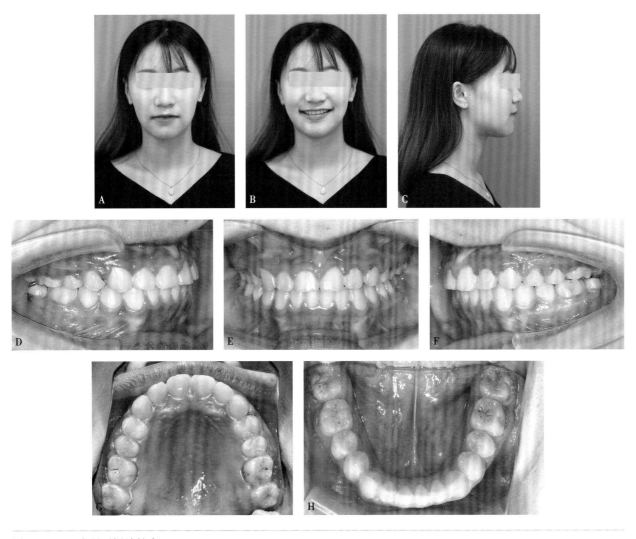

图 7-4-6　31 个月后矫治结束

A. 正面像；B. 正面微笑像；C. 侧面像；D. 右侧面观；E. 正面观；F. 左侧面观；G. 上颌𬌗面观；H. 下颌𬌗面观

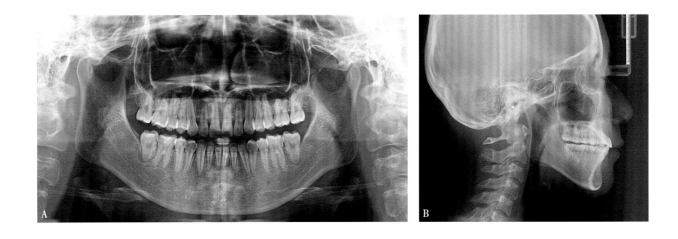

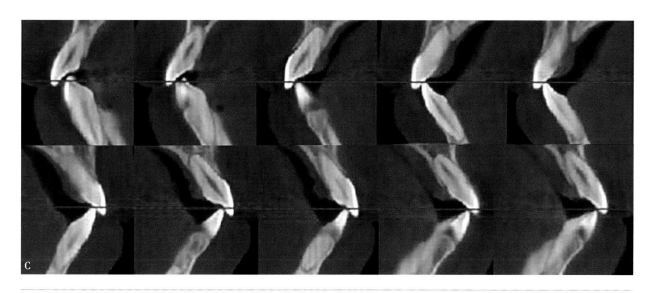

图 7-4-7　治疗后影像学检查

A. 全口牙位曲面体层片；B. X 线头影测量侧位片；C. 上下颌前牙 CBCT 影像

（2）头影测量分析（表 7-4-2，图 7-4-8）

表 7-4-2　治疗前后头影测量数据

测量项目	治疗前	治疗后	正常值
SNA/°	87.4	87.0	83.1±2.7
SNB/°	78.6	82.1	80.3±2.6
ANB/°	8.8	4.9	2.7±1.8
MP-SN/°	37.7	33.8	32.6±6.9
FH-MP/°	33.0	30.3	25.5±4.8
OP-SN/°	18.5	14.9	16.1±4.1
后前面高比/%	64.9	67.3	69.0±4.6
U1-SN/°	98.5	113.1	103.4±5.5
L1-MP[a]/°	98.0	90.3	96.3±5.4
U1-L1/°	128.3	121.8	129.1±7.1
U1-PP/mm	31.3	25.6	28.4±3.1
U6-PP/mm	23.5	20.3	23.6±2.2
L1-MP[b]/mm	48.1	46.6	40.9±3.3
L6-MP/mm	37.2	35.1	33.0±3.1
UL-E/mm	5.6	−1.4	−1.6±1.5
LL-E/mm	7.2	0.5	−0.2±1.9

注：a. 下颌中切牙长轴与下颌平面相交的上内角，单位为°；b. 下颌中切牙切端与下颌平面的垂直距离，单位为 mm。

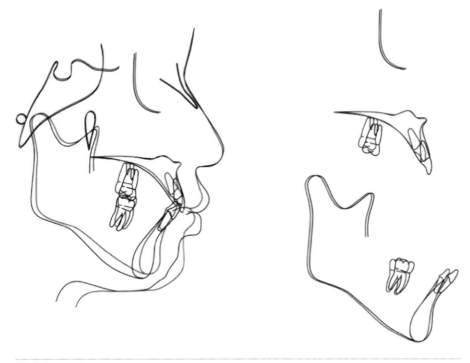

图 7-4-8 治疗前后头影重叠图
蓝色线条示治疗前,红色线条示治疗后

8. 治疗全过程侧貌变化(图 7-4-9)

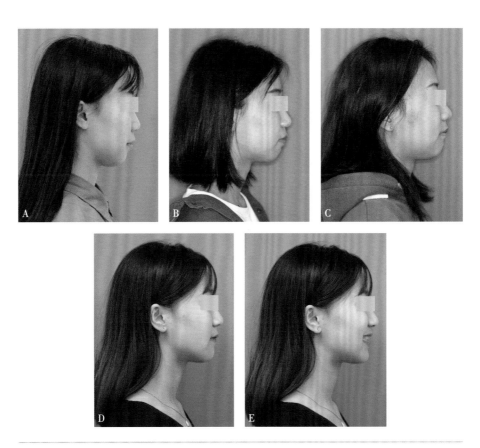

图 7-4-9 治疗全过程侧貌变化
A. 治疗前;B. 治疗 14 个月;C. 治疗 22 个月;D. 治疗结束;E. 治疗结束(微笑)

9. 矫治经验与体会　患者为突面型、骨性Ⅱ类(ANB 为 8.8°)，露龈微笑，下颌后缩(SNB 为 78.6°)，高角(MP-SN 为 37.7°)，患者上颌前牙直立进一步增加了矫治难度，颏部形态不佳，鼻唇美学、颏唇美学均差。

建议该患者行正畸-正颌联合治疗，患者家长拒绝，改为建议拔除 4 颗前磨牙进行下颌骨逆旋型垂直向控制治疗，该患者家长仍拒绝拔除前磨牙。后评估该患者为宜人性人格，有露龈微笑，上下颌前后牙槽高度均过大(U1-PP 为 31.3mm, U6-PP 为 23.5mm, L1-MP 为 48.1mm, L6-MP 为 37.2mm)，可考虑双颌牙弓同时压低以实现下颌骨逆旋型垂直向控制。

我们使用了种植钉压低上颌前牙，上颌后牙区颊侧种植钉联合腭托压低上颌后牙，下颌种植钉联合舌弓整体压低下颌牙弓。为了获得下颌逆旋所需的前牙区覆𬌗、覆盖空间，控根增大上颌前牙转矩，压低上下颌前牙。矫治后咬合关系良好，上下颌牙弓压低有效，无露龈微笑，下颌骨发生逆时针旋转，侧貌由突面型变为直面型，鼻唇、颏唇美学均良好，患者侧貌轮廓更加柔和、协调，患者及家属都认为非手术、非拔牙治疗达到了极其理想的治疗效果。

第五节　下颌骨逆旋型垂直向控制的风险控制

一、下颌骨逆旋型垂直向控制的风险

下颌骨逆旋型垂直向控制是一项对医师技术能力、患者配合度要求很高的矫治技术，同其他类型的正畸病例一样，有着常规正畸治疗的风险，包括患者心理适应、患者对矫治效果高要求、牙根吸收、牙周损害、颞下颌关节病风险等。在这些风险中，实施下颌骨逆旋型垂直向控制尤其需要注意患者的心理适应和牙根吸收的风险。下颌骨逆旋型垂直向控制是基于下颌骨逆时针旋转这一目标，需要上下颌牙弓垂直向高度的绝对降低，需要对目标牙弓进行高效的压入，牙齿的压低是最易发生牙根吸收的牙齿移动方式，需要患者积极理解和配合，并愿意承担疗效不如预期、牙根吸收等风险。

二、下颌骨逆旋型垂直向控制的风险处置策略
（一）患者心理因素相关风险的处置

患者的心理适应是口腔正畸医师首诊时预估疗效应该首先考虑的问题，实施下颌骨逆旋型垂直向控制需要患者的积极配合，且理解并愿意承担疗效不如预期、牙根吸收等风险。医师选择患者进行逆旋型垂直向控制，首先要排除患者具有焦虑、不信任等倾向的神经质人格，要选择愿意理解、信任医师，愿意配合医师一起努力完成矫治的宜人性人格患者。

相当大比例的突面畸形患者下颌平面陡，这类患者是垂直向控制的适应证，即使不进行大幅度的牙弓压入实施下颌骨逆旋型垂直向控制，常规的维持型垂直向控制也是必要的。维持型垂直向控制和下颌骨逆旋型垂直向控制的正畸措施是相似的，均可以采用种植钉或种植钉联合腭托等装置。在与患者沟通时，以维持型垂直向控制的效果作为预期疗效与患者沟通，预留矫治效果空间，也避免患者过高主观期望值引起的医疗纠纷。

（二）牙根吸收风险的处置

1. 常规手段规避牙根吸收风险　下颌骨逆旋型垂直向控制是基于下颌骨逆时针旋转这一目标，依赖上下颌牙弓垂直向高度的绝对减少，需要对目标牙弓进行高效的正畸压入移动。牙齿的压低是最易发生牙根吸收的牙齿移动方式，特别是前牙的压低，更是牙根吸收的高风险区。笔者认为下颌骨逆旋型垂直向控制技术在口腔健康方面的最大风险就是牙根吸收，在实施下颌骨逆旋型垂直向控制技术前，应重点向患者告知牙根吸收风险。同时，在制订诊疗方案时应仔细评估牙根吸收风险和发生概率，在诊疗过程中密切关注并采取各种手段规避或减小牙根吸收的风险。在治疗前，通过全口牙位曲面体层片、CBCT 等影像学检查评价目标压低牙位的牙根外形、牙根长短、牙槽骨高度及厚度、牙根与牙槽窝的位置关系等。在治疗中，使用轻力压低，避免牙齿往返移动，且注意调整压入方向，向牙槽嵴中心压入，避免牙根与骨皮质的直接接触。在矫治过程中根据进展程度进行影像学检查，以观察牙根状况。

2. 骨皮质切开术规避牙根吸收风险

（1）常规骨皮质切开术辅助正畸治疗：值得分享的是，牙周加速成骨正畸能减小牙根吸收的风险。1994 年 Yaffe 等进行动物实验，对大鼠下颌骨行颊舌侧黏骨膜翻瓣切开术，术后通过影像学检测发现局部骨质有加速吸收重建现象。此现象证实了行常规骨皮质切开术后会引起"局部加速现象"（regional acceleratory phenomenon，RAP）。2001 年 Wilcko 等将骨皮质切开术与牙槽骨植骨相结合提出加速成骨正畸（accelerated osteogenic orthodontics，AOO）的概念，近年来被称为牙周加速成骨正畸（periodontally accelerated osteogenic orthodontics，PAOO），既可加速正畸牙移动，又可避免正畸过程中因骨量减少而造成的骨开窗、骨开裂，在临床上逐渐得到广泛应用。传统骨皮质切开术虽然术式在不断改进，但由于创伤大，只有少数的患者能够接受骨皮质切开术加速正畸治疗。

（2）微创超声骨刀骨皮质切开术辅助正畸治疗：近年来，骨外科手术设备中引进了新的动力系统，即超声骨刀。由于选定的频率在 28~32kHz，超声骨刀对硬组织有效，而对患者血管和神经造成的损害小，在手术过程中，经调谐的超声切割可使组织松解并使其微结构得到最佳的修复，所以切割创面清晰整齐，超声空化作用可以限制血液渗出且利于从工作区清除骨屑，操作者能清楚地看到手术区，术后疼痛轻微，愈合迅速。基于超声骨刀的以上优点，2009 年美国波士顿大学 Dibart 教授结合超声骨刀并进一步改良骨皮质切开术术式，提出"piezocision"理念，即"微创超声骨刀骨皮质切开术加速正畸牙齿移动"。该种术式相对以往术式更加微创：采用不翻瓣的骨皮质切开术，仅在唇颊侧做微创纵向切口，将超声刀经过纵向切口进行骨皮质切开术。显然 piezocision 微创手术与传统骨皮质切开手术相比创伤小（图 7-5-1），更容易被口腔正畸医师和患者接受。本团队使用超声骨刀微创骨皮质切开的目的是通过局部创伤，加速局部牙槽骨改建，更有利于牙的压入，减少牙根吸收风险。在临床上，在压低牙弓特别是压低上颌前牙的治疗中，本团队大量使用微创超声骨刀骨皮质切开术来防止牙根吸收，或者减小牙根吸收程度。

（三）牙周损伤风险的处置

在下颌骨逆旋型垂直向控制的矫治中，与牙根吸收风险相比，牙周损伤风险相对较低。在管控牙周风险方面，压入前需要进行完善的牙周基础治疗，预防牙压入后出现牙周炎症。治疗中使用轻力压低，需要注意调整压入方向，避免出现骨开窗、骨开裂。大幅度牙压入时，由于软组织改建慢于硬组织，不可避免会出现牙龈肿胀，需要在实施逆旋型垂直向控制技术前与患者交代清楚。这种牙龈组织改建慢于牙槽骨改

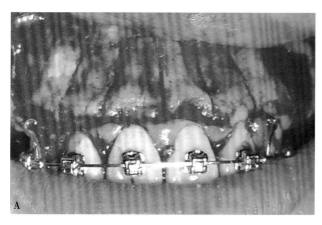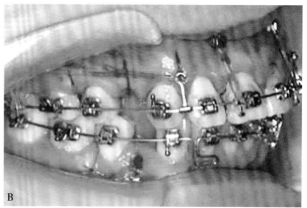

图 7-5-1　骨皮质切开术术式的发展
A.传统翻瓣牙周加速成骨正畸术式；B.不翻瓣的微创超声骨刀骨皮质切开术式

建导致的牙龈肿胀,在治疗结束后经过常规牙周洁治,一般 1 个月后都能恢复正常,必要时可以行牙龈修整术恢复正常牙龈形态。

（四）颞下颌关节疾病风险的处置

本团队的临床经验提示,下颌骨逆旋型垂直向控制对颞下颌关节、上气道有正向作用。下颌骨逆旋型垂直向控制并不是通过Ⅱ类牵引等手段重新定位下颌骨,而是通过主动压入牙弓,通过垂直向高度的减量"创造"出一个垂直向的咬合间隙,让下颌骨在闭颌肌群的作用下向前向上填补这个间隙,更符合生理状况下的自我调整和适应,不易引起或加重颞下颌关节病。很多高角型突面畸形患者伴有下颌向后下旋转,特别影响下颌角至舌骨段的上气道通畅,而下颌骨逆时针旋转恰恰可以增加该处上气道宽度。

综上所述,下颌骨逆旋型垂直向控制技术虽然矫治难度大,但通过综合实施以上各种手段,可以有效降低各种风险,在与患者充分沟通并告知风险的前提下,口腔正畸医师应因人而异地制订和实施不同程度的牙弓压入量,灵活选择维持型垂直向控制和不同程度的下颌骨逆旋型垂直向控制技术。

第六节　下颌骨逆旋型垂直向控制疗效的稳定性

下颌骨逆旋型垂直向控制的良好美学效果,主要来源于上下颌牙弓垂直向的压入后所引起的下颌骨逆时针旋转,上下颌牙弓垂直向压低是否复发直接关系到逆旋型垂直向控制疗效的稳定性。

一、下颌骨逆旋型垂直向控制稳定性分析

无论是前牙还是后牙,压低移动要比近远中移动甚至扭转移动更容易复发,有文献报道种植钉压低上颌后牙治疗结束后 2 年内有约 30% 的压低复发量,并主要集中在第一年。相比后牙,由于前牙咬合接触少,复发性伸长更难以避免,文献报道上颌前牙压低 2 年内平均复发 1.2mm,且主要发生在第一年。上下颌牙弓压低后的少量复发难以避免,因此,在设计方案、矫治过程、保持阶段应实施必要的措施减少垂直向复发量,保持逆旋型垂直向控制的美学效果。

二、增加下颌骨逆旋型垂直向控制稳定性的综合措施

在方案设计时,要根据患者上下颌牙弓前后部的垂直向发育情况合理设计压入部位。在使用逆旋型垂直向控制技术治疗高角型突面畸形患者时,应高效完成排齐整平,尽早进入轻力压入阶段,给予牙根、牙周软硬组织、颌骨、肌肉足够长的调整适应期,以增加垂直向压入的长期稳定性,持续轻力压入阶段约10~18个月。保持阶段可选用 Hawley 保持器,可在唇弓处焊接4个切牙钩,防止前牙的垂直向复发。另外,压膜保持器由于自身结构特征,也比较适合防止逆旋型垂直向控制后的复发。通过口香糖进行咀嚼肌训练,也可以有效辅助减少上下颌牙弓垂直向控制后的复发,可以联合使用稍厚的压膜保持器配合肌功能训练。

三、典型病例的稳定性分析

一位逆旋型垂直向控制病例结束后随访1年半的患者,医师对其压低上颌前牙稳定性、压低上颌后牙稳定性、咬合稳定性、下颌逆时针旋转稳定性、侧貌稳定性、上气道增宽稳定性进行评估(图7-6-1)。

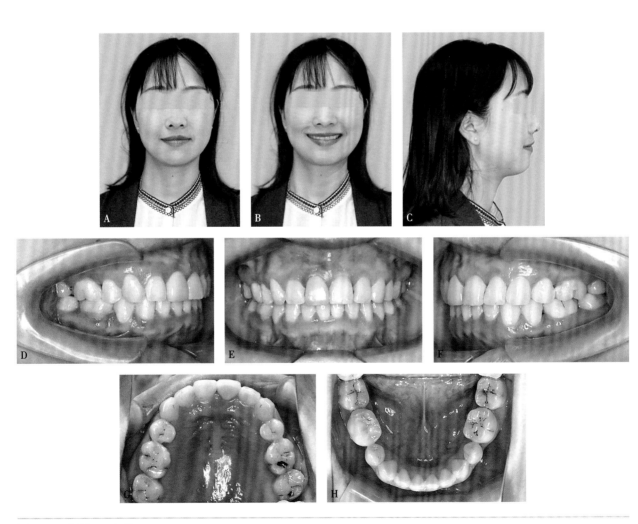

图 7-6-1 随访 13 个月
A. 正面像;B. 正面微笑像;C. 侧面像;D. 右侧面观;E. 正面观;F. 左侧面观;G. 上颌𬌗面观;H. 下颌𬌗面观

（一）压低上颌后牙稳定性

有文献报道，种植钉压低上颌后牙治疗结束 1~2 年后患者的下颌平面基本保持稳定，但磨牙压低量却有 30% 左右的复发，主要是因为治疗结束时磨牙大多是咬合不紧的状态，复发只是使咬合变紧密，并未达到导致下颌平面后旋的量。本病例由于加强咀嚼训练，上颌后牙复发得到很好的控制，随访的 U6-PP 值较治疗结束时只增加了 0.3mm，压低上颌后牙稳定性好（表 7-6-1）。

表 7-6-1 压低上颌后牙稳定性

测量项目	治疗前	治疗后	随访 13 个月	正常值
U6-PP/mm	26.9	23.3	23.6	23.0±2.0

（二）压低上颌前牙稳定性

前牙的咬合关系与后牙不同，没有尖窝锁结，如果患者本来是深覆𬌗，上颌前牙伸长复发就将难以避免。压低上颌前牙病例在治疗结束后要定期随访，防止上颌前牙复发伸长带来的医源性前牙咬合创伤，以及前牙𬌗干扰带来的下颌后退。垂直向控制技术治疗突面畸形随访 2 年的临床研究显示，上颌前牙平均约伸长 1.2mm，因此过矫治十分必要。本病例通过配戴厚压膜保持器并加强咀嚼训练，随访较治疗结束时 U1-PP 只复发 0.8mm，相比较治疗前的 U1-PP 值，仍减少了 6.5mm（表 7-6-2）。

表 7-6-2 压低上颌前牙稳定性

测量项目	治疗前	治疗后	随访 13 个月	正常值
U1-PP/mm	36.1	28.8	29.6	28.0±3.0

（三）咬合稳定性

如同其他矫治类型的正畸病例，随访时比治疗刚结束时的垂直向咬合要更加紧密。该病例随访时矢状向磨牙关系较治疗结束时没有变化，咬合稳定性好（图 7-6-2）。

（四）下颌逆旋的稳定性

下颌平面角（MP-SN）是衡量逆旋型垂直向控制最重要的指标，在治疗后减少 3.8°，随访时 MP-SN 值有 1.0° 的复发，相比较治疗前仍减少了 2.8°，下颌逆旋稳定性好（表 7-6-3）。

表 7-6-3 下颌逆旋的稳定性

测量项目	治疗前	治疗后	随访 13 个月	正常值
SNB/°	75.5	79.7	79.3	80.3±2.6
MP-SN/°	44.9	41.1	42.1	32.6±6.9

（五）侧貌稳定性

得益于上颌牙弓压低、下颌逆旋的稳定性，随访时侧貌较治疗结束时更加协调自然（图 7-6-3）。

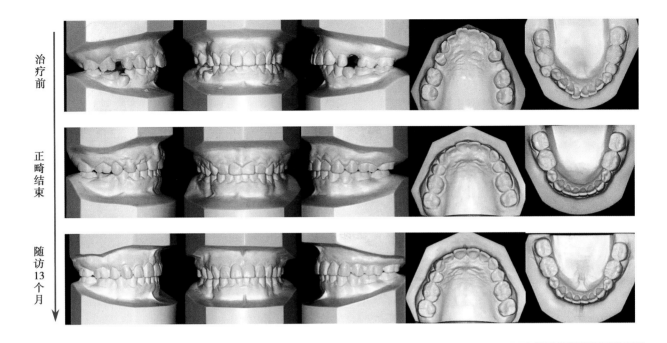

治疗前

正畸结束

随访13个月

图 7-6-2　随访 13 个月咬合稳定性

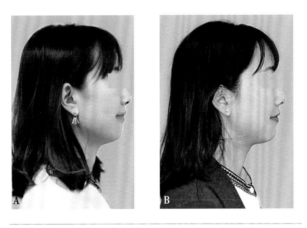

图 7-6-3　侧面像
A. 治疗结束后；B. 随访 13 个月

（六）上气道增宽稳定性

患者治疗前有憋气、打鼾症状，治疗后下颌骨逆时针旋转，上气道下段增宽明显；随访时上气道下段宽度复发量少，患者无憋气、打鼾症状（图 7-6-4，表 7-6-4）。

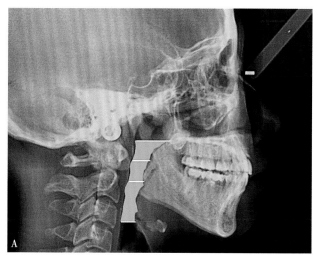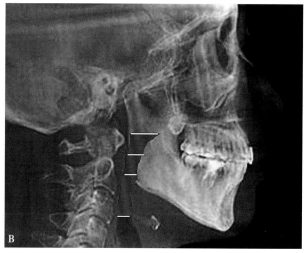

图 7-6-4　气道重建图

A. 治疗结束后；B. 随访 13 个月

表 7-6-4　上气道宽度测量

测量项目	治疗前	治疗后	随访 13 个月	正常值
PNS-UPW/mm	22.51	22.87	22.85	28.78±3.16
SPP-SPPW/mm	12.40	12.60	12.51	14.03±2.93
U-MPW/mm	7.43	12.03	11.97	13.23±3.37
V-LPW/mm	4.43	10.58	10.48	21.36±4.79

　　该逆旋型垂直向控制病例治疗结束使用稍厚的压膜保持器配合肌功能训练，牙弓压入后较少复发，侧貌美学改善效果稳定。

（潘　杰）

第八章　突面畸形的正畸-正颌联合治疗

骨性错𬌗畸形是指颌骨生长发育异常所引起的颌骨大小、形态或位置异常，上下颌骨与颅颌面其他骨骼之间的关系异常和随之伴发的口颌系统功能异常，以及颅颌面软组织形态不协调。对于没有生长发育潜力，无法通过矫形力完成生长改建，或者正畸代偿治疗的目标位明显超出牙移动范围的患者，正畸-正颌联合治疗（combined orthodontic and orthognathic treatment）是首选的治疗手段。医师不仅需要通过正颌外科手术恢复颌骨相对正常的位置关系，以尽可能地改善软组织容貌，而且需要通过术前、术后的正畸治疗重建上下颌牙列咬合关系，以恢复口颌系统的功能。

大多数严重突面畸形患者表现为严重上颌骨发育过度和/或下颌骨发育不足，且常伴有不同程度的上气道狭窄。正畸-正颌联合治疗的目的不仅仅是从多维度纠正上下颌牙弓及颌骨的位置关系，改善容貌，而且应适度扩展狭窄的上气道，从外貌、功能及社会心理多方面促进患者健康水平。

第一节　正颌外科术前、术后口腔正畸治疗

单纯的正畸治疗是通过矫治器产生的矫治力改变牙齿的位置和倾斜度，排齐牙列，协调上下颌牙弓，建立良好的咬合关系，并掩饰轻度的颌骨畸形，改善侧貌。对于严重骨性牙颌面畸形，单纯的正畸牙移动难以掩饰明显的颌骨畸形和建立正常咬合关系，需要通过正畸-正颌联合治疗，用外科手术改变骨骼的大小和位置，建立上下颌骨间协调稳定的位置关系，正颌手术前后均需要正畸治疗。术前正畸的主要目的是消除牙齿倾斜性代偿，协调上下颌牙弓形态及大小，以利于正颌手术中颌骨移位、咬合对接和手术后稳定咬合关系的建立；术后正畸有助于牙排列和咬合关系进一步精细化调整，有助于正畸-正颌联合治疗效果的长期稳定。正畸治疗与正颌手术专业团队相互密切配合才能获得良好的治疗效果，正畸治疗贯穿于整体治疗之中。

一、正颌手术前的口腔正畸治疗

（一）术前正畸方案的设计原则

1. 术前正畸的定义　由口腔正畸医师和正颌外科医师一起完成正畸-正颌联合治疗的整体方案，然后由口腔正畸医师完成正颌手术前的正畸治疗。

2. 术前正畸的目的　术前正畸的目的是保证术中颌骨或骨块在无𬌗干扰的条件下移动到预期的目标位置，为术后最终建立稳定的咬合关系和侧貌改善创造条件。

3. 术前正畸的任务　术前正畸的任务主要包括排齐整平牙弓、协调上下颌牙弓宽度、从三维方向去除牙性代偿和咬合干扰等(图8-1-1)。

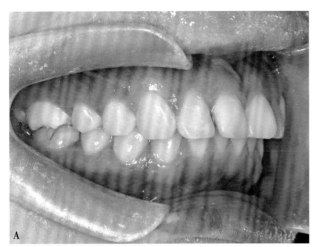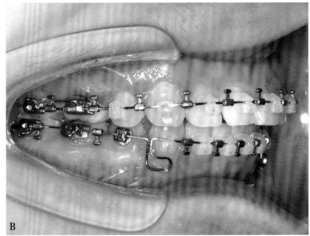

图 8-1-1　突面畸形患者治疗前牙齿的代偿表现与正颌手术前去代偿后牙列的比较
A. 正畸去代偿前口内像；B. 正畸去代偿后口内像

（二）正畸拔牙方案及原则

正畸-正颌联合治疗中,术前正畸的主要目的是消除代偿性的牙齿错位及术中颌骨移动中的𬌗干扰,拔牙方案及原则与正畸掩饰性治疗中的考量是截然相反的。在安氏Ⅱ类突面畸形患者的掩饰性治疗中,上颌常采取拔除第一前磨牙,并用强支抗充分内收前牙；下颌则采取不拔牙或拔除第二前磨牙,通过弱支抗使磨牙向近中移动以关闭间隙,从而最终获得中性咬合关系,有时需要下颌前牙的轻度唇向倾斜性代偿,以建立正常的前牙覆盖。然而,在正畸-正颌联合治疗中多拔除下颌第一前磨牙进行去代偿治疗,充分内收并直立下颌前牙,上颌多采取不拔牙或拔除第二前磨牙,尽可能建立较充分的前牙覆盖,以便正颌手术过程中充分移动下颌骨骨块至较理想的目标位置,以期最终获得中性磨牙关系,正常前牙覆𬌗、覆盖及患者满意的侧貌改善。

（三）术前正畸的步骤

1. 排齐牙列,整平牙弓　在排齐牙列阶段,正颌手术前正畸去代偿治疗与掩饰性正畸治疗的目的基本一致,解决牙量骨量不调、牙扭转及牙齿错位等问题。术前正畸中排齐牙列所需要的间隙根据牙列拥挤程度、错𬌗畸形类型和正颌手术方案等决定。对于突面畸形患者,还需要特别关注下颌前牙拥挤的解除,由于下颌前牙可能已经存在过度的代偿性唇倾,正畸过程中应尽量避免下颌前牙进一步唇倾,给随后的下颌前牙去代偿性直立增加难度,甚至引起牙周损伤。为了使正颌手术后能够获得正常的前牙覆𬌗、覆盖,在术前正畸治疗时也应该重视上下颌前牙的 Bolton 比是否有明显的不调,可以通过适当的前牙区邻面去釉或下颌前牙的拔除进行调整。对于上颌侧切牙过小牙的情况,则可以在其近远中预留间隙,以待后期进行冠修复。

排齐牙列与整平牙弓通常是同时进行的,尤其在掩饰性正畸治疗中,一般是在排齐整平完成后才进入关闭拔牙间隙阶段。在部分正畸-正颌联合治疗的患者中,牙弓整平也可以贯穿于术前正畸、正颌手术,以及术后正畸三个阶段。突面畸形患者常伴有严重骨性垂直向不调,在进行术前正畸治疗时牙弓的整平可以结合正颌手术术式与手术目标分类实施。部分患者下颌前牙区明显伸长,下颌尖牙与前磨牙之间的台阶超出半个牙冠高度,往往还伴随牙周状况差等问题,可以结合片段弓技术分别排齐前、后牙弓段,通过手术中的根尖下截骨降低下颌前牙段以整平下颌牙弓。对于下面高短并伴有深覆𬌗的患者,可能需要增加下面高的高度,此时可以选择维持下颌切牙的垂直高度,并通过正颌手术后正畸以伸长尖牙及前磨牙来整平牙弓,此时术前正畸治疗只需要进行简单的牙列排齐。而对于下面高过大且伴有开𬌗的患者,在术前去代偿正畸治疗时应避免通过伸长上颌前牙来完成牙弓整平,这样不仅会造成上颌前牙伸长且出现露龈微笑而影响美观,同时也会影响最终开𬌗治疗的长期稳定性。

2. 去代偿正畸治疗　对于骨性牙颌面畸形患者,上下颌牙列表现为不同程度的代偿性倾斜以适应咀嚼、语言等口颌系统功能及美观需要,一般表现为不同程度的牙列拥挤、Spee 曲线异常、上下颌前牙转矩异常,以及上下颌牙弓宽度不匹配等问题。对于严重骨性Ⅱ类牙颌面畸形患者,常表现为上颌前牙直立、下颌前牙代偿性唇倾,以及下颌牙列深 Spee 曲线。另外,骨性Ⅱ类开𬌗患者常有前牙的代偿性伸长,偏颌患者下颌偏斜侧的上颌后牙颊倾和下颌后牙舌倾等。

术前正畸治疗应将上述由严重颌骨位置异常引起的代偿性牙位异常问题进行纠正,使手术前牙齿能够位于基骨中央,恢复上下颌牙列相对于上下颌基骨的正常位置关系,使𬌗型与颌型在三维方向上尽可能一致。同时,应矫治上下颌牙弓宽度,使上下颌牙弓相互匹配,以便于手术后能够获得最大限度的牙尖交错关系。

近几年有些学者认为,术前正畸不应过于复杂而耗费过长时间,由于伴随正颌手术的颌骨创伤会引起局部牙齿移动加速效应,术后正畸牙齿移动的效率大大高于术前正畸。对于复杂的骨骼畸形,如严重的骨性牙弓狭窄、上颌骨前后向及垂直向位置异常,可以通过上颌正颌外科手术一并完成去代偿治疗,从而缩短术前正畸时间。此外,随着术前正畸去代偿所导致错𬌗畸形和面形不调的加剧,以及较长的治疗周期,越来越多的学者提出正畸-正颌治疗中手术优先在牙颌面畸形诊疗中的优势。在传统正畸-正颌治疗中,术前正畸已经确定的稳定咬合关系,使得正颌手术中能相对容易地达到术后稳定咬合关系,以及术后预期颌骨位置。而手术优先正颌外科中,无法依据术后咬合关系确定颌骨相对位置,更加依赖于口腔正畸医师与外科医师的临床经验,以及多学科之间的密切沟通。通常认为,手术优先模式的适应证包括:①前牙区无拥挤或轻度拥挤;②Spee 曲线平坦或浅;③上下颌牙弓较为匹配,无明显横向不调;④术后上下颌牙列能获得广泛的接触,无明显咬合干扰。如骨性Ⅱ类伴有下颌前牙唇倾的患者,可通过术中下颌前部根尖下骨切开术整平下颌 Spee 曲线,内收下颌前牙,适当前移下颌骨,匹配上颌牙弓,最后通过术后正畸稳定咬合关系。

3. 确立切牙位置,关闭牙弓间隙　上下颌切牙前后向位置及转矩角度影响手术后上下颌骨之间的位置关系和侧貌改善,而手术后基骨位置的改变也会反过来引起上下颌切牙轴倾度的相应变化。为了能够通过正颌手术获得最理想的软硬组织改善效果,口腔正畸医师与正颌外科医师需要在术前综合对牙、牙槽与颅颌面骨骼的空间位置关系进行分析,以确定手术术式及上下颌切牙位置。对于突面畸形伴上颌垂直向发育过度的患者,术式常设计为上颌前部逆旋与上抬,术后上颌前牙的唇倾度会随之增加,因此术前正畸中上颌前牙的内收量及转矩控制应结合术中逆旋量综合考量,以获得术后较理想的上颌前牙定位。若手术方案为上颌分块,在术前应建立好上颌切牙和尖牙的转矩,避免术中为调整切牙转矩而另外旋转前部骨块,使尖牙远离殆平面,增加术后正畸调整的难度。

对于术前拔牙的病例,若手术截骨切口位于拔牙区域,术前不必完全关闭拔牙间隙,相反还可以利用至少 1/2 的间隙调整切牙的倾斜度,减少手术过程中的牙位调整;同时还需要注意不宜使牙根过度平行移动导致相邻牙齿的牙根过于靠近,增加外科医师术中牙间截骨的难度,以及损伤牙根的风险。

4. 协调上下颌牙弓宽度　在术前正畸阶段协调上下颌牙弓宽度,为正颌手术后获得最大程度的上下颌牙尖窝交错关系奠定基础。正颌手术在不同程度地改变上下颌牙弓前后向关系的同时,也改变了牙弓间的横向关系。术前正畸应为正颌手术中及术后建立协调的上下颌牙弓宽度关系,否则将导致术中及术后尖牙或后牙区的咬合干扰,影响手术效果及长期稳定性。大多数骨性Ⅱ类错殆畸形患者术前牙尖交错位时未必会表现出上下颌牙弓宽度的不匹配,然而嘱患者将下颌前伸至磨牙中性关系时,双侧后牙段覆盖会变小,甚至反殆。

牙性上下颌牙弓宽度不调患者的牙槽弓与基骨弓基本是协调的,协调其宽度的手段主要是排齐牙弓的同时,整平横殆曲线。横殆曲线是由上下颌后牙颊舌向倾斜度所决定的,调整上下颌后牙颊舌向转矩,使后牙直立于基骨上,即可协调上下颌牙弓宽度。例如,骨性Ⅱ类上颌前突下颌后缩患者,上颌后牙往往存在代偿性舌侧倾斜,而下颌后牙则有一定程度的颊侧倾斜,若术前保持上下颌后牙宽度不变,在正颌手术中随着上颌牙弓后退和/或下颌牙弓前移,后牙区将变成反殆关系,因此在术前正畸时需要颊向直立上颌后牙,同时舌向直立下颌后牙以加大覆盖。

骨性上下颌牙弓宽度不调主要依靠手术辅助协调上下颌牙弓宽度,根据上下颌牙弓不协调程度选择治疗手段。如上颌牙弓狭窄,所需扩弓量在 3~5mm 以内,可以设计 Le Fort Ⅰ 型分块手术在术中直接扩开上颌腭中缝区。如所需扩弓量在 5mm 以上,则可采取手术辅助上颌快速扩弓术,具体方式类似 Le Fort Ⅰ型手术的颊侧骨皮质切开,必要时可将腭中缝一并切开,应用牵张成骨原理通过骨或牙支持式快速螺旋扩弓器,将上颌以每天 1mm 速度扩展,通常能够获得稳定的疗效。

上颌缩弓的病例较少,多数可以通过正颌手术 Le Fort Ⅰ型分块去骨完成。骨性下颌牙弓过宽的患者一般不采用缩弓的方式,因为髁突间的宽度无法缩窄,通常采用扩展上颌牙弓来匹配下颌牙弓宽度。另外,对于上下颌骨前部分块手术后退的患者,分块后前后牙段易造成宽度失调,应当在术前正畸时分段排齐前后牙段,且适当扩展前段牙弓而缩窄后段牙弓。针对此类病例,仅取模拼对和测量宽度是不够的,需要通过模型外科模拟分块来指导术前正畸。

术前正畸应以牙弓宽度不调的发生机制为依据,通过适度直立上下颌后牙或辅助手术来改变牙弓宽度,并使后牙稳定地直立于牙槽骨中央。过度牙性扩弓会导致手术辅助扩弓患者的扩弓量不足,且为日后复发埋下隐患。

二、正颌手术后的口腔正畸治疗

（一）术后正畸的目标

术后正畸治疗的目标就是通过进一步的牙位微调整,使牙齿在新的颌位上重新建立良好的咬合关系,帮助患者适应新的上下颌牙弓、颌骨及肌肉之间的位置关系,维持正颌手术效果的稳定性。目前,正颌手术常用的坚固内固定技术不仅能够帮助骨块在新的位置上愈合,同时也能保证术后早期正畸治疗过程中正畸力不会引起颌骨新的位置改变。

（二）术后正畸的要点

1. 术后正畸的开始时机　一般认为,在正颌手术后 4~6 周且已解除颌间固定后即可开始术后正畸治疗。一方面,由于目前正颌手术均采用坚固内固定技术,只要上下颌骨关系相对稳定,就可以适当提前术后正畸开始时机。另一方面,术后 1~3 个月内正颌手术创伤可带来区域加速现象,尽早开始术后正畸可以充分利用术后加速期,提高牙齿移动效率。

2. 术后正畸的内容　术后正畸的时间为 3~6 个月,一般不超过 6 个月。如果术前正畸属于粗略的牙齿移动,术后正畸则是牙骀的精细调整。治疗包括牙列排齐整平、牙弓宽度及前牙前后位置关系的调整,以及术后剩余间隙的关闭。

术后正畸治疗开始后,首先应同时取出患者口内的稳定弓丝与骀板,更换较细的弓丝并配合轻力颌间牵引,使上下颌牙获得最终的牙尖交错位。如果此时仍沿用手术前刚性强的稳定弓丝,并且不使用弹性牵引,则会导致牙齿从最初的咬合接触滑动到与术后设计的牙尖交错位不一致的获得性牙尖交错位,而这个新建立的咬合关系不仅使后续的正畸治疗更加复杂,而且也会降低正颌手术后新建立的颌骨位置的稳定性。术后正畸治疗中弓丝的选择主要取决于牙齿的移动方式与移动量的大小,一般上颌牙弓使用能够维持各个牙转矩的大尺寸弹性方丝,特别是不希望切牙段出现过多的转矩改变;下颌牙弓可以考虑使用不锈钢圆丝,协助术后上下颌牙弓尽早建立良好的咬合关系。

（三）保持阶段

正畸-正颌联合治疗结束后便进入保持阶段,与传统正畸治疗后保持的理念没有区别。常规术后正畸治疗时间会在 4~5 个月结束,然而对于手术中采用手术辅助扩弓的患者,上颌骨宽度一般需要 6~8 个月方能达到稳定,所以需要摘除托槽后立刻使用压膜保持器进行保持,并尽早制作带有腭侧基托的保持器。

第二节　突面畸形的口腔正颌外科手术治疗

一、突面畸形的手术设计

（一）手术方案的制订

通过对突面畸形患者的临床检查、影像学分析（X 线头影测量正侧位片、CBCT）及模型分析等,完成问题列表并明确诊断后,根据错骀畸形的形成机制和严重程度制订正颌手术方案。

首先,对于突面畸形患者,需要结合突面畸形严重程度、形成机制及上气道大小等分析,从多维度全面准确判断上下颌牙弓、牙槽骨、颌骨形态及位置关系异常及其程度,明确去代偿性正畸牙齿移动和正颌手术颌骨移位的系统方案。

其次,突面畸形患者因术中逆旋下颌,牵拉咀嚼肌和舌骨上肌群,较易引起术后复发,有研究显示,上颌骨上抬加下颌前移术坚固内固定患者的术后稳定性比单纯下颌前移术稳定性好。因此,制订手术方案时,应将垂直向控制充分纳入考量。对于部分严重下颌发育不足的突面畸形患者,因颏部形态差,可能需要同期或二期颏成形术,应与患者充分沟通,让患者共同参与方案的制订。现如今将正颌外科手术与面部整形手术相结合,也是颜面整形美容外科发展的趋势。需要和患者术前沟通明确,正颌外科手术主要影响和改善面下部美观。虽然颏部和鼻部位置的改变对颜面美观的影响更大,但如果矫治的主要目标是改善面部美观,则可以考虑结合整形外科手术改变鼻和面部软组织的外形。

最后,需要了解正颌手术的局限性。设计方案时应充分考虑到骨块移动的解剖限度及软组织的限制,局部骨骼曲线的雕琢无法一次实现时,可能需要预备二期手术进行轮廓再修整。

（二）数字化模型外科

数字化模型外科是指通过计算机模拟正颌手术的设计和过程,并对患者的容貌进行预测的技术。通过在计算机中重建患者面部的三维数据,可真实且直观地反映出牙列及颌骨位置关系,是正畸和正颌外科医师进行诊断分析、模拟手术、预判治疗结果必不可少的辅助手段。在三维设计软件中,通过对患者的三维重建模型中颅颌面骨进行切割和移动,结合面部临床检查及 X 线头影测量数据,模拟手术设计和过程及预测术后效果。在模拟过程中,不仅可以精确量化截骨线的位置和截骨段的移动距离,还能够实时监测颌骨位置数据变化,便于调整截骨段,使其移动至最佳位置,并筛选出最佳的手术方案。此外,计算机模拟的术后三维模型也可为患者提供初步的治疗后面貌预测图,有利于医患沟通（图 8-2-1）。

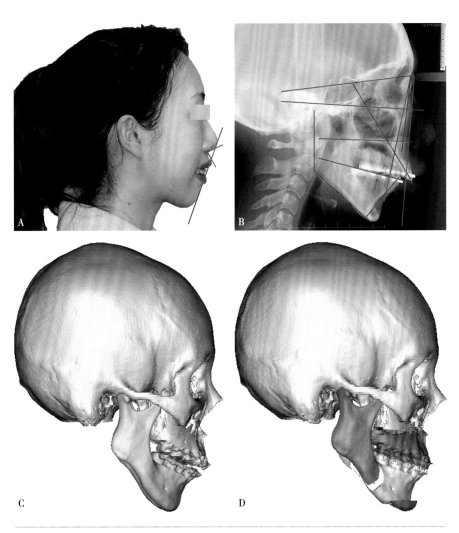

图 8-2-1　数字化模型外科设计方案
A. 面部临床检查;B. X 线头影测量数据;C. 计算机重建模型;D. 模拟手术方案

二、与突面畸形相关的上颌正颌外科手术

（一）上颌 Le Fort I 型骨切开术

1. 上颌 Le Fort I 型骨切开术　Le Fort I 型骨切开术（Le Fort I osteotomy）是指根据 Le Fort 骨折的经典 I 型骨折方向及走行,沿梨状孔下缘上方、上颌窦前壁、颧牙槽嵴及上颌结节上方,做水平骨切口离断上颌骨的手术,骨块的血供主要依靠腭侧黏骨膜提供（图 8-2-2）。通过整体移动上颌骨全口牙列骨段,矫治上颌骨发育畸形。

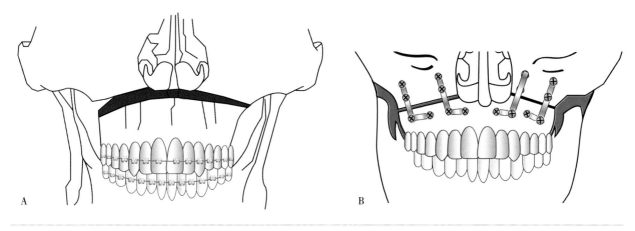

图 8-2-2　Le Fort I 型骨切开术
A. Le Fort I 型骨切开线; B. Le Fort I 型骨切开术后坚固内固定

2. 手术要点　自双侧第一磨牙颊侧近中距附着龈上方约 8mm 水平切开牙龈及骨膜。剥离骨膜暴露梨状孔、前鼻棘、上颌窦前外侧壁及颧牙槽嵴,剥离鼻底黏骨膜及潜行剥离上颌结节后外侧至翼上颌连接。使用往复锯于牙根上方约 5mm 处切开上颌结节后外侧壁、颧牙槽嵴及上颌窦前外侧壁至梨状孔外侧缘,以薄骨凿沿骨切口轻轻凿开上颌结节外侧及梨状孔外侧,使其彻底松解;使用弯骨凿于上颌结节后方凿开翼上颌连接,注意以手指抵住腭侧感受动度,避免损伤腭侧黏膜完整性;最后,使用鼻中隔骨凿凿断鼻中隔连接。用手指按压上颌骨前部使其向下折断,在上颌骨下降后使用两把上颌钳插入上颌前部裂隙处,把持住游离的上颌骨缓慢摆动使其彻底松解,并以球钻去除可能造成移动阻力的早接触点,对于上颌需要上抬的患者,应注意修整鼻中隔,避免术后鼻中隔偏曲;对于预计上抬幅度较大的患者,应注意同期行下鼻甲修整。戴入𬌗板使上颌就位后,对比与术前设计相一致后,以钢丝固定上下颌牙列,以四块 L 形钛板进行坚固内固定,固定点常选在梨状孔旁及颧牙槽嵴等骨质较厚处,骨段之间缝隙较大者可植骨促进骨愈合,提高上颌稳定性。术区常规冲洗及缝合,在唇系带处以"V-Y"缝合,防止唇红内翻。

（二）上颌前部骨切开术

1. 上颌前部骨切开术　上颌前部骨切开术（anterior maxillary osteotomy, AMO）是指沿梨状孔下缘上方、上颌窦前壁的水平骨切口及术前或术中拔除前磨牙后预留的骨间隙垂直骨切口离断上颌前牙区骨段的手术,血供主要靠腭侧黏膜血管蒂提供（图 8-2-3）。通过移动包括上颌骨前鼻棘及上颌前部鼻底在内的前牙骨段,来矫治上颌骨前部牙、牙槽骨畸形。上颌前部骨切开术根据常用的手术入路分为三类,即唇侧切口（Cupar 法）、腭侧切口（Wunderer 法）与唇腭侧垂直切口（Wassmund 法）三种手术方法。本书介绍的是最为常用的 Cupar 法。

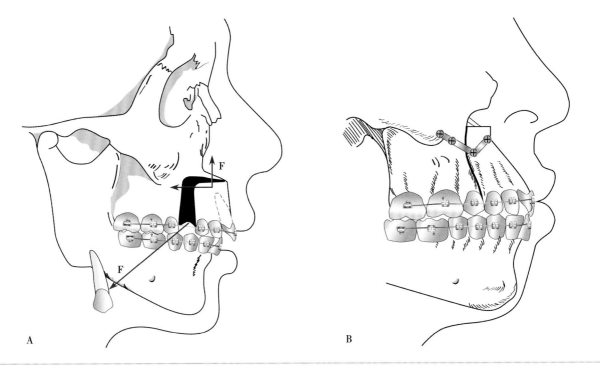

图 8-2-3　上颌前部骨切开术
A. 上颌前部骨切开线；B. 上颌前部骨切开术后坚固内固定

2. **手术要点**　自双侧第二前磨牙近中距附着龈上方约 8mm 切开牙龈及骨膜，剥离骨膜暴露梨状孔、前鼻棘、上颌窦前外侧壁，剥离鼻底黏骨膜及鼻中隔，在拔牙区域剥离牙龈至牙槽嵴顶。先用鼻中隔骨凿凿断鼻中隔连接。使用往复锯于拔牙间隙处垂直骨切至牙根上方约 5mm 后转折至梨状孔外侧缘，在转折处沿垂直切口向内锯开水平腭板，术中应注意以手指抵住腭侧黏膜感受锯片深度。用手指按压前部骨块使其完全游离，最后使用球钻磨除需要去除的骨质便于骨块的后移，对于需要上抬上颌前牙骨段的患者，应注意鼻中隔的修整。戴入𬌗板使骨块就位，对比术前设计一致后以钢丝固定上下颌牙列，当上颌就位后以两块"L"形钛板于梨状孔旁进行坚固内固定，术区常规冲洗及缝合，在唇系带处以"V-Y"缝合以防止唇红内翻。

三、与突面畸形相关的下颌正颌外科手术

（一）下颌支矢状骨劈开术

1. **下颌支矢状骨劈开术**　1957 年，Trauner 和 Obwegeser 首次提出并应用了在矢状面分离下颌支的技术。该技术在 1968 年由 Hunsuck 进行了改良，随后在 1977 年由 Epker 进一步改进。下颌支矢状骨劈开术使外科医师能够通过手术重新定位下颌骨来建立最佳的咬合功能，并改善颌面部的协调与平衡。

下颌支矢状骨劈开术（sagittal split ramus osteotomy，SSRO）是指根据下颌骨解剖结构，沿矢状向离断下颌骨，使下颌骨分离为带有髁突、喙突及下颌角的近心骨段和带有下颌体、下颌牙列及下颌牙槽神经血管束的远心骨段的手术，其中远心骨段有来源于下颌牙槽动脉及附着软组织的丰富血供（图 8-2-4）。通过整体移动远心骨段来矫治下颌骨畸形。

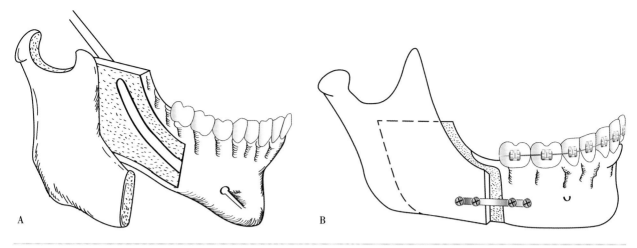

图 8-2-4　下颌支矢状骨劈开术

A. 下颌支矢状骨劈开线；B. 下颌支矢状骨劈开术后坚固内固定

　　2. 手术要点　于翼下颌皱襞黏膜外侧高于𬌗平面约 1cm 处做切口，沿外斜嵴斜行向下至下颌第一磨牙颊侧近中。剥离骨膜于内侧至下颌孔，完全暴露前下方下颌小舌及下颌牙槽神经血管束；前外侧剥离至第一磨牙根尖下方下颌体下缘。使用往复锯或裂钻于下颌小舌上方水平切开内侧骨皮质全层至下颌神经沟，后转折沿下颌支前缘及外斜线继续切开骨皮质至第一磨牙，最后转折垂直向下切至下颌体下缘，注意往复锯不必探入骨松质过深，以免损伤下颌牙槽神经血管束。使用骨刀或撑开器交替插入水平与矢状骨切口，缓慢撑开间隙，注意仔细观察下颌牙槽神经血管束的位置，若其在近心骨段则需要先游离神经血管束，避免神经血管束撕脱。在保证神经血管束安全的情况下旋转撬动分离近远心端骨块，直至远心骨段完全游离。戴入𬌗板使下颌就位，对比与术前设计一致后，以钢丝固定上下颌牙列，就位后用一块 I 形钛板于下颌体外侧进行坚固内固定，术区常规冲洗后缝合切口。

　　（二）下颌前部根尖下骨切开术

　　1. 下颌前部根尖下骨切开术　下颌前部根尖下骨切开术（anterior mandibular subapical osteotomy，AMSO）是指在沿下颌前牙区唇侧根尖下方至少 5mm 做水平骨切口，以及术前或术中拔除前磨牙后预留的间隙做垂直骨切口，离断下颌前牙区骨段的手术，骨块血供主要由舌侧软组织提供（图 8-2-5）。通过移动下颌前牙骨段来矫治下颌骨前部牙及牙槽骨畸形。

　　2. 手术要点　自下颌尖牙唇侧远中距附着龈下方约 8mm 切开牙龈及骨膜，切口方向稍斜向下，在正中近前庭沟处与对侧切口相连。翻开骨膜至少暴露至根尖下方约 5mm，拔牙间隙处剥离至牙槽嵴顶，术中注意分离颏神经，避免神经受损。使用往复锯于拔牙间隙处垂直骨切口至牙根下方约 5mm 后转折做水平骨切口至对侧，注意保证舌侧黏膜的完整性。最后使用骨凿彻底松解骨块，球钻磨除需要去除的骨质便于骨块的后移。戴入𬌗板使骨块就位，对比与术前设计一致后，以钢丝固定上下颌牙列，当下颌就位后以两块 I 形钛板于双侧垂直骨切口处进行坚固内固定，术区常规冲洗后缝合。

　　（三）颏成形术

　　1. 颏成形术　颏成形术（genioplasty）是指沿下颌骨前牙根尖下方及颏孔下水平离断颏部骨段的手术，血供由颏部舌侧软组织血管蒂提供（图 8-2-6）。通过移动颏部骨段来矫治颏部发育畸形。

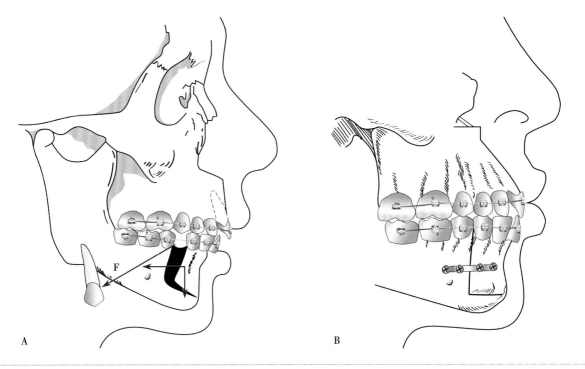

图 8-2-5　下颌前部根尖下骨切开术

A. 下颌前部根尖下骨切开线；B. 下颌前部根尖下骨切开术后坚固内固定

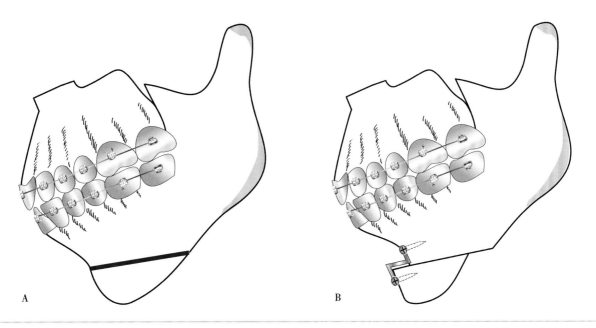

图 8-2-6　颏成形术

A. 颏成形术骨切开线；B. 颏成形术后坚固内固定

Trauner 和 Obwegeser 是第一批通过口内入路进行下颌前移骨切开术的外科医师,并将其称为颏成形术。该技术后经改良应用于三维空间上移动下颌,包括后退颏成形术、垂直高度增加颏成形术、缩小颏成形术和扩大颏成形术等。

2. **手术要点** 切口与下颌前部根尖下骨切开术类似,自切口末端向后分离颏神经。对于设计切口过大的患者,可切开颏神经周围骨膜,彻底松解神经避免撕脱。翻开骨膜至少暴露至下颌体下缘。先于颏部正中及两侧尖牙根尖处做三条平行的垂直标记线,再沿根尖下方 5mm 以下使用往复锯切开颏部全层,可根据术前设计选择水平、斜向上或斜向下切口。术中注意以手指抵住颏部后方感受锯片动度,避免损伤口底肌肉组织造成过量出血及口底肿胀。切骨完成后以骨凿彻底松解颏部,将颏部牵引至设计位置后以四方形钛板固定,术区常规冲洗后缝合。对于颏部前移较多或颏部肌肉紧张的患者,为保证颏部固位稳定,可在双侧各加一块 L 形钛板加强固定。

四、𬌗板的设计与制作

(一)𬌗板的设计

正颌外科中,术中上下颌骨的位置关系、咬合关系的确定,以及术后咬合关系的稳定,是通过𬌗板得以实现的。术前外科医师根据患者的牙颌情况及辅助 X 线头影测量结果预测,在石膏模型或 CAM/CDM 数字模型上精准完成模拟手术,并根据模拟结果确定患者术中及术后的咬合状态。根据模拟手术确定的咬合关系,制作相应的𬌗板(图 8-2-7)。

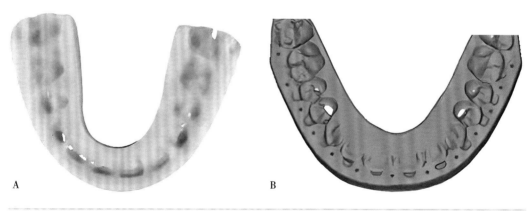

A   B

图 8-2-7 𬌗板
A. 3D 打印数字化𬌗板;B. 虚拟𬌗板

(二)𬌗板的制作

𬌗板分为中间𬌗板和终末𬌗板。单颌手术仅需要终末𬌗板。双颌手术则需要使用中间𬌗板及终末𬌗板。以上颌优先双颌手术为例:先完成上颌骨切开,戴入中间𬌗板将上颌活动骨块与下颌骨行颌间结扎固定,确定上颌移动位置后以坚固内固定来固定上颌。再行下颌骨切开,戴入终末𬌗板将下颌活动骨块及上颌行颌间结扎固定,确定下颌移动位置后以坚固内固定来固定下颌。最终实现模拟手术中上下颌骨的位置关系。

在保证𬌗板强度的前提下,𬌗板的厚度尽量控制在最薄处1~2mm,避免𬌗板太厚产生的下颌骨异常旋转导致术后咬合紊乱。正颌手术后应常规配戴𬌗板至术后正畸开始,常规双颌手术术后3~4天即可解除颌间结扎,而对于术中颌骨分块的患者,还应配戴𬌗板并颌间结扎4~6周,确保各骨块之间的稳定。

五、典型病例:正畸-正颌联合治疗

(一)骨性Ⅱ类患者正畸-正颌联合治疗病例

患者,女性,22岁,主诉"下巴缩"。

1. 口外检查 突面型,上颌发育正常,下颌后缩,高角,颏唇沟深(图8-2-8A~C)。

2. 口内检查 双侧磨牙为中性偏远中的Ⅱ类关系,上下颌牙弓略狭窄,31先天缺失,前牙区牙槽骨较薄,牙根形态明显(图8-2-8D~H)。

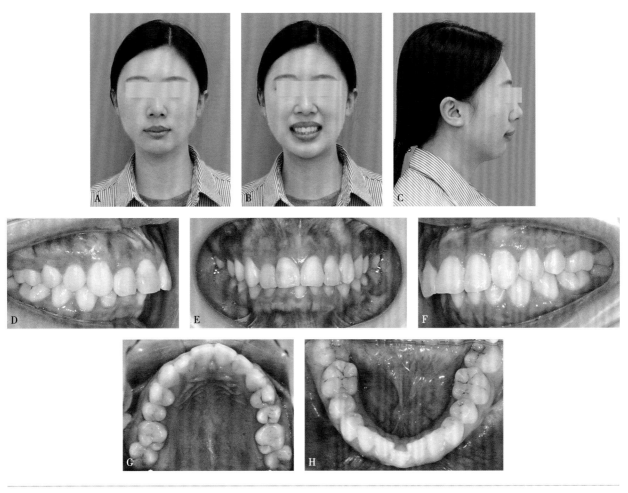

图8-2-8 治疗前
A.正面像;B.正面微笑像;C.侧面像;D.右侧面观;E.正面观;F.左侧面观;G.上颌𬌗面观;H.下颌𬌗面观

3. 影像学及头影测量分析

(1)影像学分析:骨性Ⅱ类,高角,下颌前牙唇倾。上下颌前牙唇侧骨皮质薄,上颌前牙区唇侧局部骨开窗(图8-2-9)。

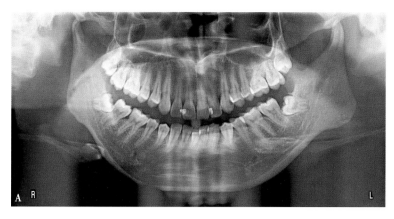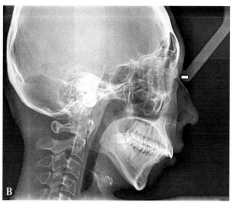

图 8-2-9 治疗前影像学检查
A. 全口牙位曲面体层片；B. X 线头影测量侧位片

（2）头影测量分析（表 8-2-1）

表 8-2-1 头影测量数据

测量项目	测量值	正常值
SNA/°	81.5	83.1±2.7
SNB/°	72.4	80.3±2.6
ANB/°	9.1	2.7±1.8
MP-SN/°	50.0	32.6±4.9
FH-MP/°	39.9	25.5±4.8
OP-SN/°	24.9	14.4±2.5
后前面高比/%	58.8	69.0±4.1
U1-SN/°	98.2	103.4±5.5
L1-MP[a]/°	97.3	96.3±5.4
U1-L1/°	114.7	129.1±7.1
U1-PP/mm	29.6	28.0±3.0
U6-PP/mm	21.9	23.0±2.0
L1-MP[b]/mm	99.0	40.0±2.0
L6-MP/mm	32.6	31.0±2.0
UL-E/mm	1.5	−1.6±1.5
LL-E/mm	5.5	−0.2±1.9

注：a. 下颌中切牙长轴与下颌平面相交的上内角，单位为°；b. 下颌中切牙切端与下颌平面的垂直距离，单位为 mm。

4. 问题列表和治疗计划　患者为突面型，骨性Ⅱ类，下颌发育不足，高角，上下颌牙弓狭窄，前牙深覆盖，牙列拥挤，31 先天缺失。采用正畸-正颌联合治疗解决患者严重颌骨不调问题，手术前拔除 41，去除下颌牙性代偿并进行牙弓匹配；术中拔除 15、25，行上颌根尖下截骨、下颌支矢状骨劈开术与颏成形术。

5. 治疗过程

（1）4 个月正畸治疗后，牙性代偿基本去除完毕，准备行正颌手术（图 8-2-10）。

（2）手术后 6 个月，侧貌得到显著改善（图 8-2-11）。

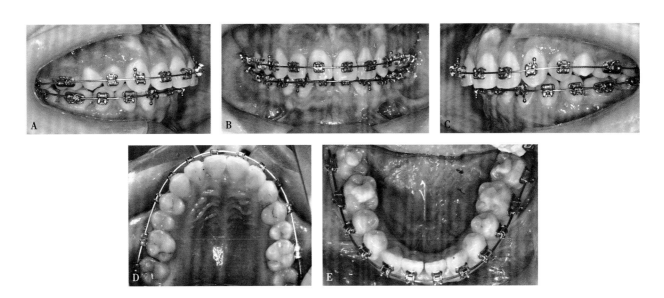

图 8-2-10 去代偿结束后口内像

A. 右侧面观；B. 正面观；C. 左侧面观；D. 上颌𬌗面观；E. 下颌𬌗面观

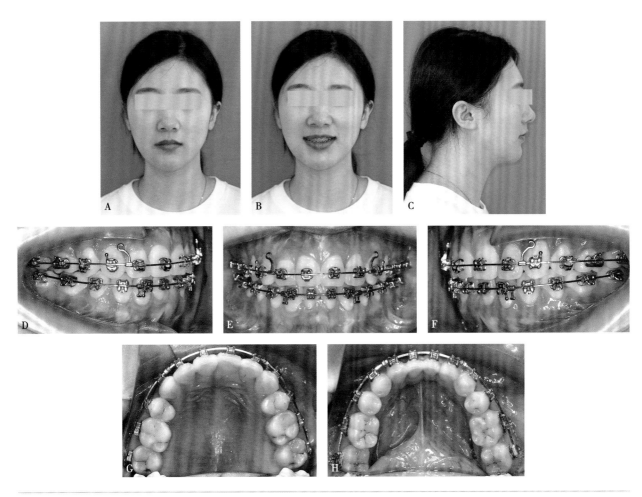

图 8-2-11 手术后 6 个月

A. 正面像；B. 正面微笑像；C. 侧面像；D. 右侧面观；E. 正面观；F. 左侧面观；G. 上颌𬌗面观；H. 下颌𬌗面观

6. 治疗结果　治疗结束后患者口内上下颌牙列内无散在间隙,前牙转矩表达正常,尖牙、磨牙咬合关系稳定,上下颌中线对齐,无露龈微笑,侧貌得到显著改善(图 8-2-12)。

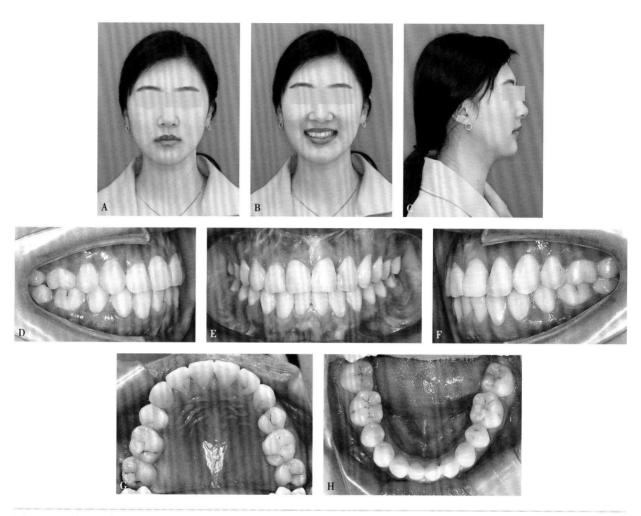

图 8-2-12　治疗结束后
A. 正面像;B. 正面微笑像;C. 侧面像;D. 右侧面观;E. 正面观;F. 左侧面观;G. 上颌殆面观;H. 下颌殆面观

7. 影像学及头影测量分析

(1)影像学分析:治疗前后 X 线头影测量侧位片与头影测量分析显示患者上下颌骨严重矢状向不调得到显著改善,上下颌牙齿均位于牙槽骨中间,气道宽度也因下颌位置的改变而相应增宽(图 8-2-13)。

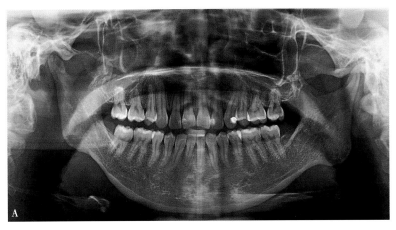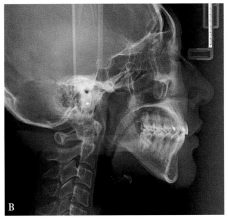

图 8-2-13　治疗后影像学检查

A. 全口牙位曲面体层片；B. X 线头影测量侧位片

（2）头影测量分析（表 8-2-2，图 8-2-14）

表 8-2-2　治疗前后头影测量数据

测量项目	治疗前	治疗后	正常值
SNA/°	81.5	78.7	83.1±2.7
SNB/°	72.4	74.9	80.3±2.6
ANB/°	9.1	3.8	2.7±1.8
MP-SN/°	50.0	45.7	32.6±4.9
FH-MP/°	39.9	35.7	25.5±4.8
OP-SN/°	24.9	20.5	16.1±4.1
后前面高比/%	58.8	59.4	69.0±4.6
U1-SN/°	98.2	95.3	103.4±5.5
L1-MP[a]/°	97.3	84.1	96.3±5.4
U1-L1/°	114.7	134.8	129.1±7.1
U1-PP/mm	29.6	28.5	28.0±3.0
U6-PP/mm	21.9	21.0	23.0±2.0
L1-MP[b]/mm	43.2	43.1	40.0±2.0
L6-MP/mm	32.6	33.4	31.0±2.0
UL-E/mm	1.5	−3.4	−1.6±1.5
LL-E/mm	5.5	−2.7	−0.2±1.9

注：a. 下颌中切牙长轴与下颌平面相交的上内角，单位为°；b. 下颌中切牙切端与下颌平面的垂直距离，单位为 mm。

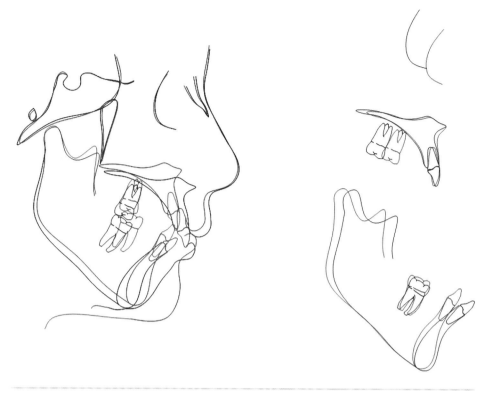

图 8-2-14　治疗前后头影重叠图
蓝色线条示治疗前,红色线条示治疗后

8. 治疗全过程侧貌变化（图 8-2-15）

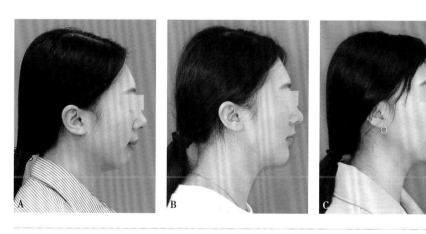

图 8-2-15　治疗全过程侧貌变化
A.治疗前；B.手术后 6 个月；C.治疗后

9. 矫治经验与体会　该成年患者为骨性Ⅱ类突面畸形(ANB 为 9.1°),高角,下颌后缩且颏部形态不佳,微笑美学及颏唇美学差,满足手术适应证。

正畸-正颌联合治疗中,术前正畸通过下颌前牙有限去代偿,创造前牙最大覆盖,术中通过下颌骨前徙及上颌骨上抬,实现下颌骨矢状向前移及一定程度的逆旋,尽管没有做颏成形术,仍明显增加了患者颏部的突显度,改善了患者的侧貌。

（二）骨性Ⅱ类伴睡眠呼吸暂停正畸-正颌联合治疗病例

患者，男性，27岁，主诉"睡觉打鼾，睡觉时憋气"。

1. 口外检查　患者突面型，上下颌发育不足伴下颌骨偏斜，高角（图8-2-16A~C）。

2. 口内检查　上下颌牙列缺损，左侧磨牙为中性关系，右侧磨牙为完全远中关系，上下颌牙弓狭窄，14、24、37、44、45缺失，上下颌中线不调，𬌗平面偏斜（图8-2-16D~H）。

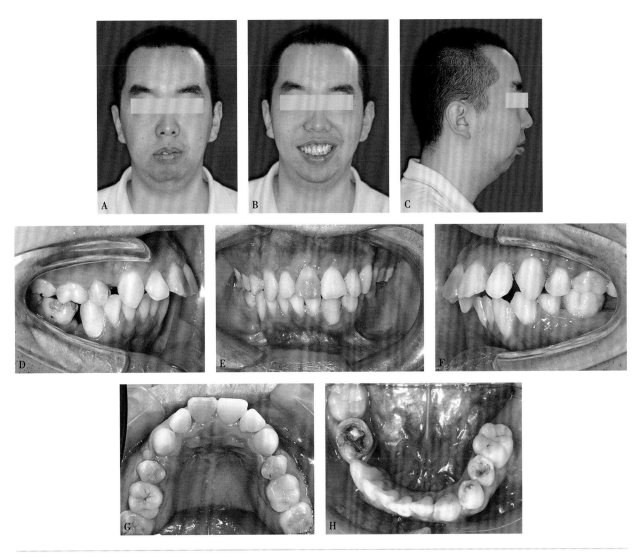

图8-2-16　治疗前

A. 正面像；B. 正面微笑像；C. 侧面像；D. 右侧面观；E. 正面观；F. 左侧面观；G. 上颌𬌗面观；H. 下颌𬌗面观

3. 影像学及头影测量分析

（1）影像学分析：影像学检查显示该患者上下颌骨矢状向关系异常，气道狭窄，下颌骨右偏并伴有𬌗平面倾斜，14、24、37、44、45缺失，硬组织广泛吸收（图8-2-17）。

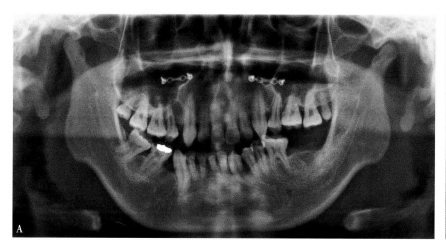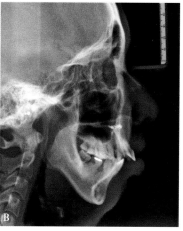

图 8-2-17 治疗前影像学检查
A. 全口牙位曲面体层片；B. X 线头影测量侧位片

（2）头影测量分析（表 8-2-3）

表 8-2-3 头影测量数据

测量项目	测量值	正常值
SNA/°	72.0	83.1±2.7
SNB/°	64.5	80.3±2.6
ANB/°	7.5	2.7±1.8
MP-SN/°	55.7	32.6±4.9
FH-MP/°	47.5	25.5±4.8
U1-SN/°	101.1	103.4±5.5
L1-MP[a]/°	89.3	96.3±5.4
U1-L1/°	116.4	129.1±7.1
OP-SN/°	25.8	14.4±2.5
U1-PP/mm	39.6	28.0±3.0
U6-PP/mm	29.4	23.0±2.0
L1-MP[b]/mm	44.0	40.0±2.0
L6-MP/mm	30.2	31.0±2.0
UL-E/mm	+1.8	−1.6±1.5
LL-E/mm	+6.4	−0.2±1.9

注：a. 下颌中切牙长轴与下颌平面相交的上内角，单位为°；b. 下颌中切牙切端与下颌平面的垂直距离，单位为 mm。

4. 问题列表和治疗计划　患者为骨性Ⅱ类，下颌发育不足且后缩，高角，颏部外形不明显，下颌骨左偏，𬌗平面偏斜，气道狭窄夜间伴有打鼾憋气症状。通过拔除 34，正畸去代偿，利用正畸-正颌联合治疗改善患者面形，增宽气道，改善夜晚憋气打鼾等症状。

5. 治疗过程

（1）全口粘接固定矫治器，拔除 34 用于改善下颌牙列的牙性偏斜，通过镍钛弓丝的轻力排齐整平牙列（图 8-2-18）。

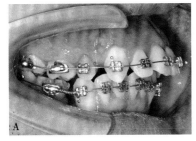 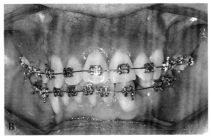 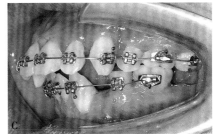

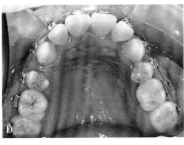 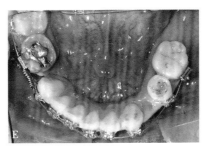

图 8-2-18 初粘托槽口内像
A. 右侧面观；B. 正面观；C. 左侧面观；D. 上颌𬌯面观；E. 下颌𬌯面观

（2）正畸治疗 5 个月后开始关闭间隙。上下颌持续排齐整平结束，左侧下颌第二前磨牙与第一磨牙间植入种植体支抗辅助关闭拔牙间隙，进一步去代偿，为正颌手术做准备（图 8-2-19，图 8-2-20）。

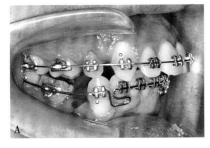 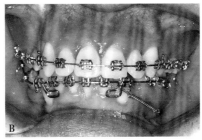 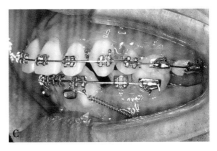

图 8-2-19 正畸治疗 5 个月后口内像
A. 右侧面观；B. 正面观；C. 左侧面观

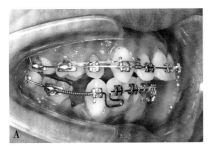 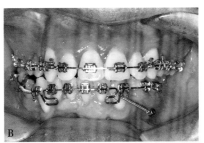 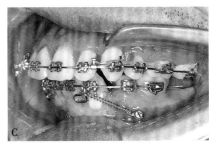

图 8-2-20 正畸治疗 7 个月后口内像
A. 右侧面观；B. 正面观；C. 左侧面观

（3）正畸治疗后10个月，去代偿治疗结束。恢复上下颌切牙正常轴倾度并位于牙槽骨中央，关闭所有拔牙间隙与散在间隙（图8-2-21）。

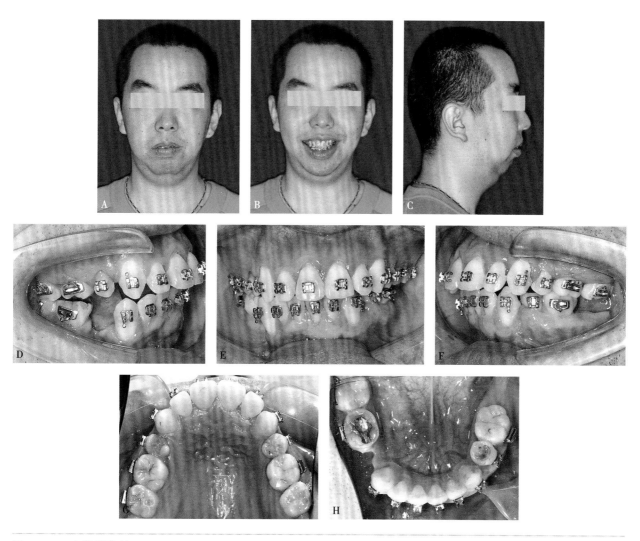

图8-2-21 去代偿结束
A. 正面像；B. 正面微笑像；C. 侧面像；D. 右侧面观；E. 正面观；F. 左侧面观；G. 上颌𬌗面观；H. 下颌𬌗面观

（4）正颌手术后，患者侧貌得到显著改善，上下颌中线对齐，进一步优化咬合关系（图8-2-22）。

6. 治疗结果　正畸-正颌联合治疗后，患者口内上下颌牙列无散在间隙，前牙转矩表达正常，尖牙、磨牙咬合关系稳定，上下颌中线对齐，无露龈微笑，37与44区预留间隙用于后续修复治疗，侧貌得到极大改善，鼻唇角与颏唇角正常（图8-2-23）。在整个正畸-正颌治疗过程中，患者的面形与咬合关系在治疗前、正畸去代偿阶段、正颌手术后，以及治疗结束过程中得到了质的改善（图8-2-24）。

7. 影像学及头影测量分析

（1）影像学分析：对患者正畸-正颌联合治疗后的X线头影测量侧位片进行测量分析显示，患者上下颌骨严重后缩的问题得到显著改善，上下颌牙齿均位于牙槽骨中间，随着颌骨的前徙，气道宽度也出现明显增宽，进而解决了患者夜晚睡觉打鼾憋气等主诉（图8-2-25）。

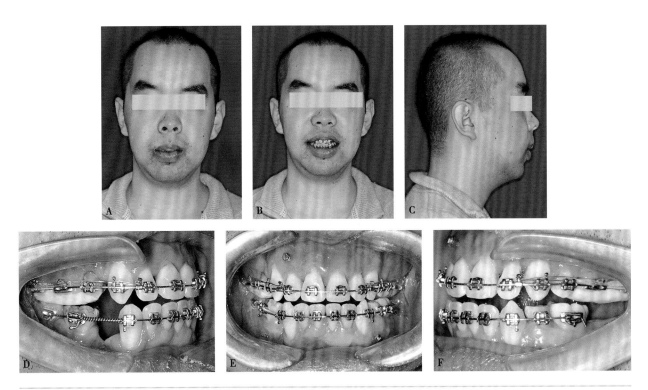

图 8-2-22　正颌手术后

A. 正面像；B. 正面微笑像；C. 侧面像；D. 右侧面观；E. 正面观；F. 左侧面观

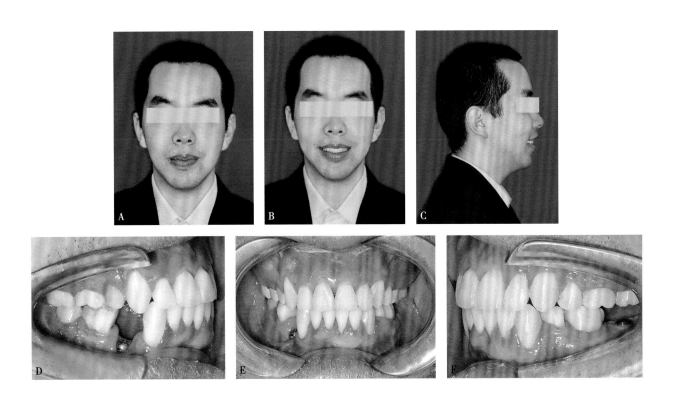

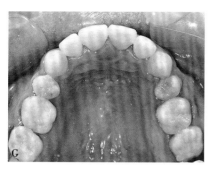
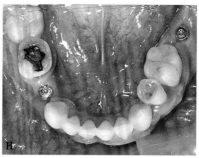

图 8-2-23　正畸治疗结束后

A. 正面像；B. 正面微笑像；C. 侧面像；D. 右侧面观；E. 正面观；F. 左侧面观；G. 上颌𬌗面观；H. 下颌𬌗面观

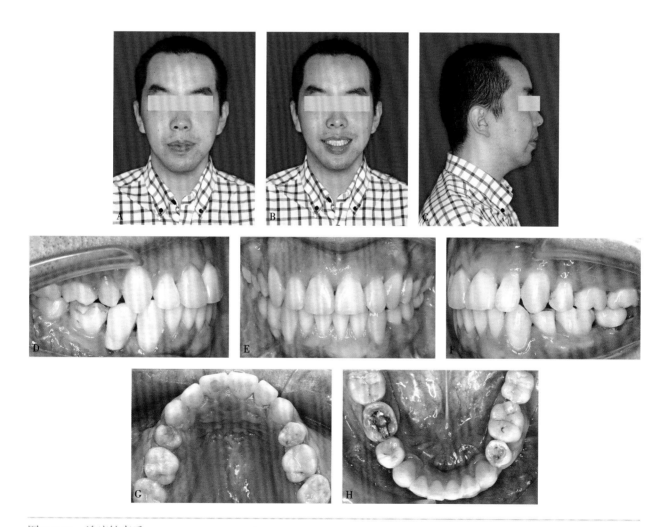

图 8-2-24　治疗结束后

A. 正面像；B. 正面微笑像；C. 侧面像；D. 右侧面观；E. 正面观；F. 左侧面观；G. 上颌𬌗面观；H. 下颌𬌗面观

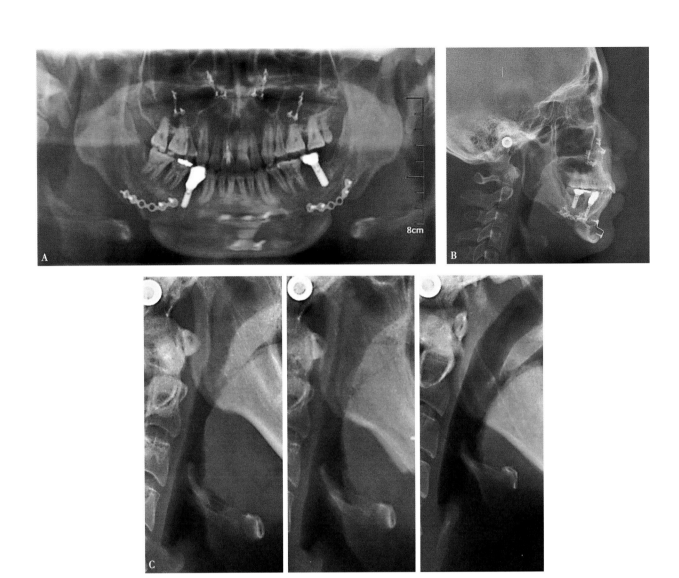

图 8-2-25　正畸-正颌治疗结束后影像学检查
A. 治疗后全口牙位曲面体层片；B. 治疗后 X 线头影测量侧位片；C. 术前至治疗结束患者气道的变化

（2）头影测量分析（表 8-2-4，图 8-2-26）

表 8-2-4　头影测量数据

测量项目	治疗前	治疗后	正常值
SNA/°	72.0	75.4	83.1±2.7
SNB/°	64.5	70.8	80.3±2.6
ANB/°	7.5	4.6	2.7±1.8
MP-SN/°	55.7	49.2	32.6±4.9
FH-MP/°	47.5	41.9	25.5±4.8
U1-SN/°	101.1	101.0	103.4±5.5
L1-MP[a]/°	89.3	86.4	96.3±5.4

测量项目	治疗前	治疗后	正常值
U1-L1/°	116.4	118.6	129.1±7.1
OP-SN/°	25.8	25.9	14.4±2.5
U1-PP/mm	39.6	39.4	28.0±3.0
U6-PP/mm	29.4	31.1	23.0±2.0
L1-MP[b]/mm	44.0	46.3	40.0±2.0
L6-MP/mm	30.2	34.7	31.0±2.0
UL-E/mm	+1.8mm	+0.4	−1.6±1.5
LL-E/mm	+6.4mm	+3.1	−0.2±1.9

注：a. 下颌中切牙长轴与下颌平面相交的上内角，单位为°；b. 下颌中切牙切端与下颌平面的垂直距离，单位为 mm。

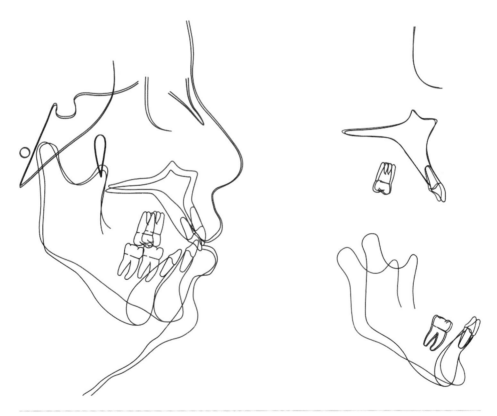

图 8-2-26　治疗前后头影重叠图
蓝色线条示治疗前，红色线条示治疗后

8. 治疗全过程正侧貌变化（图 8-2-27）

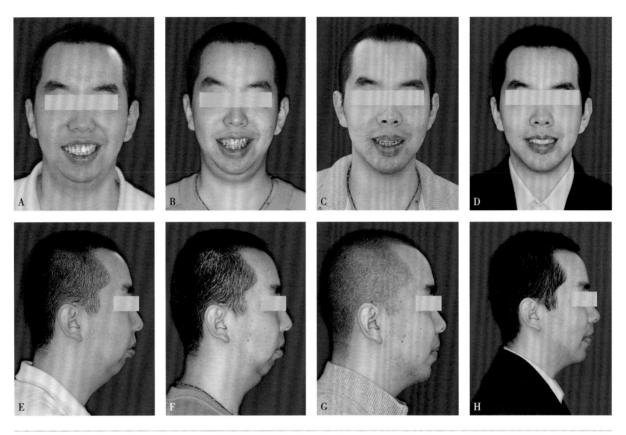

图 8-2-27　治疗全过程正侧貌变化
A. 治疗前正面微笑像；B. 手术前正面微笑像；C. 手术后 1 个月正面微笑像；D. 治疗结束后正面微笑像；E. 治疗前侧面像；F. 手术前侧面像；G. 手术后 1 个月侧面像；H. 治疗结束后侧面像

9. 矫治经验与体会　患者为骨性Ⅱ类，下颌发育不足且后缩，高角，颏部外形不明显，下颌骨左偏，𬌗平面偏斜，气道狭窄夜间伴有打鼾憋气症状。拔除 34，术前正畸去代偿，注重前牙转矩控制。术中上颌 Le Fort Ⅰ型骨切开术 + 双侧下颌支矢状骨劈开前徙术 + 颏成形术，术中上颌骨的上抬有利于下颌骨的逆旋，下颌骨的逆旋联合下颌骨的前徙，改善患者下颌后缩及高角问题的同时拓宽了狭窄的上气道，进而解决了患者夜晚睡觉打鼾憋气等主诉。该病例提示，对于伴有 OSA 的正畸病例，需要重视上气道异常对牙颌面结构及矫治后稳定性的影响，颜面美观与上气道功能优先于牙的位置，综合考虑牙、骨、面、上气道、时间等多因素进行诊疗。

（刘安琪　张　帆　桂志鹏）

参考文献

1. FABIO M, PAOLO B.临床面部个性化审美分析——要素、原则和技术：第2版.于江,译.北京：北京大学医学出版社, 2018.

2. CHEN Z, CHEN Q, FAN X, et al.Stepwise versus single-step mandibular advancement with functional appliance in treating class Ⅱ patients: a meta-analysis.J Orofac Orthop, 2020, 81（5）: 311-327.

3. PACHA M M, FLEMING P S, JOHAL A.A comparison of the efficacy of fixed versus removable functional appliances in children with class Ⅱ malocclusion: a systematic review.Eur J Orthod, 2016, 38（6）: 621-630.

4. YANG X, ZHU Y, LONG H, et al.The effectiveness of the Herbst appliance for patients with class Ⅱ malocclusion: a meta-analysis.Eur J Orthod, 2016, 38（3）: 324-333.

5. CELIKOGLU M, BUYUK S K, EKIZER A, et al.Treatment effects of skeletally anchored Forsus FRD EZ and Herbst appliances: a retrospective clinical study.Angle Orthod, 2016, 86（2）: 306-314.

6. DE ABREU VIGORITO F, DOMINGUEZ G C, DE ARRUDA AIDAR L A.Dental and skeletal changes in patients with mandibular retrognathism following treatment with Herbst and pre-adjusted fixed appliance.Dental Press J Orthod, 2014, 19（1）: 46-54.

7. FRANCHI L, ALVETRO L, GIUNTINI V, et al.Effectiveness of comprehensive fixed appliance treatment used with the Forsus fatigue resistant device in class Ⅱ patients.Angle Orthod, 2011, 81（4）: 678-683.

8. PROFFIT W R, FIELDS H W, LARSON B E, et al.Contemporary orthodontics.6th ed.St. Louis: Mosby, 2018.

9. BJÖRK A, SKIELLER V.Normal and abnormal growth of the mandible.A synthesis of longitudinal cephalometric implant studies over a period of 25 years.Eur J Orthod, 1983, 5（1）: 1-46.

10. BJÖRK A, SKIELLER V.Facial development and tooth eruption.An implant study at the age of puberty.Am J Orthod, 1972, 62（4）: 339-383.

11. BJÖRK A.Variations in the growth pattern of the human mandible: longitudinal radiographic study by the implant method.J Dent Res, 1963, 42（1）: 400-411.

12. 欧阳莉,周彦恒.使用种植体支抗对高角病例进行垂直向控制.中华口腔正畸学杂志, 2013, 20（1）: 2-7.

13. 林新平.临床口腔正畸生物力学机制解析.北京：人民卫生出版社, 2012.

14. PARK H S, KWON T G, KWON O W.Treatment of open bite with microscrew implant anchorage.Am J Orthod Dentofacial Orthop, 2004, 126（5）: 627-636.

15. SCHUDY F F.Vertical growth versus anteroposterior growth as related to function and treatment.Angle Orthod, 1964, 34: 75-93.

16. TANAKA E M, SATO S.Longitudinal alteration of the occlusal plane and development of different dentoskeletal frames during growth.Am J Orthod Dentofacial Orthop, 2008, 134（5）: 602.e1-e11.

17. YAFFE A, FINE N, BINDERMAN I.Regional accelerated phenomenon in the mandible following mucoperiosteal flap surgery.J Periodontol, 1994, 65（1）: 79-83.

18. WILCKO W M, WILCKO T, BOUQUOT J E, et al.Rapid orthodontics with alveolar reshaping: two case reports of decrowding.Int J Periodontics Restorative Dent, 2001, 21 (1): 9-19.

19. DIBART S, SEBAOUN J D, SURMENIAN J.Piezocision: a minimally invasive, periodontally accelerated orthodontic tooth movement procedure.Compend Contin Educ Dent, 2009, 30 (6): 342-344, 346, 348-350.

20. DENG J R, LI Y A, WANG X D, et al.Evaluation of long-term stability of vertical control in hyperdivergent patients treated with temporary anchorage devices.Curr Med Sci, 2018, 38 (5): 914-919.

21. OBWEGESER H, TRAUNER R.Zur operationstechnik bei der progenie und anderen unterkieferanomalien.Dtsch Zahn Mund Kiefer-heikd, 1955, 23: H1-H4.

22. HUNSUCK E E.A modified intraoral sagittal split technique for correction of mandibular prognathism.J Oral Surg, 1968, 26: 250-253.

23. EPKER B N.Modifications in the sagittal osteotomy of the mandible.J Oral Surg, 1977, 35 (2): 157-159.

24. 沈国芳,房兵. 正颌外科学. 杭州:浙江科学技术出版社, 2013.

25. POPAT H, RICHMOND S, DRAGE N A.New developments in: three-dimensional planning for orthognathic surgery.J Orthod, 2010, 37 (1): 62-71.

52检